高校校园文化建设成果文库

校园文化建设的
理论与实践

倪铁军◎主编

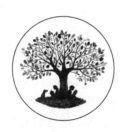

光明日报出版社

图书在版编目（CIP）数据

校园文化建设的理论与实践 / 倪铁军主编 . -- 北京：
光明日报出版社，2018. 12
ISBN 978 - 7 - 5194 - 4659 - 8

Ⅰ. ①校… Ⅱ. ①倪… Ⅲ. ①医学院校—校园文化—
建设—研究—石家庄 Ⅳ. ①R-40

中国版本图书馆 CIP 数据核字（2018）第 276643 号

校园文化建设的理论与实践
XIAOYUAN WENHUA JIANSHE DE LILUN YU SHIJIAN

主　　编：倪铁军

责任编辑：许　怡　　　　　　　　　责任校对：赵鸣鸣
封面设计：中联学林　　　　　　　　责任印制：曹　净

出版发行：光明日报出版社
地　　址：北京市西城区永安路 106 号，100050
电　　话：010 - 67078251（咨询），63131930（邮购）
传　　真：010 - 67078227，67078255
网　　址：http：//book. gmw. cn
E - mail：xuyi@ gmw. cn
法律顾问：北京德恒律师事务所龚柳方律师

印　　刷：三河市华东印刷有限公司
装　　订：三河市华东印刷有限公司
本书如有破损、缺页、装订错误，请与本社联系调换，电话：010 - 67019571

开　　本：170mm × 240mm
字　　数：449 千字　　　　　　　　印　　张：25
版　　次：2019 年 3 月第 1 版　　　印　　次：2019 年 3 月第 1 次印刷
书　　号：ISBN 978 - 7 - 5194 - 4659 - 8
定　　价：98.00 元

本书编委会

主　编：倪铁军

副主编：李晓玲

编　委：（以姓氏笔画为序）

于树宏　马俊政　马梦瑶　王培宏　王学嘉
田丽娟　史广玉　印素萍　吕　森　任少辉
刘云章　刘学民　吴长新　张　冶　岳云鹏
赵淑英　倪志宇　曹晓菲

序

习近平总书记在全国高校思想政治工作会议上指出,要更加注重以文化人以文育人,广泛开展文明校园创建,开展形式多样、健康向上、格调高雅的校园文化活动。加强校园文化建设,是落实立德树人根本任务、实施全面育人不可或缺的关键环节,也是践行学校办学理念、形成学校办学特色的重要平台,在高等教育中具有不可替代的地位和作用。

良好的校园文化可以有助于培养德才兼备的合格医药卫生人才,可以启迪学生的智慧,陶冶学生的性情,促进学生的全面发展,更可以激发青年医学生矢志报国的爱国热情,成长为一代具有高尚人格的医务工作者。因此,构建和谐的医学院校校园文化,形成良好的医德医风,具有十分重要的现实意义。

医学生是国家医药卫生事业的后备军,担负着"健康所系,性命相托"的神圣使命。身患疾病的患者,需要的不仅是疾病的治愈,更是人性的呵护、人格的尊重、心理的安慰和灵魂的关怀,况且,现有医疗卫生技术并不能治愈所有疾病。因此,医药卫生工作者不仅要掌握精湛的医疗卫生技术,还应该要具备良好的人文素养和高尚的医德。同时,社会公众对医药卫生事业的需求和期待开始从疾病防治转向增进健康、提高生活质量,医学模式也从"生物医学模式"转变为"生物-心理-社会-环境医学模式",这都要求医药卫生工作者具备扎实的综合素质和良好的人文精神。

面对社会公众的期待和医学发展的新趋势,肩负培养医药卫生工作者这一重要任务的医学高等院校,必须始终坚持以文化人以文育人。多年来,河北医科大学坚持始终把培育和践行社会主义核心价值观融入校园文化建设,教育引导医学生树立正确的世界观、人生观、价值观,增强医学生献身祖国医药卫生事业和保障人民身心健康的使命感和责任感。学校认真制定文化建设发展规划,加强大学精神教育,提高医大精神的感染力,打造系列文化活动品牌,提高文化活动的吸引力,同时充分调动思想政治工作者、一线教师、管理工作者、临床带教老师的积极性和主动性,力求使文化育人工作贯穿到学校工作的每一个环节,使学生在无形中接受，在接受中渗透，在渗透中濡染，达到了"随风潜入夜，润物细无声"的育人效果。

本书是我校多年来开展校园文化建设的初步总结。在认真分析医学院校文化特色和医学生培养方式特殊性的基础上，本书通过研究论文、实践总结、工作案例、调研报告等形式，集中反映了我校多年来校园文化建设在理论研究、实践探索、机制建设、载体创新、经验梳理、特色凝练等方面的基本情况，并对高校文化建设的现实语境、理论图景、实践进路等基本问题进行了一定的探讨和思考。本书注重理论性与实践性、引导性与发展性、科学性与实效性的统一，全书分为"大学文化"、"党团文化"、"人文教育"、"心理文化"、"实践育人"、"网络文化"、"教学与课堂文化"等七个篇章，内容涵盖了校园文化建设的大部分领域。

大学存在的终极理由和根本使命是培养人。河北医科大学作为一所百年老校，虽历经风雨沧桑、物换星移，但从未忘记自己承载的历史责任和时代使命，从未忘记坚持育人为本、德育为先，从未忘记把培养德智体美全面发展的人才作为至高追求，努力做到让每一个医大走出去的学子有个人修养，有社会担当，有人文情怀，有高尚医德，有广博知识，有科学精神，有创新意识，有精湛医技。《大学》开宗明义地指出："大学之道，在明明德，在亲民，在止于至善。"大学最重要的意义在于培养有政治素质和道德素质的一代新人。为此，我们深感任重道远。

由于时间和水平所限，本书难免会有不足之处，恳请诸位同仁不吝指教。

2018 年 1 月

目 录
CONTENTS

第一篇

01

| 大学文化篇 |

校园文化建设的思路与举措[*]

摘　要：加强校园文化建设对于培养德智体美全面发展的社会主义建设者和接班人具有重要意义。加强校园文化建设，要明确其校园文化建设的指导思想、基本原则、建设目标、主要任务、工作举措和保障机制。在校园文化建设中，要实施思想引领推进工程、文化载体优化工程、学校形象传播工程、校园环境改造工程，把校园文化建设落到实处。

关键词：校园文化；思想引领；文化载体

大学文化是大学的精神和灵魂，是大学赖以生存和发展的重要根基，是学校核心竞争力的重要组成部分，具有导向和引领功能、教育和熏陶功能、凝聚和激励功能、规范和约束功能、支持和保障功能，在学校教育事业发展中处于重要战略地位。更好地继承和弘扬我校百余年发展史中形成的优良传统，对于培养德、智、体、美全面发展的社会主义建设者和接班人，具有重要意义。

一、校园文化建设的指导思想

加强校园文化建设，要坚持以马列主义、毛泽东思想、邓小平理论、"三个代表"重要思想、科学发展观、习近平新时代中国特色社会主义思想为指导，深入贯彻落实党的十九大精神，以社会主义核心价值观为统领，以促进学生全面发展为目标，以践行"学生为本　教师为先"办学理念、"明德博学　行方智圆"的校训精神和"崇德、敬业、谨严、创新"的优良校风为抓手，强化文化建设的重要战略地位，建设体现历史传承、时代要求和学校特色的大学文化，为建设特色鲜明的高水平医科大学提供有力的文化支撑与思想保障。

＊ 倪铁军：河北医科大学党委副书记；李晓玲，刘学民：河北医科大学党委宣传部。

二、校园文化建设的基本原则

我校文化建设的基本原则是:以人为本、德育为先、育人为重、继承创新、和谐统一。

坚持以人为本,要贴近和满足广大师生员工的精神文化需求,尊重师生员工的主体地位,关爱学生成长成才,调动、发挥好师生员工的积极性和创造力,增强学校文化的凝聚力。

坚持德育为先,要巩固马克思主义在意识形态领域的指导地位,坚持社会主义先进文化发展方向,以社会主义核心价值观引领学校文化风尚,自觉抵制落后、腐朽、低俗文化的侵蚀。

坚持育人为重,要突出文化育人功能,着力弘扬大学精神、强化思想引领、丰富文化生活、美化校园环境,弘扬主旋律,传播正能量,创造"以文化人,以文育人"的有利条件和良好环境。

坚持继承创新,要认真总结学校百余年文化成果,深入挖掘学校文化精髓,传承弘扬学校先进文化和大学精神;顺应时代要求,创新方法和手段、丰富内容和形式、注重借鉴吸收和推动大学文化健康发展。

坚持和谐统一,学校文化建设要做到历史与现代、传承与创新、科学与人文、共性与个性的和谐统一。

三、校园文化建设的目标

(一)总体目标

校园文化建设的总体目标,是通过加强文化建设,形成对教职工具有凝聚作用、对学生具有陶冶作用、对社会具有示范作用的底蕴深厚、内涵丰富、特色突出、导向鲜明的学校文化,使文化育人功能更加突出,文化引领功能进一步增强,成为推动学校改革发展的思想保证和精神动力。

(二)具体目标

1. 形成师生员工高度认同的学校办学理念和学校精神,并在师生员工中广泛传承、践行。

2. 充分挖掘和整理学校历史文化资源,传承好学校的精神财富。

3. 形成一批有影响、有特色的学校文化品牌。

4. 打造一个传统媒体不断创新、新型媒体蓬勃发展,文化导向更加鲜明、舆论引导更加有力的传播平台。

5. 建设并应用学校形象识别系统,树立学校良好形象。

6. 以教师教风、学生学风和管理与服务人员工作作风为主要内容的校风得到进一步改善。

7. 建设环境优美、设施完善、功能齐全、特色鲜明的精致校园。

四、校园文化建设的主要任务和工作举措

全面推进校园文化建设,要重点实施以下几项工程。

(一)思想引领推进工程

1. 培育和践行社会主义核心价值观

针对大学生认知水平和课程特点,以社会主义核心价值观为主线,对思想政治理论课进行整体规划和完善,实施"思政课程综合改革"项目,不断改革教学方式和教学方法,使社会主义核心价值观进教材、进课堂、进大学生头脑。认真举办教师政治理论学习班、青年政治理论培训班、形势政策报告会,提高师生思想认识水平。利用重大事件、重大节庆日和重大纪念日等重要节点,举办主题教育、升旗仪式等活动,大力开展爱国主义教育和时代精神教育。实施"实践育人,优化提升"项目,积极引导广大师生投身社会实践,多层次体验省情、多形式服务群众,在实践内涵、过程管理、内容方法、长效机制等方面不断优化提升。建立和完善青年志愿者服务运行机制,加强志愿者队伍建设,广泛开展公益服务活动,大力弘扬"奉献、友爱、互助、进步"的志愿者精神。

2. 传承践行学校办学理念

准确把握、传承和践行"学生为本 教师为先"办学理念,立足师生全面发展,为师生打造系列发展平台。坚持为学生选好专职辅导员、名誉班主任和兼职学业导师"三个老师",实施"'三个老师'深化拓展"项目,进一步健全"三个老师"制度实施办法,明确岗位职责,优化选聘标准,加强工作指导和统筹协调,建立评价机制和保障机制,强化督导和考核,提高"三个老师"工作的针对性和实效性。及时研究解决涉及大学生健康成长和切身利益的实际问题,实施"学生发展综合保障"项目,坚持把思想教育与解决实际问题结合起来,有针对性地帮助大学生解决生活困难、学业发展、就业创业、心理健康等方面的具体问题,助力学生成长成才。通过促进师生成长、发展,形成师生员工共同的价值取向,增强师生员工的归属感、责任感、使命感和凝聚力,充分调动广大师生员工的积极性,形成学校良好发展格局,推动学校发展。

3. 弘扬学校历史文化

加强校史挖掘整理,深入挖掘学校百余年发展史中的历史文化资源,坚持"医大史""民族史""家国史"相统一,"医大情""赤子情""民族情"相统一,打造原创话剧《殷殷赤子心》等一批校史精品项目,讲好学校百年历史故事。认真开展"口述校史"采集整理活动,编撰学校口述历史文集,生动形象地反映学校一个多世纪的发展历程。整理学校发展史上知名专家和爱国爱校人物的感人事迹,编撰出版学校历史人物图书,宣传和展示学校辉煌历史。加强校史宣传教育,大力宣传医大精神的历史传承者和当代践行者。寻找"医大史"与"民族史""家国史"的契合点,积极举办校史专题展览。开展"校史文化月"活动,营造"知校、爱校、兴校、荣校"的浓厚氛围。注重在新生和新入职教职员工中加强校史教育,提高师生对校史、校情的文化认同感。

4. 培树和传承医大精神

加强医大精神研究,充分听取师生员工意见和建议,进一步凝练医大精神。准确解读校训内涵,广泛宣传校训文化,引导师生员工认真践行校训。谱写、传唱学校校歌,激发师生员工爱校情怀,增强医大精神的感召力。进一步办好开学典礼、毕业典礼、学位授予仪式、医学宣誓、教师节大会和颁奖仪式等典礼仪式,更好地发挥典礼仪式等重大活动的育人功能,传递共同价值观,强化集体荣誉感。

5. 加强校风建设

大力加强校风建设,充分发挥校风的感染力、同化力和约束力,进一步改善师生员工精神风貌。加强教风建设,制定并实施师德行为规范,将师德表现与晋职晋级、评优评先挂钩,在新教师岗前培训和青年教师培养中,把师德教育纳入培训计划,坚持青年教师导师制,通过中老年教师的言传身教,引导青年教师树立良好的教育观和职业观;改进教学考核标准,完善学生评教制度;广泛开展"优秀教师""先进教育工作者""教育工作先进集体"和"师德师风先进集体、先进个人"评优活动,表彰和宣传教育教学工作中的先进典型,对违反教师职业道德的,进行严肃地处理。加强学风建设,加强学生专业思想教育,引导学生树立"大医精诚"理念,培育医学生的责任感和使命感。严肃考风考纪,采取切实有效措施,加强考风考纪的宣传、引导与监督,开展"诚信考试"活动。认真开展文明养成教育,从细节入手,培养学生良好的学习习惯、生活习惯和文明行为。加强工作作风建设,在管理和服务部门全面推行首问负责制,强化工作任务落实的督导检查,严格执行党风廉政建设各项规定,培养勤政、务实、廉洁、高效的良好工作作风。

(二)文化载体优化工程

1. 打造校园文化精品活动

统筹资源,集中力量,实施"文化载体精品塑造"项目,打造、培育一批校园文化精品活动。一是举办"追寻成功校友的足迹"和"感受身边的榜样"报告会,以优秀校友和师生员工先进典型的成长历程和感人事迹砥砺师生,掀起修师德、铸医魂、树学风的高潮;二是举办"医术人生"和"名师有约"访谈活动,展示医者风范,呈现大家风采,激励学生成长成才;三是举办"自立自强之星"系列报告会,激励大学生在生活、学习、工作中培养自信、自立、自强的品格,树立当代大学生自强不息、开拓进取的时代风貌,引导广大学子全面发展,学有所成;四是举办"医大人文讲坛"系列讲座,邀请知名专家学者走进校园,提高校园文化品位,培养师生人文素养;五是举办"大学生科技文化艺术节""新生文化节""社团风采月"等活动,展示学生创新意识、文艺才能,丰富校园文化活动;六是举办"高雅艺术进校园"活动,普及中外高雅艺术,传播优秀传统文化;七是举办"大学生读书节",倡导"精读书、多读书、会读书、乐读书、爱读书"的良好氛围,打造书香校园;八是举办"高端学术论坛",邀请高水平专家学者到校做报告,不断加强学术交流,营造浓厚的学术氛围;九是举办"心理文化节",推进"心理健康教育阳光计划",创新心理健康教育的内容与形式,提高学生心理素质;十是举办"法制宣传月",大力建设校园法治文化,提高师生员工法律素养,弘扬社会主义法治理念。

2. 加强校园文化阵地建设

加快推进校园媒体建设发展,实施"校园媒体融合发展"项目。有效整合全校宣传工作资源,加快推进校园媒体深度融合,大力加强学校校报、官方网站、官方微信、广播台等媒体建设,实现新兴媒体与传统媒体联动传播、融合发展,构建立体化传播平台。进一步加强校报建设,创新栏目设置,丰富栏目内容,强化办报特色,更加注重贴近实际、贴近生活、贴近师生,切实增强校报的吸引力、影响力。打造"一网三微"全媒体平台,进一步加强校园网和微博、微信、微视频建设,更新理念,扩充功能,加强网络舆论引导和网络文化建设,把"一网三微"打造成信息服务的新平台、新闻宣传的新渠道、感情维系的新纽带。增加学校电子显示屏,充分利用橱窗展牌,丰富文化宣传渠道和载体。建设学校校园广播台,浓厚学校校园文化氛围。进一步强化对校内报刊、网络、微信、微博、校内论坛、讲座、报告会的管理,确保正确的政治方向,积极弘扬主旋律、传播正能量,不断巩固和壮大主流思想舆论。

3. 加强学校文化场馆建设

进一步加强校史馆建设,增加展示空间,优化展馆布局,改进展区设计,增加历史部分比重,增加实物展览,创新展览方式,建设校史多媒体展示系统,推进校史资料的电子化,建立网上校史馆,全方位、多维度呈现学校历史,把校史馆建成爱校教育基地、文化交流基地和对外宣传展示我校历史与形象的重要窗口。进一步加强人体科学馆建设,充分利用我校优秀科普资源,在校内外大力传播科学知识与科学思想,更好地实现人体科学馆服务师生、辐射社会的教育功能。进一步加强图书馆建设,充分利用图书实验综合楼建设良好契机,科学谋划图书馆软硬件发展,挖掘潜力,丰富功能,拓展服务领域,提升服务水平,把图书馆建设成为校园文化建设的重要阵地。

(三)学校形象传播工程

1. 建立和应用学校形象识别系统

建立、完善学校形象识别系统,采取有效措施,积极推广形象识别系统在全校得到有效应用,凝聚师生共识,强化学校凝聚力,提高师生员工对学校的认同感、归属感,增强学校的社会影响力,为学校发展提供有力的文化支撑。进一步规范校名、校徽、校训的规格与使用,规范学校办公用品和各类牌匾标示的格式与设计,统一设计校园指示标牌,形成规范、统一的标识系统。

2. 加强学校形象宣传推广

进一步加强对外宣传工作,围绕树立和提升学校形象,加强统筹和策划,延伸新闻触角,找准契入点,充分利用宣传资源,拓展宣传渠道,加大学校在省级及以上主流媒体的宣传力度,进一步提高学校美誉度和知名度。重新拍摄学校宣传片,设计印制学校宣传册,制作学校风格统一、特色鲜明的纪念品,充分展现学校的良好形象。

3. 加强学校社会服务功能

立足时代要求与社会发展需要,积极传承学校服务基层医疗卫生的办学特色与办学传统,大力宣传学校乡村医生培训的典型做法、特色经验,发挥学校医疗资源和专业优势,深入开展科技、文化、卫生"三下乡"服务活动和医疗惠民公益活动,与电视台、电台、报纸等社会媒体的科普栏目积极合作,主动参与、举办社会医药卫生科普活动,突出学校坚持为"健康中国"和"健康河北"工程服务、为我省"大健康、新医疗"产业发展规划服务的社会责任感、现实关切度,助力我省医疗卫生事业、城乡文化建设和经济社会发展,提升学校在社会公众中的影响力。

4. 加强校友联系

成立校友办公室,建立校友网站,定期组织校友活动,健全校友联系机制和工作网络,拓宽校友与学校之间沟通交流渠道,不断加强校友与学校之间的联系。做好校友服务工作,支持和关心校友发展,为校友的事业发展创造各种有利条件,激励校友在各自岗位上建功立业。发挥校友资源在学校文化建设中的作用,丰富和完善校友参与母校建设、宣传母校历史与成就的途径和平台,使校园成为广大校友的精神家园。

（四）校园环境改造工程

加强校园整体规划，邀请专业设计公司制定完整的设计方案，逐步美化校园景观。改造主教学楼、图书实验综合楼东侧及西侧道路，形成规整的校园道路格局。充分利用校园空间，新辟若干小型休闲广场。在校园道路、建筑周边，通过新植树木、改造现有绿地，形成优美舒适的校园环境。开展楼宇、道路、广场等命名活动，在命名中传播学校文化理念，营造良好人文氛围。充实人文景观，建设文化长廊，充分利用广场、大厅、走廊、电梯等公共空间，设置塑像、浮雕、绘画、展板等作品，将学校历史文化、医学人文精神融入到人文景观建设，培育师生人文情怀，陶冶师生人文情操。

五、校园文化建设的保障机制

（一）加强学校文化建设的组织领导

加强校园文化建设，要成立由学校主要领导任组长、相关职能部门负责人广泛参与的学校文化建设领导小组，统一规划、组织协调和宏观指导学校文化建设。领导小组应当下设办公室，负责学校文化建设的具体实施工作。校内各二级单位和部门，都要加强对文化建设工作的领导和组织实施，要在校内广泛宣传开展文化建设的重要性，发动全体师生员工关心文化建设，支持文化建设，积极参与文化建设。

（二）加强学校文化建设的制度保障

要把文化建设工作作为推动学校转型发展、建设高水平医科大学的重要内容，纳入到学校事业发展的总体规划之中。要健全和完善促进学校文化建设的相关规章制度，定期召开专项会议，定期进行检查评估，将文化建设工作任务的执行和完成情况列入年度工作考核的重要内容。各二级单位要按照学校部署，根据文化建设规划的要求，明确目标，明确职责，明确任务，明确责任人，切实把文化建设工作落到实处。

（三）加强学校文化建设的投入保障

学校要在人、财、物等方面积极创造良好条件，要根据实际需要加大对学校文化建设的支持力度，并将文化建设经费纳入学校整体预算，设立专项经费。校内各二级单位也要积极增加对本单位文化建设工作的投入，保障文化建设各项工作正常开展。

文明校园创建的探索与实践*

摘 要:加强文明校园创建,要不断深化中国特色社会主义和中国梦学习教育,积极培育和践行社会主义核心价值观,深入学习贯彻习近平总书记系列重要讲话精神和治国理政新理念新思想新战略,不断加强领导班子建设,加强和改进思想政治教育,加强活动阵地建设管理,加强教师队伍建设,着力营造先进校园文化,打造良好校园环境。

关键词:文明校园;校园文化;思想政治教育;活动阵地

多年来,河北医科大学不断深化中国特色社会主义和中国梦学习教育,积极培育和践行社会主义核心价值观,深入学习贯彻习近平总书记系列重要讲话精神和治国理政新理念新思想新战略,通过宣传教育、示范引领、实践养成等方式,大力开展文明校园创建活动,为建设特色鲜明的高水平医科大学提供了强大思想保证、精神动力和舆论支持。

一、不断加强领导班子建设

(一)注重思想政治建设

学校领导班子始终重视思想政治建设,自觉增强政治意识、大局意识、核心意识、看齐意识,认真贯彻落实中央和省委的决策部署,不断加强思想政治引领。学校从党委常委会做起,坚持常委会会前学习制度,2016年,学校党委理论学习中心组全年开展集中学习27次,坚持从政治上把牢方向,做到了对习近平总书记重要讲话和中央、省委的部署,第一时间学习研究,传达落实,并注重将上级精神与学校实际相结合,转化为指导工作的具体思路和落实工作的具体举措。

(二)注重作风建设

学校不断改进工作作风,切实贯彻落实中央"八项规定"和"三严三实"要求,

---

* 李晓玲,刘学民:河北医科大学党委宣传部。

坚决反对"四风",巩固党的群众路线教育实践活动成果。学校全面落实党风廉政建设,组织开展全校范围内党风廉政风险排查和问题整改,制定了《党风廉政建设责任清单》,出台并实施《关于开展落实中央八项规定精神和纠正"四风"工作的实施方案》《"一问责八清理"专项行动实施方案》《基层"微腐败"专项整治实施方案》《开展"小金库"等违反财经纪律问题专项清理工作实施方案》等工作制度,不断强化对重点领域和关键环节的监察,牢固树立廉洁从政意识,形成风清气正的良好政治生态。

(三)注重制度建设

学校不断加强党的领导,加强党的建设,认真贯彻执行党委领导下的校长负责制,制定并认真执行《关于落实"三重一大"决策制度的实施办法》《关于加强学校领导班子制度建设的实施意见》《关于二级学院严格落实党政联席会议制度的指导意见》等,不断完善党委全委会议、党委常委会议、校长办公会议、党政联席会等领导班子会议制度和议事规则,健全书记碰头会、领导班子务虚会等领导班子协调运行机制,健全领导班子民主生活会制度、领导班子成员联系基层和师生制度等领导班子建设制度,规范完善了校、院领导班子运行机制,领导班子建设不断增强。学校以"两学一做"学习教育为抓手,加强基层党组织建设,进行了全校管理制度的梳理、汇编,不断编紧编密制度建设的笼子。

二、不断加强和改进思想政治教育

(一)创新全员全过程全方位育人机制,实施"三个老师"制度

学校大力弘扬"学生为本　教师为先"的办学理念,实施"三个老师"制度。学校制定《关于领导干部担任班级名誉班主任工作的实施意见》《关于进一步落实"三个老师"制度　深入推进协同育人的指导意见》等文件,坚持为学生选好配强专职辅导员、名誉班主任和兼职学业导师"三个老师"。该制度实施以来,学校在原有专职辅导员的基础上,为每个班级配备了"名誉班主任"和"兼职学业导师"。名誉班主任由校领导、处级、科级干部担任,与对接班级直接联系、随时沟通,积极参加班级主题班会等活动,帮助学生解决学习、生活、考研、就业等方面的实际问题,做好学生的政治引领、人生引领;兼职学业导师由学校及附属医院的名师、专家担任,对学生从专业认知、学习方法、科研兴趣、国际视野等方面进行辅导。通过"三个老师"制度,学校在全校范围建立起了领导干部、医学专家与学生班级直接、随时沟通的联系机制。名誉班主任和兼职学业导师对学生从专业、生活和人生三方面进行帮助和指导,切实解决学生的实际问题,培养学生的专业兴趣,形成教育、关爱、服务学生的合力,为进一步确立人才培养中心地位,推进"三育人",形

成具有医大特色的育人模式,着力培养具有高尚医德、精湛医术、强烈社会责任感、较强创新精神的医学人才,起到了积极作用。

(二)加强思想政治理论课课程建设,实施"思政课程综合改革"项目

学校不断深化思想政治理论课课程综合改革,统筹校内校外教学资源,学校不断加强顶层设计,各部门单位密切协作,下大力气丰富教学内容、创新教学形式、拓展教学资源,着力在提升吸引力、感染力上下功夫,把思想政治理论课建设成为学生真心喜爱、终身受益的课程。

一是丰富教学内容,话剧走进课堂。首先,学校充分挖掘百余年发展史上著名老前辈的感人事迹,由大学生自编自演了原创话剧《殷殷赤子心》,并将该剧列入《中国近现代史纲要》教学内容,每年面向开设《纲要》课程的班级举办系列演出。《殷殷赤子心》讲述了开国少将、著名医学教育专家、我校老前辈殷希彭教授心系祖国、投身革命的故事,生动再现了殷希彭教授留学日本、心系祖国,学业成就之后,毅然回到急需人才的祖国任教,并追随中国共产党走上抗日救国道路的感人事迹。殷希彭教授为我国抗战培养了大批医务工作者,他的家庭也为抗战做出了重大牺牲,两个儿子为国捐躯。该剧在内容上实现了医大史、家国史、民族史的统一,在主题上实现了医大情、赤子情、民族情的统一,在教学上实现了爱国主义教育、校史文化教育、思政课程教学的统一,以鲜活形式提高课程感染力,受到热烈欢迎,感人的剧情使很多大学生在现场潸然泪下。其次,学校每年邀请西柏坡纪念馆讲解员艺术团走进医大,为开设《思想道德修养与法律基础》的班级举办《新中国从这里走来》舞台剧专场演出,通过舞蹈、歌曲、情景剧等艺术表演形式,以"两个务必"为核心,以"西柏坡精神"为主题,生动展现了老一辈革命家在西柏坡创下的辉煌业绩,阐释了西柏坡精神的思想内涵,受到了广大师生的热烈欢迎和一致好评。

二是拓展教学资源,引入专家名师。首先,着力完善师资结构,与兄弟院校河北师范大学签订教师互聘协议书,推进实施师资共享,明确了教学内容、教学课时、教学管理等基本问题,邀请河北师范大学思政课教师担任我校部分课程讲授,为思政课堂注入了新活力。其次,办好"思想政治理论课大课堂",每年邀请全国模范教师、全国高校优秀思想政治理论课教师、河北师范大学朱月龙教授到校举办中国近现代史专题讲座,邀请全国著名军事专家、军事科学院杜文龙研究员、海军军事学术研究所曹卫东研究员等到校举办"形势与政策"专题报告,作为相关课程的授课内容。

三是创新教学形式,完善课堂教学。学校根据思政理论课不同课程的特点与要求,积极探索开展了《毛泽东思想和中国特色社会主义理论体系概论》课"实践

教学"、《中国近现代史纲要》课"基于河北省历史文化资源的学生自主式教学"、《医学伦理学》课"情景模拟教学""影视赏析教学"、《大学生心理健康教育》课"主题工作坊"教学、《思想道德修养与法律基础》课基于"规范冲突"的案例教学、《马克思主义基本原理概论》课"新闻周报"教学、《医学总论》课"4+1"开放式教学等有效教学方式,不断充实、完善教学环节,有效提高了课堂教学中学生的主动性和参与度。

(三)更加重视第二课堂建设,不断完善"实践育人"新机制

一是实施"实践育人优化提升"项目。

学校大力弘扬和传承数十年形成的"服务基层医疗卫生"的办学传统,充分发挥党员志愿者先锋队、青年志愿者服务队、送医下乡实践服务团和"博士团"等团队的积极作用,打造本科生、博士硕士研究生、医学专家、党员等不同层面不同群体的志愿服务团队,整合学校乡村医师学院、团委、直属医院等相关部门单位的力量和资源,大力开展乡村医生培训、基层医院对口帮扶、义诊、卫生健康咨询、专业知识讲座、基层卫生工作调研等活动,引导师生积极投身社会实践,树立和践行社会主义核心价值观,多形式服务群众,在实践中增强"四个认同",增进同人民群众的感情,提升解决实际问题的能力,进一步为区域经济社会发展和基层卫生事业贡献力量。

二是积极探索"沉下去"的医疗卫生人才培养新模式,改革本科生临床教学制度,建立县级以下医疗机构实习制度。

学校精心遴选基层医院承担本科生实习带教工作,同时进行定点帮扶,派医务人员到基层医院进行教学查房和示范教学,规范基层医院带教流程,提升其诊疗水平。通过这一制度,既使学生掌握了基层常见病、多发病的诊疗技能,又增强了学生对基层人民群众的感情和为人民服务的意识。

(四)注重体验式教育,抓好文明修身、品德涵养工作

学校不断强化文明养成教育,大力开展"诚信考试""文明乘梯""文明用餐"等道德践行活动,引导师生自觉维护良好的学习、生活、教学秩序,共做校园文明的践行者、示范者、传播者。学校积极引导广大学生诚信应考,维持良好的考风考纪,争创"零违纪班集体";通过召开主题班会、在电梯设置温馨提示语、志愿者服务引导等方式,号召大学生谦逊礼让,文明乘梯就餐,营造安全有序的乘梯、就餐环境;举办"宿舍文化节"、"文明寝室"评比、"同膳杯"厨艺大赛、"食尚盘点"餐厅窗口评比、美食节、"壶涂大赛"暖水壶涂鸦评比等活动,不仅丰富了大学生的业余文化生活,更增进了同学们之间的友谊,提高了班级和宿舍的凝聚力、向心力。

学校注重医学人文教育,积极开展"关爱生命　尊重动物　培育医学人文精

神"活动,在校园内设置"慰灵碑",组织学生举办实验动物祭奠活动,积极开展实验动物福利知识宣传活动,同时印发《关于加强动物实验伦理审查的通知》,进一步加强科研活动中的动物实验伦理审查,引导大学生切实关爱、尊重实验动物。此外,学校注重在专业课中渗透社会主义核心价值观教育,在法医学、人体解剖学、药用植物学、护理学等课程中有机融入公正、法治、敬业、诚信等方面教育内容,使学生在学习专业知识的同时接受核心价值观教育。

(五)积极开展读书文化活动,营造良好读书氛围

学校在师生员工中积极弘扬读书良好风气,营造读书文化氛围,在教职工中成立了青年读书会,定期举办读书交流会,在大学生中每年举办"大学生读书节",开展各类读书主题活动。大学生读书节以"悦读你我他,开卷绽芳华"为主题,以"推进全民阅读,建设书香校园"为宗旨,包括"向经典致敬——习大大的书单阅读征文活动"、"我心目中的经典——图书推荐活动"、"夺宝奇兵——人文素养知识竞赛"、"我让医小图更聪明——Q&A征集活动"、"经典诵读"比赛、"聚焦阅读"摄影比赛、"借阅达人榜"、"数据库之旅"、"特别还书日,把书送回家"活动、"光影与书"电影展播和"书海迷踪"图书馆寻宝等阅读推广特色活动,并邀请著名作家曾子航到校举办专题讲座,对提高医学生的人文素养,培养阅读习惯等起到了积极意义。

(六)办好开学典礼、毕业典礼,增强学生的身份归属感和文化认同感

学校有效发挥开学典礼、毕业典礼等重要时间节点的教育功能,为学生和学生家长做好各项服务工作,构建涵盖从入学到毕业的整体过程的育人大格局。在新生报到、开学典礼、毕业典礼等环节,学校不断加强顶层设计,各部门、学院积极筹划,齐心协力,坚持以情动人、以情感人,优化工作流程,加强配套服务,全力做好服务管理工作,在管理服务中落实"学生为本"的办学理念。在新生报到时,学校设置"校领导接待处""归国专家学者咨询台"等,校领导翟海魂、崔慧先等直接接待新生和家长,留学归国学者为学生和家长答疑解惑,学校还组织志愿者积极服务,做好新生接站和行李运送工作,同时,增加网上报到渠道,简化报到流程,组织各学院举办新生家长见面会,举办新生开学典礼、迎新晚会;在离校毕业季,学校举办隆重、热烈的毕业典礼和送别晚会,举办毕业冷餐会,为每名同学发放一份纪念卡、明信片等纪念品。在新生入学、老生离校时,学校还为每个新生家庭发放就餐卡,提供免费家庭套餐,食堂全天供应饮食,使新生和家长到学校后第一时间就能吃上热乎饭,也使参加毕业典礼的学生和家长可以放心地吃上热乎饭。通过这些举措,学生和家长一同感受医大的人文情怀,一起分享入学、毕业的喜悦,有效提高学生对学校的身份归属感和文化认同感。

（七）大力开展法制宣传教育，举办"法制宣传与安全教育活动月"

学校结合"12·4"国家宪法日暨全国法制宣传日，每年均举办"法制宣传与安全教育活动月"。在活动期间，学校每年举办"法制电影展"，邀请法官、检察官、律师到校，结合现场放映的法制电影，为师生解读电影中的法律知识与电影背后的法治理念。同时，还通过法制报告会、法制知识竞赛、微信普法、主题班会、法律咨询会、法制漫画征集评比、普法文艺节目排演等方式，大力宣传宪法和法律，宣传社会主义法治理念，不断提高师生员工的法治观念和法律素养。

同时，学校结合师生法律需求、社会热点问题、医学专业特点，开展各类专题性法律与安全宣传活动。例如，结合党的十八届六中全会，宣传党纪国法和廉政文化；结合人大代表选举，宣传选举法相关知识；结合预防校园网络贷款风险，开展金融法律知识普及和校园网贷风险防范教育；结合医学专业特点，开展卫生法律知识讲座等。经过多年探索，学校形成了相对合理、科学有效的法治文化建设工作思路、实践做法，各类内容丰富生动、形式灵活多样的法治文化活动取得了良好成效。

（八）坚持把解决思想问题与解决实际问题结合起来，构建师生发展机制

一是搭建教师发展系列平台。

学校成立教师发展中心，以提升教师教学科研能力、挖掘教师多方面潜能、提升教学科研水平、开展合作交流为目标，立足于教师能力发展需要，积极借鉴引进国际、国内先进医学教育理念和教育教学管理经验，开展了师资培训、教育教学咨询、教学改革研究、教师合作与交流、教育资源信息共享、科研等服务工作，在推动教师全面、健康、可持续发展方面起到了重要作用。同时，学校还成立了学校科协、青年科协、归国学者联谊会、社会主义学院、河北省哲学社会科学研究基地、学校社科联、青年读书会等，建立了覆盖所有教师群体的发展系列平台，积极构建制度化、规范化与常态化的教师发展机制。此外，学校积极关注教师利益，解决了教职工中午就餐、子女入托入学等实际问题，解决了教师的生活难题。

二是建立学生事务服务中心。

为更好服务学生，学校设立了学生事务服务中心。中心秉承"学生为本、服务至上"的宗旨，以帮助学生成长、解决学生困难、方便学生办事、维护学生权益为目标，围绕学生的教务管理、帮困助学、后勤保障、就业指导等实际需要，由教务处、学生处、安全工作处、后勤管理处、研究生学院、就业指导中心等部门在学生事务服务中心分别设立服务窗口，为大学生提供方便、快捷、高效的"一站式"服务。同时，在学生事务服务中心设置了"师生交流吧"互动平台，由学工老师自设主题，学生根据自己感兴趣的主题内容自愿报名参加，师生进行交流互动；设置了"辅导员

接待咨询处",以解决思想困惑、规划学业发展、树立职业目标、成就理想人生为宗旨,认真解决学生中存在的思想和成长问题,为培养合格医学人才起到了积极意义。

三是认真解决学生实际问题。

首先,加强和改进资助育人工作。学校统筹学生处、纪委、财务处等多个部门,改进"奖、贷、助、补、勤、减、免"的传统帮扶体系,建立了一整套全程民主公开、相对严谨缜密的规章制度,每年认定的家庭经济困难学生数占在校生总人数的30%以上,实现了没有一个学生因家庭经济困难而辍学。学校还广开渠道,积极争取上级部门和社会各界对我校学生的援助,设置华润奖学金、合展励学金、美联臣励学金、石药奖学金、以岭奖学金、新长城助学金等,近五年经费总额高达2100多万元,惠及学生3100多人次。学校积极做好生源地国家助学贷款工作,近五年共为2000多名学生办理相关手续。学校扩宽勤工助学渠道,开发助教、助研、助管型工作岗位,完成了"单一"资助向"多元"资助、"他助"到"自助"再向"助人"的转变。学校连续三年获"河北省高校贫困生资助工作先进单位"称号。

其次,加强和改进学生就业工作。学校坚持"以服务为宗旨、以基地为依托、以市场为重点、以质量为目标"的就业工作思路,稳步提升毕业生的就业率与就业层次。学校认真制定市场开发策略,以"立足河北市场,巩固以京津为主的周边市场,着力培育东南市场,逐步开发西部市场"为指导思想,积极联系各地用人单位,建立就业基地,强化就业信息采集发布,开辟毕业生就业新渠道;进一步加强招聘活动的组织举办,每年举办校内大型综合招聘会、小型专场招聘会以及企事业单位来校宣讲招聘活动。在招聘会上,除了做好饮水供应、免费复印打印服务、简历修改服务、就业咨询服务、新媒体线上服务等工作外,还为从外地实习医院赶来参加招聘会的家庭经济困难学生发放求职交通补贴,尽量为同学们减轻求职负担。针对就业困难学生,学校实施了"一对一"就业帮扶机制,提供有针对性的就业帮扶。同时,学校不断加强就业教育指导,针对临床医学、中西医结合、法医学等专业特点,对毕业生实施分类指导;引导毕业生全面掌握就业形势,引导和鼓励毕业生到基层就业,重点做好预征入伍工作;建立未就业毕业生信息库,持续为离校未就业毕业生提供全程就业服务。

再次,加强创新创业教育。学校进一步完善课程体系建设,开设了《就业创业指导》必修课与《大学生创新创业》选修课,并举办一系列创业教育讲座。学校积极实施"大学生创新性实验计划项目",从2010年至今,学校共立项525项,其中113项获得国家级立项,214项获得省级立项;累计投入资助经费377.9万元,其中获得上级资助207.2万元,学校资助170.7万元;本科生发表论文116篇,其中SCI

论文 17 篇,获专利 3 项;在"挑战杯"大学生课外学术科技作品竞赛和创业计划大赛中获国家级奖项 10 项、省级 108 项。同时,积极开展创业教育,2014 级学生张儒娅在河北省第二届"大学生创业之星"评选活动中荣获"在校大学生创业之星"称号,学校获"优秀组织奖";2012 级学生邹赫和梁晗玮获省会首届"搜才杯"大学生创业创新大赛三等奖,曹菁华老师荣获"优秀指导老师奖",学校获得"优秀组织奖"。

三、不断加强活动阵地建设管理

(一)建立健全工作机制,加强思想政治阵地管理

一是不断加强对校内论坛、讲座、报告会、出版物、校园网、微信、微博等的管理。

学校制定了《举办形势报告会和哲学社会科学报告会、研讨会、讲座管理暂行办法》《校内报刊管理规定》《网络新闻工作暂行管理办法》《各级官方微信、微博暂行管理办法》等制度,对学校意识形态阵地坚持严格把关,确保校内论坛、讲座、报告会、出版物、网络、新媒体的正确政治方向,使其成为弘扬主旋律、传播正能量的主要阵地。

二是不断强化课堂授课纪律。

在教师培训特别是新聘用教师岗前培训中,强化师德教育,把师德教育作为重要培训内容。同时,坚持学术研究无禁区、课堂讲授有纪律,严禁教师在授课中发表有损国家利益和学生健康成长的言行。严把教师聘用考核政治关,把政治标准作为教师聘用、考核的基本标准。

(二)加强校园媒体建设,夯实思想政治阵地

一是加强官方微信建设,建好网络新媒体。

学校官方微信积极打造"医大微视频、微广播""医大好故事""百年医大""医大生活"等育人栏目,同时,不断健全运行机制,在信息发布上注重权威性、及时性,在服务师生上注重人性化、实用性,在用户交流上注重互动性、参与性,在内容选题上注重人文性、感染性,在校内外引起良好反响。截至 2017 年 12 月,官微关注人数三万余人,单期最高阅读量 5.16 万人,平均每期阅读量 2000 人左右,在加强思想政治工作、培育和践行社会主义核心价值观方面做出了有益探索。

二是突出校报办报特色,加强传统媒体建设。

学校不断加强校报栏目建设,针对社会热点问题和同学们成长中遇到的问题,常年开设"青春寄语"和"成长漫谈"两个时评言论专栏,给同学们以正确引导,受到学生关注和好评,并多次在中国、河北省高校校报学术年会上获奖。校报

还开辟了"我与书""名师专访""感悟大学"等人文栏目,可读性、吸引力不断加强,成为培育人文精神、传播正能量的重要阵地。

三是加强校园网建设,建设清朗网络空间。

学校始终把握正确舆论导向,提高网络舆论引导能力,通过校园网及时传达中央重要政策和学校各项工作部署,并开设校友网、信息公开网、教师发展中心网、招生信息网、就业信息网、英文网等服务性网站,适时开设"两学一做"等专题网站,始终从思想政治高度把握好宣传方向。同时,不断提高网络文化产品的供给能力,通过网络为师生提供教学、科研、招生、就业、校园生活等方面服务,使校园网成为思想政治教育的重要渠道。

(三)强化文化场馆建设,诠释人文与科学精神

一是加强校史馆建设管理。

经过多年的建设,学校坚持"实体馆"与"虚拟馆"相结合,在不断扩展展览面积,充实校史资料,增加实物展区,加强校史馆软硬件建设的同时,建立了网上校史馆,真正把校史馆建设成为了爱校荣校教育基地和人文精神教育基地,通过大量的图片、实物资料,生动展现了学校一个多世纪的历史变迁和时代风貌。同时,学校不断加强大学生校史讲解员队伍建设,提高双语讲解能力,以同学们的视角讲好学校百年历史故事,更好地展现学校丰富的历史文化底蕴。

二是加强人体科学馆建设管理。

我校人体科学馆面向师生员工和社会公众开放,是一所集教学、科研、临床、科普作用于一身的科学场馆,由多媒体交互体验区、塑化标本展区、系统标本展区、断层标本展区、科普展廊、文化长廊、遗体捐献宣传栏等展区组成,在传播科学知识、培养科学精神、挖掘学校科普资源、强化服务社会功能方面,起到了积极作用。人体科学馆中保存了河北省首位遗体捐献者、我校前辈段慧轩教授捐献的遗体标本,这种无私奉献医学事业的至诚精神感动了无数师生。

四、不断加强教师队伍建设

(一)加强教师理论学习,提高教师政治理论水平

一是举办教师政治理论学习班。

为建设一支信念坚定、品德高尚、作风过硬、善于创新的高素质教师队伍,学校每年举办一次教师政治理论学习班。在学习班举办过程中,学校坚持邀请名家,提高活动影响力,坚持贴近实际,提高活动吸引力,结合教师关注的热点问题,邀请国内、省内知名专家做专题报告。近年来,学校邀请教育部高等学校社会科学发展研究中心主任王炳林教授、中国人民大学对外关系学院副院长金灿荣教

授、中国人民大学马克思主义学院刘建军教授、省委党校首席专家杨亚佳教授等到校,做了高校意识形态、习近平总书记治国理政新思想、坚守社会主义理想信念等专题报告,报告贴近教师思想实际,受到教师欢迎,取得良好效果。

二是结合岗位特点开展系列培训班。

针对处级干部、学校及医院管理干部、党外代表人士、科级干部等,学校坚持举办处级干部培训班、管理干部创新管理高级研修班、现代医院创新管理高级研修班、党外代表人士培训班、科级干部培训班等。多年来,学校每年利用暑假、寒假组织举办处级干部培训班,邀请校外专家、校领导分别就政治理论热点问题、学校改革发展形势进行专题培训,坚持理论学习与实际工作相结合,提高了学习效果。学校坚持管理干部培训"引进来"与"走出去"相结合,赴清华大学、重庆社会主义学院等地举办培训,通过集中培训,提高管理干部的整体水平。

三是开展党委书记讲党课、"每月一课"活动。

学校党委书记始终坚持带头抓意识形态工作,作为第一责任人,始终旗帜鲜明地站在意识形态工作第一线,带头管阵地、把导向、强队伍,为教职工讲授"两学一做"专题党课,引导教职工主动学习贯彻党的十八大精神和十九大精神,学习贯彻习近平新时代中国特色社会主义思想,学习贯彻省第九次党代会精神。同时,学校坚持开展"每月一课"活动,形成了理论学习常态化机制。学校邀请校内、校外专家,包括省委党校冯学工教授、李芬教授等,举办专题讲座,并结合"两学一做"学习教育,开展了以"学党史、明使命、做贡献"为主题的党史专题教育党课。

(二)坚持多措并举,着力加强师德建设

多年来,河北医科大学高度重视师德建设,坚持把师德建设放在教师队伍建设工作的首位,从制度保障、政策引导、载体创新等方面,不断提高广大教师严谨治学、从严执教和教书育人的思想,以校风促教风,以教风带学风,有力推动学校各项工作的开展。

学校不断加强制度保障,制定了《关于加强师德建设重塑师表形象的实施意见》《河北医科大学师德风范》《关于加强师资队伍建设的若干意见》等一系列文件,对提高师德修养、加强师德建设的各个环节都提出了明确的要求,建立起一套行之有效的制度体系,为师德建设提供了扎实保障。学校注重政策引导,把师德作为考核、评价、使用和奖惩教职工的基本依据,在新教师的岗前培训和青年教师培养中,始终把师德教育纳入培训计划,并实施"青年教师导师制",通过中老年教师的言传身教,帮助青年教师了解职业特点,树立良好的教育观和职业观,为其成为合格的教师打好基础。学校坚持载体创新,积极开展"感动校园人物评选""寻找身边最美教师""美在校园""善行河北·寻找校园中的追梦人"等人物评选活动,并通过微信、校报、橱窗等各种渠道在校内校外广泛宣传其感人事迹,不断强化教师师德意识。2016年,学校召开教师节庆祝表彰大会,对我校"十二五"以来11个教学优秀团队、100名教学先进个人进行了表彰,为429名满30年教龄的教育教学工作者颁发了荣誉证书及纪念章。此外,学校还积极承办"李保国先进事迹报告会""纪念红军长征胜利80周年群众宣讲活动"等,引导教职员工践行职业使命,勇担社会责任。

(三)加强科学道德建设,打造良好校风教风学风

学校大力加强科学道德和校风学风建设工作,积极开展"高校学风建设专项教育和治理行动",成立学校学风建设工作领导小组,制定并认真实施《河北医科大学学术道德规范及管理办法》《河北医科大学科技工作登记备案及公示的有关规定》《河北医科大学研究生学术道德规范实施细则》《河北医科大学研究生实验记录管理规定》等制度,修订《河北医科大学科技奖励办法》,明确规定对学术不端行为者,追回并终止对相应业绩的奖励和配套经费。学校还承办了"全省高校研究生科学道德和学风建设宣讲教育报告会",邀请专家学者做学术道德和学风建设专题报告。

在教师层面,学校与承担科研任务的教师签订科研诚信承诺书,建立科研诚信档案,由专人负责管理,促使承担科研项目的教师加强自律。在学生层面,学校坚持把科学道德和学风建设作为研究生新生入学教育的第一课,举办研究生科学道德与学风建设宣讲报告会;学校将科学道德与学风建设内容纳入研究生教育培养方案,对研究生导师进行集中培训,采取切实措施保障学术道德,严格检查研究生实验记录,集中会审学位论文,认真举办毕业论文公开答辩,并积极开展主题征文、学生辩论赛、学生报告会等活动,培养研究生科学道德意识和严谨求实的优良学风;自2011年以来,学校每学期由专人面向本科生讲授知识产权法内容,丰富广大学生的知识产权知识,提高大学生对他人知识产权的尊重和知识产权意识。

多年来,学校不断强化措施,努力营造良好学风、教风、校风。学校把学风建设列入年度工作要点,纳入日常工作范畴,作为新生入学教育、教职工岗位培训等常规工作内容。学校不断改革职称评聘办法,完善学术研究奖励办法,设立专职科研岗位和自主科研项目,建立健全学术评价机制,形成了努力创新、力求精品的正确学术研究导向。在职称评定、项目申报、评优评先等工作中坚决贯彻学风建设思想,将师德师风作为重要考量评价标准之一,严肃查处各类学术不端行为和学风违纪行为,惩防结合、标本兼治,形成尊重学者、敬畏学术的良好学术生态环境。

五、着力营造先进校园文化

（一）加强校园文化工作规划

为加强校园文化建设，学校制定了《河北医科大学"十三五"文化建设发展规划》，对校园文化建设的重要意义、校园文化建设的指导思想、校园文化建设的总体目标、校园文化建设的主要任务和具体措施、校园文化建设的组织与实施等内容作了明确规定。学校成立以校党委书记、校长为组长、分管副书记为副组长、由党委办公室、校长办公室、党委宣传部、团委、工会、学生处、教务处、研究生学院、保卫处、后勤管理处等部门负责人组成的学校校园文化建设领导小组，下设办公室，从学校发展和人才培养的战略和全局高度，统一规划、组织指导和协调校园文化建设工作。

（二）建设学校形象识别系统

学校不断加强学校标识系统建设工作，规范了校名、校徽、校训的规格与使用，规范了学校办公用品的格式、标识，规范了学校各类旗帜、建筑牌匾、门牌的规格与设计，不断加强学校形象识别系统建设成果的宣传与推广，加强学校整体形象的宣传推介，扩大学校在社会的知名度，提升学校品牌的价值。同时，学校以形象识别系统建设为契机，积极开展办学理念、医大精神教育。为提高师生员工关注度、参与度，发挥师生员工积极性、主动性，我校在师生员工中广泛征集学校办学理念、发展愿景、教师行为规范、学生行为规范、科技人员行为规范、医务人员行为规范等。广大师生员工在建言献策的同时，共同追寻学校百余年发展史，共同凝练学校发展理念，准确解读校训内涵，广泛弘扬校训文化，体验医大精神，激发爱校情怀，不仅对医大一个多世纪的办学传统有了更多了解，也增加了医大精神感召力、凝聚力、生命力。

（三）着力加强大学精神教育

一是开展"口述校史"采集活动。老专家、老教授是大学精神的宝库，是学校发展史的见证者、亲历者和贡献者。为充分挖掘医大精神资源，学校开展了"口述校史"采集活动，大学生、青年教师组成十余个工作团队，与老专家、老教授及其家属积极联系，到办公室或家中登门拜访、看望慰问，一边拉家常、谈医大，一边聊校史、话校风，在第一期活动中先后采访了十名老专家、老教授，完成十篇口述校史文章，通过学校官方微信广泛宣传，并编印了口述校史作品集《医大的记忆》。通过这项活动，既抢救、收集了口述历史等无形史料和历史照片、讲义讲稿等有形史料，还使同学们真实感受到了医大精神的传承脉络，提高了对医大校史校情的了解，提高了对学校的文化归属感。

二是举办"穿越时空的胜利"抗战纪念展。学校结合纪念抗日战争胜利70周年,搜集大量历史图片、校刊报道等资料,举办了"穿越时空的胜利"抗战纪念展,生动展示了我校师生在从"9·18"事变爆发到抗战胜利的14年中,义无反顾地投身到抗击日本帝国主义伟大斗争中的英勇事迹。我校师生积极参与转运伤员、火线救护,并在敌后根据地为我党培养医疗卫生人员,为抗战胜利做出了不可磨灭的贡献。该展览总面积620平方米,由五个单元、500多张图片组成,许多图片资料都是第一次在学校展出。

三是开展"校史文化月"活动。为丰富宣传形式,使校史走入师生中间,学校积极开展"校史文化月"活动,以新生入学、新教职工入职为契机,在新生和新职员工中大力开展校史宣传教育,通过校史讲解员进班级活动、讲解员体验活动,不断提高师生对校史校情的认知和了解。

四是讲好"医大好故事"。学校通过召开先进事迹报告会、学习会、座谈会、讨论会、主题征文、主题班会、观看资料片等方式,大力宣传我校优秀毕业生例如扎根西藏生命禁区、全心服务西藏群众的"高原上的白衣守护者"杜辉医生,顽强不屈勇斗病魔、坚守岗位奉献患者的贾永青医生,为抗击"非典"不幸感染病毒去世的李晓红烈士,用生命书写忠诚、用生命托起使命的"白求恩式的好军医"张笋医生,一心一意为患者服务、热心参加公益活动的李勇医生,不顾个人安危、勇救落水群众的郝福良医生等感人事迹;通过校园网开设专栏、微信专题推送等形式,大力宣传我校师生员工包括在公交车上、列车上勇救患者的邱静静护士、朱辉医生以及学校无私奉献、服务基层的乡村医师培训群体、驻村工作组群体的感人事迹,勉励广大师生为实现"中国梦""医大梦"而奋斗。

(四)着力打造文化活动品牌

多年来,学校不断创新举措,丰富载体,更加注重以文化人、以文育人,切实推进校园文化建设。在多年的校园文化建设实践中,学校打造了一批校园文化建设品牌活动。

一是举办"追寻成功校友的足迹"系列报告会。为充分发挥校友在社会主义核心价值观教育中的作用,学校长期举办"追寻成功校友的足迹"系列报告会,邀请优秀校友、中国工程院院士李春岩教授,中国疾病预防控制中心流行病学首席专家曾光教授,北京大学郑晓瑛教授,比利时布鲁塞尔自由大学、比利时根特大学张维宏教授,第四军医大学韩英教授等到校,与师生进行面对面交流,以其人生经历和学术历程激励学生和青年教师成长成才,积极弘扬热爱母校、感谢师恩、励志成长的感恩精神和奋斗精神。目前,该活动已举办九场,受到了师生欢迎。

二是举办"感受身边的榜样"巡回报告会。为不断加强师德师风、医德医风和学风建设,发现、培育大批师生员工先进典型,不断积聚全校师生员工在教学、科研、医疗、管理等各领域团结奋进的正能量,学校广泛发掘各校区和各附属医院师生员工的先进典型,组建了"感受身边的榜样——立德 善行 创新校园巡回报告团",成员来自教师、医生、护士、学生等不同群体,每年进行动态调整。目前,14名报告团成员深入各校区,深入基层、深入师生,集中举办了3期巡回报告,做到了广覆盖、多受众,为广大师生员工树立了可信、可比、可学、可超的典型、楷模,活动影响力和感染力不断扩大,掀起了修师德、铸医魂、树学风的校园热潮。

三是"医大人文讲坛"系列报告会。为加强医学人文教育,营造医学人文氛围,近年来,学校举办多期"医大人文讲坛"系列报告会,邀请中国工程院院士樊代明教授,河北师范大学邢建昌教授,北京大学人民医院心研所所长胡大一教授,北京大学实验动物中心朱德生主任等到校,就医学精神、医学人文、生命伦理学等方面问题做专题报告。

四是"名师大家进校园"系列报告会。为提高师生员工综合素养,丰富校园文化活动,近年来,学校坚持邀请名家大家走进医大,与师生面对面交流,体验名师风范,感悟大家风采。学校先后邀请原中山大学校长、广东省科学技术协会主席黄达人教授,中国社会科学院马克思主义研究院院长邓纯东研究员,清华大学马克思主义学院副院长肖贵清教授,国家卫计委统计信息中心主任孟群教授,教育部专家、华中科大原副校长文历阳教授,教育部专家、中国医大原副校长孙宝志教授,上海健康医学院院长黄钢教授等名师大家到校,就习近平总书记治国理政新理念新思想新战略、医学教育教学改革、健康中国与卫生人才等问题做了专题报告,报告贴近师生思想实际,取得良好效果。

五是"自立自强之星"报告会。为弘扬大学生自强自立精神,学校在广泛评选的基础上,举办多期"自立自强之星"报告会,大力宣传同学身边自立自强的感人事例,鼓励全校同学向他们学习并弘扬自立自强精神,提高当代大学生的综合素质,养成立志成才、艰苦奋斗的品格,不断实现人生目标,为中华民族的伟大复兴的"中国梦"而奋斗。

六是"高雅艺术进校园"。近年来,学校举办多场高雅艺术专场演出,邀请中央歌剧院到校演出《卡门》选曲等世界歌剧经典曲目,邀请国家京剧院到校演出京剧经典剧目《望江亭》,邀请国家话剧院到校演出《这是最后的斗争》《恋爱的犀牛》,邀请河北省文化厅、河北艺术职业学院、河北梆子戏友会到校演出河北梆子优秀剧目《孟姜女》,邀请河北农业大学举办讲述园艺系果树专业93(01)班集体先进事迹的话剧《约定无期限》,邀请河北省话剧院到校演出《寻找生命的恋歌》《油漆未干》等,邀请河北交响乐团为学校师生举办交响音乐会,在师生中引起了强烈反响。

七是"传统文化进校园"。学校积极开展中华优秀传统文化传承和弘扬活动，结合学校专业特点，举办了"我爱汉字，我爱本草"中国传统文化进课堂和药用植物汉字书写竞赛，积极弘扬中国汉字文化和中医药文化；邀请河北省民间文艺家协会主席、著名作家郑一民到校做"燕赵历史文化与使命"报告，引导师生传承燕赵历史文化；邀请国家京剧院院长宋官林，知名媒体人、中国电视戏曲制作人白燕升，石家庄艺术研究所编导陈平等到校，分别举办京剧艺术讲座；多次举办"曲艺进校园"活动，邀请省会曲艺社到学校为师生表演相声、川剧、杂技、快板、数来宝等传统曲艺节目，帮助师生了解传统文化；邀请青年艺术家要鲁凡等到校举办书画艺术、陶瓷艺术、茶文化等传统文化讲座，邀请木偶剧表演团体到校举办了木偶剧《小兵张嘎》专场演出。

八是"大学生心理文化节"。学校坚持每年举办一届"阳光校园"大学生心理文化节，在活动中举办各学院优秀室外心理主题班会观摩、心理专家心理咨询、团体心理辅导体验营、幸福指数现场测评、寻找"最美阳光笑脸"、"手书中国梦"社会主义核心价值观明信片发放、"阳光徽章"发放、心理健康系列书签发放、心理健康知识宣传、心理电影展、心理健康讲座，以及大学生心理漫画比赛优秀作品展、心理书签设计比赛优秀作品展、心理小小说比赛优秀作品展、医学诗词原创作品展等大学生原创心理作品展览，同时，组织辅导员、心理委员、宿舍长进行大学生心理危机干预专题培训，积极构建学校、学院、班级、宿舍四级学生心理健康工作体系。

九是电影点映、文艺晚会等大型文艺活动。学校多次举办电影点映、路演、宣传活动，同时，知名演员周冬雨、王宝强、夏雨、窦骁，知名导演刘杰等携影片《七月与安生》《大闹天竺》《反转人生》《一切都好》《捉迷藏》《自我救赎》到校，与师生见面、交流，并在我校接受社会媒体采访。电影点映活动为进一步丰富师生文化生活，提高学校社会影响力和知名度起到了积极意义。此外，结合纪念建党90周年、十八大、十九大召开等重大节点，学校组织师生观看纪念大会实况，并放映了影片《建党伟业》《钱学森》《百团大战》等，举办了"党旗飘扬"大型歌咏比赛、知识竞赛、成果展、书画摄影展、主题征文等活动，深入开展"中国梦"宣传教育。同时，学校定期举办元旦晚会、庆国庆晚会等各类大型文艺演出。

十是"医术人生"和"名师有约"访谈活动。为了使学生们领略到学校名师们的风采，了解和掌握当前学术前沿问题，增强学生的学习和科研的兴趣，调动学生学习的积极性和主动性，学校已连续举办11期"医术人生"访谈活动和多期"名师有约"访谈活动，邀请教学科研名师，与大学生面对面交流、访谈，展示医者风范，感受大家风采，取得了良好成效。

此外,学校每年还举办"高端学术论坛""大学生科技文化艺术节""社团文化节"以及田径运动会、趣味运动会等各类体育竞赛和体育文化活动。

（五）举办重要节庆日主题活动

学校坚持利用重要节庆日、重大事件,开展党史国史教育、爱国主义教育、民族团结进步教育和时代精神教育。例如,结合纪念中国人民抗日战争暨世界反法西斯战争胜利七十周年,学校利用官方微信大量推送了《医大抗战人物·殷希彭——从我校走出去的博士将军》《河北医大抗战日志·我校抗日救护队出发救护经过》《抗日烽火中的医大人》《医大抗战人物知多少》等系列图文,充分展示我校在抗战时期作出的重要贡献;结合"12·13"南京大屠杀死难者国家公祭日,学校举办了为死难者默哀仪式、师生宣誓仪式,播放并解析电影《东京审判》,举办中国国家周边形势报告会;结合"12·9"大学生爱国运动日,举办中国安全环境与战略选择报告会;结合中国共青团建团九十周年,举办"回顾共青团光荣历程,建设红色校园文化年"等主题活动。

六、着力打造良好校园环境

（一）加强校园人文景观

学校长期坚持环境育人,强化校园人文景观建设,充分利用教学楼大厅、走廊、建筑围挡等公共空间,建立"文化长廊",展示学校历史、知名专家等,宣传社会主义核心价值观和医学人文精神,将学校历史文化、医学人文精神融入人文景观建设,传播学校文化理念,陶冶师生人文情操。充分利用校园橱窗展牌,展示学校教学、科研、医疗、管理等领域先进集体和个人的感人事迹,大力宣传师生员工培育和践行社会主义核心价值观的实际行动,营造良好的校园氛围。学校在校园内设置了"明德博学　行方智圆"校训石、"学生为本　教师为先"办学理念石、医学生誓词石、"医梦园"石等人文景观,集中诠释学校精神和医学精神;在教室、实验室、图书室等公共场所,设置了利于医学生成长成才的名言警句,使学生在充满人文色彩的环境中受到熏陶。同时,学校统一设计校园指示标牌,形成规范、美化的标牌体系,积极开展楼宇、道路、广场等命名活动,建华校区已经完成命名工作,中山校区即将开展,力争在命名中传播学校文化理念,陶冶师生人文情操。

（二）加强校园整体规划

学校不断加强精致校园建设。制定校园建设发展规划,优化校区功能布局,加强绿化美化,保持校园环境整洁;新建图书实验综合楼,并拟建若干小型休闲广场、校园景观。着力推进平安校园和节约型校园建设,打造安全、卫生、和谐的校园环境。摄制安全教育情景剧,增强安全教育的针对性时效性,安装学生公寓电子门禁系统,实施了安全隐患网格化管理;提高后勤保障水平,开展明厨亮灶和清洁厨房活动,严格学生公寓管理制度,安装直饮水系统,制作公寓文化展板;加强电力保障,完成电力增容7600KVA,为教室安装了空调;推行垃圾分类,设置分类垃圾桶204个;投资575万元的节能平台项目通过验收,更换节水设备、智能控电设备,实现了两个校区所有建筑能耗监测的全面覆盖。

析校园文化对提升思想政治教育实效的作用*

摘 要:作为一种环境教育力量,校园文化是提升大学生思想政治教育的重要平台,表现在校园文化既是深化和巩固思想政治教育不可缺少的环节,又是实现思想政治教育内化的有效途径,校园文化的实践特征使思想政治教育活动能够获得丰富的实践形态,为实现思想政治教育的内化提供有效的途径;同时,校园文化体现了思想政治教育造就和谐个体的目标,是显性教育和隐性教育相结合的最好形式。

关键词:校园文化;提升;教育实效

校园文化为大学生思想政治教育提供了广阔的平台,作为一种环境教育力量,它以其内容的丰富性、主体的广泛性、形式的多样性,以及自身的特殊功能,为构建学生健康人格,促进学生全面发展,构筑了一个高雅育人的氛围和文化环境,成为思想政治教育的重要载体,在大学生思想政治教育中发挥重要作用。

一、校园文化是提升思想政治教育实效的重要平台

在思想政治教育过程中,教育对象的思想转化表现为两次飞跃:即内化与外化。所谓内化,就是将社会发展所需要的思想道德转化为大学生的思想道德认识,这是一个由社会发展需要向个人内心世界的发展过程,这是第一次飞跃。所谓外化,就是将大学生产生的新的思想道德认识转化为行为实践,并且变为行为习惯,这是第二次飞跃。只有完成这两次飞跃,才是一个成功的教育过程。思想政治理论课的课堂教学只是完成了教育过程的一部分,校园文化则使思想政治教育活动能够获得丰富的实践形态,为实现第二次飞跃创造了条件。

---

* 张玉梅,崔艳明,谢嘉,刘红霞:河北医科大学社科部。基金项目:河北省教育科学研究"十一五"规划重点课题(编号:06020033)。本文曾发表于《河北青年管理干部学院学报》2008年第4期。

(一)校园文化是深化和巩固思想政治教育不可缺少的环节

思想政治教育主要包括思想教育、政治教育、道德教育等。它是教育者依据相应的教育目的、择用适宜的教育方法,对教育对象进行思想理论教育的活动,引导教育对象接受相应的政治观点、政治立场,掌握相应的政策,形成相应的思想政治素质、道德素质的活动。总体来说,虽然思想政治教育过程的起点都是教育者对相应思想理论的宣传、讲解,是教育者积极的、富有主导意义的引导、施教行为。但要使思想政治教育取得良好效果,除了必须依靠教育者进行说服与影响外,还必须有实践活动来深化和巩固。通过相应的实践活动,教育对象才能更客观地观察、思考、分析社会现象和社会问题,来调整自己的思想行为,使个体思想认知得以提升。也就是说,思想政治教育不仅以知识的方式存在,还必须实现知识型向实践型的转变,进一步说,课堂上灌输给学生的主流思想需要通过相应的校园文化才能深化和巩固。

教育与实践相结合的校园文化,其教育功能在学生个体发展中的体现,主要是提供了最为可能的途径,提供了良好的实现环境,提供了全面发展、展露才华的各种机会。邓小平指出:"要恢复对学生课外活动的指导,增长学生的知识和志气,推动学生的全面发展。"①在这里邓小平强调了校园文化活动对培养学生的思想政治素质有重要作用。通过开展丰富多彩的校园文化活动,把科学的世界观、人生观、价值观和爱国主义精神渗透到各类活动中去,使大学生在潜移默化中受到启迪和教育。使他们学会主动摄取文化价值、获得人生意蕴的全面体验,进而陶冶自己的人格和灵魂,达到提高思想觉悟的目的。

(二)校园文化是实现思想政治教育内化的有效途径

对大学生进行思想政治教育目的是通过对相应知识的掌握生成健康向上的精神世界,形成科学的世界观和方法论,形成坚定的理想和信念,形成良好的适应社会需要的思想、道德和心理素质。这种思想道德素质,表现为大学生正确思想观念的形成和对待相应思想理论态度的坚定性与科学性,表现为正确思维能力与行为能力的形成,实质就在于引导学生掌握和接受社会主体文化,促使他们的政治、思想、道德意识与道德行为及心理素质社会化,使他们成长为社会主义事业的建设者和接班人,推动社会的进步。在斯维尔德洛夫大学讲演时,列宁指出:"你们只有学会独立判断这个问题的时候,才能认为自己的信念已经十分坚定,才能在任何人面前,在任何时刻,很好地坚持这种信念。"②这一论述向我们申明:真正

---

① 邓小平文选(第2卷).北京:人民出版社,1994:54.

② 徐明贵.大学生的独立思考与共产主义思考教育[J].青年研究,1984(3).

有效的思想政治教育要在教育对象身上实现的,不仅是对教育内容的知识性的掌握,还在于对相应知识的掌握进而形成科学的理论思维能力和正确行动的素质。

校园文化作为课堂教学与社会实践的交汇点,为大学生思想政治素质的形成和提高提供了现实可能,为实现思想政治教育内化提供了现实途径。素质必须将知识和能力加以内化才能形成,而知识和能力的内化,离不开感受和体验。校园文化活动强调的恰恰是感受性和体验性,因此在知识和能力的内化过程中起着积极的推动作用。校园的物质环境、精神气氛和校园文化活动,可以使学生有意无意地在思想观念、行为准则、价值取向等方面与主流文化发生认同,进一步内化为自己的行为习惯。通过参与学校校园文化建设,参加各项主题活动等,引导学生形成正确的自我认知和自我要求,强化自我激励,提高自控能力,确立正确的自我发展方向,加速大学生主体的成熟过程,缩短其对社会生活的适应期,从而促进学校整体目标的实现。

二、校园文化是提升思想政治教育实效的重要载体

灌输和熏陶作为思想政治教育过程的两个方面,两种方法,不能相互替代。一切思想和观念,都必须有一定的物质依附,或者说必须有一定的物质承载。校园文化作为熏陶式教育的载体,其实是一定思想观念的物质化、外化和直接体现,是实现思想政治教育知识向实践转化的平台。

(一)校园文化体现了思想政治教育造就和谐个体的目标

造就和谐的个体,就是要使一个人有健全的人格,有正确的世界观、人生观和价值观,能恰当处理个人与自然、社会的错综复杂关系,做到融入自然、融入社会。大学生思想政治教育是社会要求,也是学生自我生存、自我发展的需要。其本质是培养人,它既要符合规律,还要符合人自身发展的要求。因此思想政治教育其一是关注学生发展教育,使之成为有理想、有道德、有文化、有纪律的合格的接班人,成为全面发展的人,这是思想政治教育的立足点和最基本价值追求。其二是要培养学生个体具有社会共同生活和交往所需要素质、能力、规范和道德等共性的东西,把学生培养成充满个性活力、人格完善、与社会需要相适应的合格人才。

校园文化建设的目的在于提高学生的思想政治水平、价值判断能力和道德品质修养,其终极目标是人的全面、和谐、自由发展。校园文化以较高层次的文化氛围和精神财富,创造了陶冶人们心灵的场所,让学生在这种氛围中去思考、理解、感悟、净化灵魂,形成努力学习、奋发向上精神状态。促进其知行合一,德才并进,和谐成长。使他们的人格气质、品德修养等内在品质得到逐步提升,成为思想政

治、道德品质、知识能力、身心素质等都得到和谐发展的人。因此,校园文化建设的目标与大学生思想政治教育的主要内容是一致的。所以说,高校校园文化的功能,不仅为大学育人提供一种新的教育内容与方式,更重要的是为实现大学教育目标提供新的视角。校园文化的出发点就是人的成长,它以文化为载体,着眼于精神建设,直接或间接服务于人的全面发展。

(二)校园文化是显性教育和隐性教育相结合的最好形式

显性教育作为传统思想政治工作的主体方式,是指通过有意识的直接的教育活动使受教育者受到影响,主要包括学校的思想政治理论课教学和有目的、有计划地组织各种校内外的社会实践活动及其他日常教育。包括校园舆论、校园环境、校园风貌、学校规章制度、学校文化标识和文化活动。显性教育具有目标明确、条件可靠、效果显著等特点和优势。但是随着时代的变迁,显性教育面临着理论与实际进一步紧密结合、受教育者的参与意识和务实意识心理增强、社会潜意识心理的渗透加强等越来越严峻的挑战。

隐性教育是指通过无意识的、间接的、内隐的教育活动,使人们潜移默化地受到影响的教育方式。包括办学理念、大学精神,主要是观念和风气,还有学校的学术氛围、教师的治学态度和方法等。特别是作为校园文化核心的办学理念和价值取向的大学精神,能够引领学生思想和行为朝着明确的方向发展,激发他们自觉调整个体观念和价值追求,使广大学生通过一定的精神气氛有意无意地在思想观念、行为准则、价值取向等方面与现实文化发生认同,从而实现对人的精神、心灵、性格的塑造。这种隐性教育具有教育作用的广泛性、教育过程的持续性、教育效能的渗透性等特点和优势,是春风化雨、潜移默化的影响,而且"往往是通过人的无意识的非特定的思想反应而影响人的。"①社会文化进步,网络信息的发展,使大学生的主体性得到进一步的显现,"你讲我听,你说我干"的格局已被打破,而成为追求创新、张扬个性为特征的价值选择过程,因此隐性教育对学生思想道德素质提高将发挥重要作用。

努力提高校园文化建设水平成为当前高校改革和发展的一项重要任务,也是开创大学生思想政治教育新局面的客观要求。《教育部团中央关于加强和改进高等学校校园文化建设的意见》中指出:"高等学校校园文化是社会主义先进文化的重要组成部分。加强校园文化建设对于推进高等教育改革发展、加强和改进大学

① 戴钢书.德育环境研究.北京:人民出版社,2002:288.

生思想政治教育、全面提高大学生综合素质,具有十分重要的意义。"①因此,重视校园文化这个思想政治教育的有力载体的建设,实质就是一定思想政治教育的进行过程、加强过程、改进过程和落实过程。

---

① 教育部,共青团中央.教育部共青团中央关于加强和改进高等学校校园文化建设的意见.教社政〔2004〕16号.

以大学文化建设深化社会主义核心价值观教育的探索与实践*

　　摘　要：不断加强大学文化的熏陶、感染、陶冶作用，是促进社会主义核心价值观落细落小落实，提高社会主义核心价值观教育吸引力、感染力和实效性的重要途径。积极构建先进校园文化，通过大学文化建设深化社会主义核心价值观教育，要积极传承弘扬大学精神，打造大学文化品牌，践行学校办学理念，服务学生成长成才，强化文化场馆建设，诠释医学人文精神，加强校园媒体建设，筑牢思想文化阵地，切实做好服务育人，传承医大办学特色。

　　关键词：大学文化；社会主义核心价值观；大学精神；办学理念；校园媒体

　　多年来，河北医科大学秉承"学生为本　教师为先"的办学理念，以优良校风、教风和学风为主体，体现时代特征和学校特色，积极构建先进校园文化，通过大学文化建设深化社会主义核心价值观教育，初步形成了一些富有成效的做法。

一、传承弘扬大学精神，打造大学文化品牌

　　医大精神形成于学校办学的历史中，传承于全面育人的新时期，植根于一代又一代教育工作者的奋斗历程中，是学校得以维系发展的"学脉"。我校立足校园，贴近实际，化大为小，以小见大，以校史校情折射时代风貌，以校园文化反映主流导向，用医大精神在不同历史时期的代表人物感染师生员工，切实把培育和践行社会主义核心价值观落细落小落实。

　　（一）举办"追寻成功校友的足迹"系列报告会

　　优秀校友是医大精神的践行者、传播者，为了充分发挥校友在社会主义核心价值观教育中的作用，我校举办了"追寻成功校友的足迹"系列报告会。通过报告

　　* 李晓玲，刘学民：河北医科大学党委宣传部。基金项目：2015年度河北省社会科学基金项目"医学教育视阈下培育和践行社会主义核心价值观的实践路径"（HB15MK019）。

会,广大同学与我校优秀校友、中国工程院院士李春岩教授,中国疾病预防控制中心流行病学首席专家曾光教授,北京大学郑晓瑛教授,比利时布鲁塞尔自由大学、比利时根特大学张维宏教授,第四军医大学韩英教授等进行面对面交流,感受优秀校友的成长经历和学术历程,体验到了热爱母校、感谢师恩、励志成长的感恩精神和奋斗精神。目前,该活动已举办九场,在加强学风建设,砥砺学生成长、传承医大精神方面起到了积极作用。

(二)举办"感受身边的榜样"巡回报告会

为不断加强师德师风、医德医风和学风建设,发现、培育大批师生员工先进典型,不断积聚全校师生员工在教学、科研、医疗、管理等各领域团结奋进的正能量,学校广泛发掘全校校区和附属医院各领域师生员工的先进典型,组建了"感受身边的榜样"巡回报告团。目前,已吸纳两批优秀师生成员共 11 名,分别来自教师、学生、医生、护士等不同领域。该报告团坚持深入基层、深入师生,到各校区开展巡回报告会,切实做到覆盖广、受众多,为广大师生员工树立可信、可比、可学、可超的典型、楷模,活动影响力和感染力不断扩大,形成良好的校园氛围,掀起了修师德、铸医魂、树学风的热潮。

(三)排演原创校史话剧《殷殷赤子心》

我校充分挖掘学校老前辈、开国少将、著名医学教育专家殷希彭教授心系祖国、投身革命的故事,由大学生自编、自演了原创校史话剧《殷殷赤子心》。该剧生动再现了殷希彭教授在日本学成之后,毅然回到急需人才的祖国,到河北省立医学院任教,并追随中国共产党走上抗日救国道路的感人事迹。殷希彭教授为我国抗战培养了大批医务工作者,他的家庭也为抗战做出了重大牺牲,两个儿子为国捐躯。该剧受到师生热烈欢迎,感人的剧情使很多大学生在现场潸然泪下。该剧在内容上实现了医大史、家国史、民族史的统一,在主题上实现了医大情、赤子情、民族情的统一,在育人上实现了校史主题活动、革命传统教育、思想政治教育的统一,以鲜活形式提高大学生对社会主义核心价值观的感性认知,取得良好效果,目前已演出四场。

(四)开展"口述校史"采集活动

老专家、老教授是大学精神的宝库,是学校发展史的见证者、亲历者和贡献者。为充分挖掘医大精神资源,我校开展了"口述校史"采集活动,大学生、青年教师组成十余个工作团队,与老专家、老教授及其家属积极联系,到办公室或家中登门拜访、看望慰问,一边拉家常、谈医大,一边聊校史、话校风,在第一期活动中先后采访了十名老专家、老教授,完成十篇口述校史文章,通过学校官方微信广泛宣传,并编印了口述校史作品集《医大的记忆》。通过这项活动,既抢救、收集了口述历史等无形史料和历史照片、讲义讲稿等有形史料,还使同学们真实感受到了医大精神的传承脉络,提高了对医大校史校情的了解,提高了对学校的文化归属感。

(五)举办"穿越时空的胜利"抗战纪念展

我校结合纪念抗日战争胜利70周年,搜集大量历史图片、校刊报道等资料,举办了"穿越时空的胜利"抗战纪念展,生动展示了我校师生在从"9·18"事变爆发到抗战胜利的14年中,义无反顾,投身到抗击日本帝国主义伟大斗争中的英勇事迹。我校师生积极参与转运伤员、火线救护,并在敌后根据地为我党培养医疗卫生人员,为抗战胜利做出了不可磨灭的贡献。该展览总面积620平方米,由5个单元、500多张图片组成,许多图片资料都是第一次在学校展出。

(六)举办向优秀毕业生学习活动

我校通过召开先进事迹报告会、学习会、座谈会、讨论会、主题征文、主题班会、观看资料片等方式,组织师生认真学习我校优秀毕业生,例如扎根西藏生命禁区、全心服务西藏群众的"高原上的白衣守护者"杜辉医生,顽强不屈勇斗病魔、坚守岗位奉献患者的贾永青医生,为抗击"非典"不幸感染病毒去世的李晓红烈士,用生命书写忠诚、用生命托起使命的"白求恩式的好军医"张笋医生,一心一意为患者服务、热心参加公益活动的李勇医生,不顾个人安危、勇救落水群众的郝福良医生等,勉励广大学生为实现"中国梦""医大梦"而奋斗。

(七)举办"法制宣传月"主题活动

学校结合"12·4"国家宪法日暨全国法制宣传日,长期举办"法制宣传月"主题活动,通过法制电影展、法制报告会、法律咨询会、法制漫画征集评比、普法文艺节目汇演、法制知识竞赛等方式,提高师生法治观念和法律素养。在活动中,学校围绕师生需求,突出医学特色,形成了相对合理、科学有效的法治文化建设工作思路、实践做法,各部门、各学院、各单位开展了内容丰富生动、形式灵活多样的法治文化活动,取得了良好的成效。

(八)建设学校形象识别系统

我校积极建设学校形象识别系统,并以此为契机,积极开展医大精神教育。为提高师生员工关注度、参与度,发挥师生员工积极性、主动性,我校在师生员工中广泛征集学校办学理念、发展愿景、教师行为规范、学生行为规范、科技人员行为规范、医务人员行为规范等。广大师生员工在建言献策的同时,共同追寻学校百余年发展史,共同凝练学校发展理念,准确解读校训内涵,广泛弘扬校训文化,体验医大精神,激发爱校情怀,不仅对医大一个多世纪的办学传统有了更多了解,也增加了医大精神感召力、凝聚力、生命力。

二、践行学校办学理念,服务学生成长成才

学校确立了"学生为本　教师为先"的办学理念,确立了"建设一所党和政府靠得住,人民群众信得过,教师学生更满意的高水平、有特色大学"的办学思路。在实践中,学校坚持育人与服务相结合,为学生成长、发展营造良好环境。

(一)实施"三个老师"制度

学校制定并实施"三个老师"制度,为每个学生班级选好配强专职辅导员、名誉班主任和兼职学业导师"三个老师"。该制度实施以来,学校领导、处级干部担任名誉班主任,学校及附属医院的教授专家、名师名医担任兼职学业导师,在全校范围建立起了领导干部、医学专家与学生班级直接、随时沟通的联系机制。名誉班主任和兼职学业导师对学生从专业、生活和人生三方面进行帮助和指导,切实解决学生的实际问题,培养学生的专业兴趣,形成教育、关爱、服务学生的合力,为进一步确立人才培养中心地位,形成具有医大特色的育人模式,着力培养具有高尚医德、精湛医术、强烈社会责任感、较强创新精神的医学人才,起到了积极作用。

(二)设立学生事务服务中心

为更好服务学生,学校设立了学生事务服务中心,并建立"师生交流吧"。中心秉承"学生为本、服务至上"的宗旨,以帮助学生成长、解决学生困难、方便学生办事、维护学生权益为目标,围绕学生的教务管理、帮困助学、后勤保障、就业指导等实际需要,由教务处、学生处、安全工作处、后勤管理处、研究生学院、就业指导中心等部门在学生事务服务中心分别设立服务窗口,为大学生提供方便、快捷、高效的"一站式"服务。

(三)办好开学典礼、毕业典礼

学校应发挥开学典礼、毕业典礼等重要时间节点的教育功能,为学生和学生家长做好各项服务工作,构建涵盖从入学到毕业的整体过程的育人格局。在新生报到、开学典礼、毕业典礼等环节,学校各部门、学院积极筹划,齐心协力,坚持以情动人、以情感人,优化工作流程,加强配套服务,校领导、留学归国学者直接接待新生,为学生发放纪念卡、明信片等纪念品,提供家庭套餐,使学生和家长一同感受医大的人文情怀,一起分享毕业的喜悦,提高大学生对学校的身份认同感。

三、强化文化场馆建设,诠释医学人文精神

(一)加强校史馆建设管理

校史馆是大学历史文化的集中体现,是大学精神教育的重要载体。经过多年的建设,我校校史馆通过大量的图片、实物资料,展现了学校一个多世纪的历史变迁和时代风貌。我校对校史馆进行了重新布展,扩展展览面积,充实校史资料,增加实物展区。学校不断加强大学生校史讲解员队伍建设,提高双语讲解能力,以同学们的视角讲好学校百年历史故事,传承学校丰富的历史文化底蕴,把校史馆建设成为爱校荣校教育基地和人文精神教育基地。

(二)加强人体科学馆建设管理

我校人体科学馆面向师生员工和社会公众开放,是一所集教学、科研、临床、科普作用于一身的科学场馆,由多媒体交互体验区、塑化标本展区、系统标本展区、断层标本展区、科普展廊、文化长廊、遗体捐献宣传栏等展区组成,在传播科学知识、培养科学精神、挖掘学校科普资源、强化服务社会功能方面,起到了积极作用。人体科学馆中保存了河北省首位遗体捐献者、我校前辈段慧轩教授捐献的遗体标本,这种无私奉献医学事业的至诚精神感动了无数师生。

四、加强校园媒体建设,筑牢思想文化阵地

(一)加强官方微信建设

我校官方微信充分发挥新媒体的育人功能,充分发挥微信传播性强、互动性强、吸引力强、内容丰富的优势,打造了"医大微视频、微广播""医大好故事""百年医大""医大生活""主题活动"等育人栏目。官方微信运行机制不断健全,微信管理制度、稿件采编机制、信息发布流程、微信队伍建设等方面逐步完善,在信息发布上注重权威性、及时性,在服务师生上注重人性化、实用性,在用户交流上注重互动性、参与性,在内容选题上注重人文性、感染性,在图文质量上注重精细性、生动性,在校内外引起了良好反响,在大力加强医学生思想政治教育、培育和践行社会主义核心价值观、加强大学文化建设方面,做出了有益探索。目前,医大官方微信关注人数已达到三万余人,单期最高阅读量达到5.16万人,平均每期阅读量为2000人左右,在教师、学生、校友、家长等校内外群体中产生了良好影响。

(二)加强校报建设

我校不断加强校报栏目建设,针对社会热点问题和同学们普遍关心的焦点问题,常年开设"青春寄语"和"成长漫谈"两个时评言论专栏,给学生的成长成才以正确引导,受到了学生的普遍关注和好评,并多次在中国、河北省高校校报学术年会上获得各种奖项。校报积极拓展人文栏目,开辟了"我与书""名师专访""感悟大学""哲思悟语"等栏目,不断增强校报的可读性、吸引力,把校报建设成为弘扬传统文化、培育人文精神、传播正能量、唱响主旋律的校园重要阵地。

（三）加强校园网建设

我校始终把握正确舆论导向，着力提高网络舆论引导能力，通过校园网权威发布党的政策、重大理论方针和新闻、公告，始终从思想政治高度把握好宣传方向。同时，不断提高网络文化产品和服务的供给能力，丰富校园网络内容，通过校园网为师生提供教学、科研、招生、就业、校园生活等方面的网络服务，展示学校教学、科研、学生生活等方面重要信息，并开设党的群众路线教育实践活动、"三严三实"专题教育等，使校园网成为了思想政治教育的重要渠道。

五、切实做好服务育人，传承医大办学特色

我校长期把"服务基层医疗卫生"作为办学特色，始终把提高服务意识和服务能力作为大学生培养的重要内容。2015年，学校服务基层、支农惠农的做法得到栗战书、刘延东、赵克志、张庆伟等中央和省领导的充分肯定和批示，《光明日报》等媒体广泛报道，取得了良好社会效益。我校成立了乡村医师学院，进一步加强对乡村医师的培训，推进优质医疗卫生资源下沉。学校在帮扶基层医疗卫生事业的同时，为加强医学生培养、提高育人效果搭建了新的平台。

（一）深化临床教学改革，构建服务基层新机制

为促使医学生深入基层、服务百姓，我校积极探索"沉下去"的医疗卫生人才培养新模式，改革本科生临床教学制度，建立县级以下医疗机构实习制度，安排学生到县级以下医疗机构实习。基层医院承担实习带教工作，我校附属医院进行定点帮扶，派医务人员进行教学查房和示范教学，规范基层医院带教流程，提升其诊疗水平。通过这一制度，既使学生掌握了基层常见病、多发病的诊疗技能，又增强了学生对基层人民群众的感情和为人民服务的意识。

（二）传承创新实践特色，凝聚服务基层新力量

我校长期开展大学生社会实践，包括暑期、寒假社会实践、"三下乡"集中服务活动、无邪教创建义诊、志愿者服务等，在实践和服务中，强化学生服务理念，积极引导学生开展社会实践和青年志愿者活动，将服务基层贯穿在人才培养过程中。同时，我校将"送医下乡"社会实践纳入研究生必修课，创新高层次人才培养模式，做强"博士服务团"等研究生品牌服务活动，丰富活动载体和服务形式，不断扩展社会实践辐射面，覆盖更多老少边穷地区。通过上述这些系列举措，广大学生在实践中夯实知识，增长才干，塑造品格，做到了以实际行动服务地区经济社会发展、践行社会主义核心价值观。

大学文化是由物质文化、精神文化、制度文化、行为文化构成的统一体，是培育和践行社会主义核心价值观的重要载体和重要环节。河北医科大学多年来不

断探索、实践,在加强大学文化不同层面建设、深化社会主义核心价值观教育方面作了探索和实践,初步形成了具有医大特色的工作模式和工作风格,收到了良好效果。实践证明,不断加强大学文化的熏陶、感染、陶冶作用,是促进社会主义核心价值观落细落小落实,提高社会主义核心价值观教育吸引力、感染力和实效性的重要途径。

河北医科大学"三个老师"三位一体协同育人工作的初步探索[*]

摘　要:2015年以来,河北医科大学坚持学生为本,深入开展"三个老师"的三位一体协同育人工作,为全部学生班级配备了名誉班主任、学业导师,形成了专职辅导员、名誉班主任、学业导师三位一体协同育人工作的学生思想政治工作新格局。在围绕学生、关照学生、服务学生,促进学生全面发展,构建全员全过程全方位育人机制等方面作了新的创新和探索,全面提高了学校人才培养质量。

关键词:思想政治教育;全员育人;名誉班主任;学业导师

一、背景

当前,95后成为大学生的主体,95后大学生思想活跃,求知欲强,个性鲜明,价值观念呈现多元化趋势。高校的思想政治教育普遍存在着针对性、时效性不强的问题,这些新形势、新挑战,给高校思想政治教育和育人工作提出很多新课题。

为全面贯彻党的教育方针,深入贯彻落实党的十八届六中全会精神和习近平总书记关于党建工作的重要论述,全面加强党的建设,充分发挥广大党员干部、教师教书育人的作用,形成全员育人氛围,切实提高人才培养质量,坚持学生为本、教师为先,本着关爱学生、服务学生、发展学生的理念,体现因材施教和个性化培养,促进学生知识、能力、素质协调发展,我校在学校党委的直接领导下,积极探索了"三个老师"的三位一体协同育人机制。

"三个老师"的三位一体协同育人机制,指的是为每个本科生班级配备专职辅导员、名誉班主任、学业导师,"三个老师"各有分工,发挥育人合力,培养学生正确

* 王铤:河北医科大学学生处。基金项目:河北省软科学研究计划项目(13456217D,14456222D),河北省社会科学基金项目(HB14JY031),2014年度河北省普通高等学校青年拔尖人才计划项目,2017年度河北省社会科学发展研究课题(201704040203),河北省高校党建研究会2017年度重点课题(GHXDJ2017A012),河北医科大学2017年度人文社会科学资助项目(SKYY201704)。

的世界观、人生观和价值观,培养和提高学生的学习水平和创新精神,促进学生全面健康成长。其中,专职辅导员主要负责学生的具体管理,名誉班主任负责学生的思想引领,学业导师开展专业和学业指导。

二、基本探索

(一)名誉班主任的工作职责及开展的工作

1. 名誉班主任的工作原则

以学生健康成长和全面发展为宗旨,以引导和服务为原则,以直接联系、结对帮扶为主要形式,以校级、处级领导干部带头先行、教职工全员参与、广大学生普遍受益为总体目标,不断扩大工作覆盖面,深化服务层次,形成各级领导干部直接参与学生教育管理、支持学生健康成长和全面发展的基本工作制度,切实服务基层、凝聚人心、促进和谐校园建设。

2. 名誉班主任的选聘对象

根据学校党委的统一部署,学校全体校领导,学院全体正、副处级干部,其他与学生工作联系紧密或有学生工作经验的处级干部,均受聘为学生班级名誉班主任,直接参与学生管理和育人工作。

3. 名誉班主任的工作职责

名誉班主任应当成为大学生健康成长的指导者和引路人,做学生的人生导师和知心朋友,帮助学生树立正确的世界观、人生观、价值观。名誉班主任的工作任务是思想引领、工作指导、调查研究、困难帮扶等。具体内容为:

(1)思想引领。做好对学生的教育和引导工作,利用自身优势,帮助学生坚定理想信念,树立正确的世界观、人生观和价值观。

(2)工作指导。深入班级和宿舍参加各项学生活动,参与班级建设和管理,引导和促进学生健康成长和全面发展,协助解决学生、班级和辅导员工作中存在的问题。

(3)调查研究。深入班级和宿舍,与学生、辅导员沟通交流,了解学生和辅导员的思想、学习、工作、生活状况,倾听、征求他们对学校的意见、建议和要求。

(4)困难帮扶。对学习、心理、就业、家庭经济等方面有困难的学生进行重点联系,帮助他们解决在学习和生活中遇到的困难。

4. 名誉班主任开展的工作

2015年,我校出台了《河北医科大学关于领导干部担任班级名誉班主任工作的实施意见》(冀医党〔2015〕24号),为全部学生班级配备了名誉班主任。全体校领导、全体学院领导、部分有学生工作经验或与学生工作相关部门的处级干部等,受聘担任学生班级的名誉班主任。

名誉班主任机制实施一年多以来，已经实现了校区学生班级全覆盖。学校主要领导率先示范，学校党委书记翟海魂、校长崔慧先带头担任学生名誉班主任，多次深入学生班级、宿舍、学生家庭，在师生当中产生强烈反响。

截至目前，学校共有处级以上干部110余人担任学生班级名誉班主任。一年多以来，校级、处级领导干部共计300余人次，以名誉班主任的身份，深入学生班级、学生宿舍，开展了走访座谈，亲自召开主题班会，给学生班级上党课，邀请知名专家为学生开展学术讲座，组织学生深入临床一线观摩学习等活动。

(二)学业导师的工作职责及开展的工作

1. 学业导师的工作原则

为学生配备学业导师，是提高人才培养质量的重要措施。学业导师主要为学生学习和健康成长提供导向性和指导性服务。

2. 学业导师的选聘对象

(1)忠诚党的教育事业，热爱学生，为人师表，工作认真，治学严谨，有强烈的责任心，能及时掌握学生学习与发展需求，敏锐把握学生的个性特点的党员教师。

(2)具有丰富的教学经验和较强的业务能力。

(3)熟悉本专业的人才培养目标和培养方案，以及各教学环节的相互关系及全部培养过程，了解专业建设与学科发展的态势。

(4)具有副高级以上专业技术职称或者博士研究生学历。

3. 学业导师的工作职责

(1)坚持"以学生为本"和"因材施教"的教育理念，按照学校有关规定和专业培养方案要求，为学生提供指导性、导向性和咨询性意见，帮助学生树立正确的人生观、价值观和社会主义核心价值观，做好学业进程设计和人生发展规划。

(2)向学生介绍学科专业特点、发展动态及其社会需求，结合专业培养目标，教育、帮助学生端正学习态度，树立积极的专业思想。

(3)根据不同年级学生的实际情况和教学目标，给予相应的指导，帮助学生完善学习方法。

(4)积极指导学生开展社会实践和科研活动，有意识地培养学生的科研兴趣、科研能力、创新能力和社会实践技能。根据实际情况，有条件的导师应适当安排学生参与科研课题或教学改革课题的研究或辅助性工作。

4. 学业导师开展的工作

2015年以来，基础医学院等学院为各学生班级配备了学业导师。包括"千人计划"专家、"省管优秀专家"、博士生导师在内的70余名专业教师，受聘担任学生班级学业导师。

学业导师组织了全体 2015 级新生到附属医院进行临床观摩,为新生上了生动的专业教育"大学第一课"。学业导师走进学生课堂、带学生走进临床、做专业发展前沿学术报告、指导学生开展课题研究,浓厚了学生的专业兴趣,提高了学生的学业水平和创新能力。

学业导师在学习困难学生帮扶中,开展了"四个一"活动,一是每月与学困生谈心一次,帮扶老师课外时间找学困生了解近期思想动态、学习中的不足和改进方法等,二是帮助制定一个近期目标,针对不同情况、制定学习小目标,三是帮助寻找一个优秀生做帮扶伙伴,经常参与讨论、交流,四是在学年内家访一次,了解学困生在家表现和对待学习的态度,有针对性帮扶。

(三)专职辅导员的工作职责及开展的工作

1. 专职辅导员的工作原则

辅导员是开展大学生思想政治教育的骨干力量,是高校学生日常思想政治教育和管理工作的组织者、实施者和指导者。坚持育人为本、德育为先,促进高等学校改革、发展和稳定,促进培养造就有理想、有道德、有文化、有纪律的社会主义建设者和接班人。

2. 专职辅导员的选聘标准

(1)政治强、业务精、纪律严、作风正。

(2)具备研究生及以上学历,德才兼备,乐于奉献,潜心教书育人,热爱大学生思想政治教育事业。

(3)具有相关的学科专业背景,具备较强的组织管理能力和语言、文字表达能力,接受过系统的上岗培训并取得合格证书。

3. 专职辅导员的工作职责

(1)帮助高校学生树立正确的世界观、人生观、价值观,确立在中国共产党领导下走中国特色社会主义道路、实现中华民族伟大复兴的共同理想和坚定信念。积极引导学生不断追求更高的目标,使他们中的先进分子树立共产主义的远大理想,确立马克思主义的坚定信念。

(2)帮助高校学生养成良好的道德品质,经常性地开展谈心活动,引导学生养成良好的心理品质和自尊、自爱、自律、自强的优良品格,增强学生克服困难、经受考验、承受挫折的能力,有针对性地帮助学生处理好学习成才、择业交友、健康生活等方面的具体问题,提高思想认识和精神境界。

(3)了解和掌握高校学生思想政治状况,针对学生关心的热点、焦点问题,及时进行教育和引导,化解矛盾冲突,参与处理有关突发事件,维护好校园安全和稳定。

(4)落实好对经济困难学生资助的有关工作,组织好高校学生勤工助学,积极帮助经济困难学生完成学业。

(5)积极开展就业指导和服务工作,为学生提供高效优质的就业指导和信息服务,帮助学生树立正确的就业观念。

(6)以班级为基础,以学生为主体,发挥学生班集体在大学生思想政治教育中的组织力量。

(7)组织、协调班主任、思想政治理论课教师和组织员等工作骨干共同做好经常性的思想政治工作,在学生中间开展形式多样的教育活动。

(8)指导学生党支部和班委会建设,做好学生骨干培养工作,激发学生的积极性、主动性。

4. 专职辅导员开展的工作

(1)认真做好学生日常思想政治教育及服务育人工作,加强学生班级建设和管理。

(2)遵循大学生思想政治教育规律,坚持继承与创新相结合,创造性地开展工作,促进学生健康成长与成才。

(3)主动学习和掌握大学生思想政治教育方面的理论与方法,不断提高工作技能和水平。

(4)定期开展相关工作调查和研究,分析工作对象和工作条件的变化,及时调整工作思路和方法。

(5)注重运用各种新的工作载体,特别是网络等现代科学技术和手段,努力拓展工作途径,贴近实际、贴近生活、贴近学生,提高工作的针对性和实效性,增强工作的吸引力和感染力。

三、效果

(一)完善了"五大体系",深化了服务育人效果

专职辅导员、名誉班主任、学业导师发挥个人和自身专业优势,在学生思想政治教育、心理健康、经济困难学生资助、生涯和就业指导、学业指导等方面,为学生提供指导和服务。进一步完善了思想政治教育体系、心理健康服务体系、资助育人体系、就业服务体系和学业帮扶体系。通过五大体系的建设,从思想政治引领、健康育人、学业帮扶、资助育人、就业指导等五方面深入开展工作,深化了育人效果。

（二）提高服务水平，解决了学生学习生活中的实际困难

名誉班主任、学业导师深入到学生班级、宿舍，与同学们促膝交流，与同学们畅谈青春、理想、信念、苦恼，进一步畅通了学生合理诉求的反馈渠道。多渠道了解和呼吁学生对教学、学习、成长成才、生活等方面的正当要求和建议，确保学生思想动态的及时掌握，对学生中的问题做到"早发现、早报告、早处理"。

2015 年，学校为解决学生在学习、生活中的困难，为全部教室安装了空调，在教学楼各楼层和学生宿舍楼各楼层安装了自动饮水机，受到了师生的普遍欢迎。建设了"一站式"学生事务服务中心，秉承"简化办事流程，提高办事效率，解决学生困难"的服务宗旨，为广大学生提供"一站式"便捷服务。

（三）培养创新创业意识，提升了学生的创新创业能力

大力开展了创新创业教育，着力提升了学生创新创业能力。学业导师以"大学生创新性实验计划项目""挑战杯""创青春"等项目为平台，营造了浓郁的校园创新创业文化和实践氛围，有效地调动了学生的主动性、积极性和创造性，激发了学生的创新思维和创新意识，全面提升了学生创新创业精神和实践能力。

为提升学生的创新创业能力，学校在 2010 年开始开展了"大学生创新性实验计划项目"。本着"鼓励创新、兴趣驱动，自主实验，注重过程"的理念，为学生搭建创新平台，营造创新氛围，构建创新实验教育运行机制。充分利用学校科研优势和特色，建立"教学与科研互促、教师与学生互动、课内和课外渗透、自主与引导结合"的创新性实验教育模式。2015 年以来，学业导师指导学生校级立项的"大学生创新性实验计划项目"课题 260 项，学生获得省级课题立项 164 项，国家级学生课题立项 80 项。项目有效地激发了学生的研究兴趣，增强了学生的创新意识，大大提高了学生的实践能力和创新能力。

近年来，本科生发表论文 53 篇，其中 SCI 论文 6 篇，获专利 2 项；在"挑战杯"大学生课外学术科技作品竞赛和创业计划大赛中获国家级奖项 7 项、省级 70 项。

（四）走访学生家庭，搭建家校育人平台

2016 年暑期，专职辅导员、名誉班主任走访了学习困难、生活困难、就业困难、心理困难的学生家庭，畅通了家校沟通机制，搭建了家校育人平台。广大专职辅导员、部分名誉班主任，克服了酷暑、洪涝灾害，家访学生总数 17722 人，其中，实地走访学生 895 人，占学生总数的 5.05%；书信家访 17722 人，占学生总数的100%；网络、电话家访 7901 人，占学生总数的 44.58%，实现了家访学生的全覆盖。

学校党委书记、基础医学院 15 级本硕连读班名誉班主任翟海魂，学校党委副书记、临床学院 15 级临床 2 大班名誉班主任倪铁军，学校纪委书记、口腔医学院

15级口腔医学班名誉班主任傅英会,分别走访了自己联系的学生班级,为学生家庭送去学校的问候,倾听学生家长对学校发展的建议。

(五)初步构建了"一、二、三、四、五、六"的"大思想政治教育"育人模式

围绕"一条主线":坚持德育为先,加强学生思想引领,积极培育和践行社会主义核心价值观。

抓牢"两个重点":"重要时间节点"和"重点学生"群体,建立时间节点工作制度和特殊群体关注档案,注重教育管理有机结合。

优化"三个教育环节":燃起激情的入学起航教育环节、塑造学生品格素养的炼才导航教育环节、铸就学生成长成才实力的成才远航教育环节。

整合"四支队伍":党政管理人员队伍,完善管理育人的工作机制;专业教师队伍,发挥教师课堂主渠道育人作用;辅导员队伍,进一步提升辅导员队伍在思想政治教育中指导作用;学生骨干队伍,发挥学生自主能动性。

搭建"五个平台":依托学生争先创优平台、主题班会平台、实践教育平台、校园文化平台、新媒体教育等五个平台。

实施"六个工程":以理想信念教育为主要内容的"铸魂工程";以提升学生专业素质,创新精神和实践能力为目的的"炼魂工程";以大学生心理健康教育为核心的"阳光工程";以解决学生思想问题与解决学习生活就业问题相结合的"春晖工程";以推进辅导员队伍建设为核心,以加强师风师德建设为抓手的"彩虹工程";建设师生稳定、校园和谐的"平安工程"。

四、启示

我校实施"三个老师"三位一体协同育人机制的探索与实践,进一步建立健全了党委统一领导、党政齐抓共管、各级领导干部、专业教师与学生工作队伍紧密配合的育人工作机制,提高了大学生思想政治教育工作水平,提高了学生的创新创业能力,为努力培养中国特色社会主义的合格建设者和可靠接班人奠定了坚实基础。

下一步,学校将进一步坚持学生为本、全员育人的理念,搭建指导平台,畅通联系渠道,进一步发挥党员领导干部、专业教师直接参与学生指导的作用,不断提高育人工作水平。

校园文化建设的思考与对策*

摘　要:建设校园文化,要注重文化体验,开展"践行规则　践行文明"活动,传承服务基层医疗卫生办学特色;要建设精致校园,加强人文景观建设,加强校园绿化美化;要弘扬医大精神,传承校史文化;要加强社科学术研究,推进社科繁荣发展;要以学校形象识别系统建设为契机,加强无形资产管理。

关键词:校园文化;文化体验;精致校园;大学精神

校园文化是一种文化场域,也是一种心理共识,师生员工生活于其中,不知不觉中受其影响、被其涵化,也对其进行反馈、施加影响,校园文化具有重要的育人功能,具有规范作用、引领作用、凝聚作用、激励作用。办学理念是校园文化的重要表现形式之一,建设校园文化,要以办学理念为核心,以优良校风、教风和学风为主体,体现时代特征和学校特色,建立起一套体现学校办学历史、符合学校精神内核的规范准则、行为模式和价值体系。

一、注重文化体验,倡导文明行为

文化建设重在体验,文化建设的最大成效是生活于其中的人可以获得良好的心理感受。

(一)开展"践行规则　践行文明"活动

社会规则种类繁多,每一个特定场合都有特定的行为规则,但是无论在哪里,总有一些行为规则更具基础性,它们几乎不言自明,是所有规则的"公约数",也是所有规则的"最低线"。例如"本分行事""诚信做人"。"本分",即"分内之事",是一个人的社会角色对人的基本要求,"本分行事"要求大学生履行学生义务,认真勤勉学习(基本要求是成绩达到及格线),要求教职工履行岗位要求,完成本职工作,要求医护人员坚守职业道德,尽心全力诊疗。"诚信做人",要求大学生诚信

---

　* 刘学民:河北医科大学党委宣传部;杨硕:河北医科大学审计处。

应考,要求教职工诚信科研,要求医生诚信行医,其含义不言自明。这些都是校园生活规则的最基本要求,但有些人却难以做到。有的学生在学习上得过且过、不思进取,考试时抄袭、作弊,撰写结课论文时东拼西凑,甚至全篇照抄;至于教职工与医护人员,社会上存在教职工教学懒散、漫不经心、科研不端、数据不实,管理干部对待师生态度冰冷,对待工作敷衍塞责,甚至对于自己分内负责的工作进行推脱、相互扯皮,以及医护人员不负责任、敷衍患者,甚至疏忽大意、出现医疗事故的情况。

"本分""诚信"是基本的社会规则,如果连"本分""诚信"的要求都达不到,怎么构建先进校园文化呢? 因此,应当在校园中开展"践行规则　践行文明"活动,大力倡导"守规则　守文明"的校园风气,形成师生员工坚守本分、各尽其责,诚信行事、各行其道,共同发展、各得其所的良好局面。具体来说,要结合各类考试、科研工作、日常生活,开展"诚信考试""诚信科研""文明乘梯""文明就餐"等主题活动,引导师生员工互勉共进,自觉维护良好的学习、生活、教学秩序,主动遵守校园生活规则,共做文明的践行者、示范者、传播者。

这项工作看似简单,但实则不易,需要持之以恒、久久为功。仅有序乘梯这一件小事,如果要做好的话,可能都需要三四年时间的长期坚持,需要狠抓一两届学生。由此看来,建设良好校园风气,更需要长期的努力坚持和持久的深耕细作。

(二)传承服务基层医疗卫生办学特色

服务基层医疗卫生是河北医科大学的办学特色,也是医大的一种行为文化。学校专门印发了《关于进一步加强服务基层医疗卫生工作的意见》,对服务基层医疗卫生的总体要求、主要任务、保障措施,对成立乡村医师学院、深化教育教学改革、创新学生社会实践、深化医疗对口帮扶等作了全面系统的规定。

为细化服务基层医疗卫生工作,笔者建议提高学生参与度,扩大社会实践的主体覆盖面。根据笔者的接触范围,很多大学生都有强烈的参加社会实践的要求,他们真诚地渴望参加到学校的社会实践中来,渴望深入农村基层为群众服务,渴望与专家、老师、同学一起服务、一起学习、锻炼自己、增长才干。但是,学校每年组织的实践服务团,出于工作的便利开展,每次只能组织三四十人、四五十人的大学生参加,加上各学院自己组织的实践服务团,每个团队数十人,每年最多只能有数百人参加,这对于每届数千人的学生总数来说,显得过少。没参与到校院实践团队的其他同学,名义上以各自分散、随机组队的方式参加社会实践,实际上,由于不是每个同学都善于组织活动、具有领导才能,也不是每个学生都拥有学校、学院的各种资源和机会,因此,绝大多数人并没有真正参与到实践中来。有幸参与到校院实践团队的学生,只是在情感、心理上距离团学干部和老师比较近、纳入老师视野的一小部分尖子生、一小部分优秀学生。大部分同学被忽略了。根据笔者的接触范围，有时一个班级中绝大多数的学生都没参与过校院的实践团队。其实，除了个别不上进的学生，这些占学生主体的"沉默的大多数"和"中间力量"，更需要发展的机会。

学校办学的目的是为大多数人提供发展机会，为更多人搭建发展平台，给所有学生提供成长成才机会。因此，学校可以在今后的实践工作中逐步提高学生的参与度，给更多同学成长、锻炼的机会。提出这个建议，是出于以下几点：

一是部分学院已有成熟做法。据笔者了解，研究生学院已经将社会实践纳入学位必修课，进行学分评定，社会实践覆盖到所有研究生，采取集中开展与分散开展相结合的方式，但是对于学生自主开展的社会实践，需要事前报送实践方案，学院审核同意后方可实施，实践后还需报送实践报告，避免实践流于形式。

二是基于招生规模的量化考虑。我校每年招收硕士博士研究生 1000 余人，招收本专科生 3500 余人，社会实践能否覆盖到这些学生中的绝大多数呢？其实也并不是不可能。实际上，学校已经提供了不同层次、不同形式的很多社会实践机会。大部分专业的学生在校时间为五年，每年学校、各学院都会组织社会实践，学校以及 15 个有全日制本专科生的学院（含临床医学院，不含国际教育学院等）每次可组织一个校级实践团队和 15 个院级实践团队，每次可覆盖的学生大概从20 人到 30 人不等。另外，在临床实习见习的两年时间，各临床医院组织的社会实践有时并不限于寒暑假，平时也会根据工作需要（例如"世界糖尿病日""世界肾脏病日""全国高血压日""全国爱牙日"等纪念日）不定期开展基层义诊；学校也可以结合乡村医生培训，尝试发挥大学生在乡村医生培训中的作用，给大学生安排一些调研、咨询等工作。

可见，只要安排得当，使社会实践覆盖学校本专科生中的绝大多数同学，是有现实可能性的。在此基础上，可以逐步尝试把社会实践纳入本科生必修课，并纳入学分计算范围。

二、建设精致校园，加强校园美化

建设先进校园文化应当突出环境育人，加强校园景观建设，为推动精品教育、精细管理、精致校园建设打好基础。学校可以结合中山校区改造提升计划，结合图书实验综合楼、文体中心等建设项目，进行别致设计，精致筹划，实现有绿植、有造型、有美景、有雅趣的建设目标。

（一）加强人文景观建设

加强校园人文景观建设，要突出潜移默化、润物无声，形成人文熏陶、文化渗透的良好氛围。在校园内师生员工的主要学习、工作、生活场所，设置"医大名家"系列雕像（或浮雕）、"历史记忆"系列雕像（或浮雕），展现殷希彭、张岩、段慧轩等老前辈的风采，用塑像再现他们的生活、教学、科研场景，将学校历史文化、医学人文精神融入人文景观建设，实现审美功能与教育功能的统一。同时，开展道路、楼寓命名活动，对校园道路、楼寓名称进行系统谋划，重新进行人文化命名，在命名中体现传统与现代的教育理念，突出医学特色与历史传承，通过命名传播医大文化理念，激发师生爱校热情，陶冶师生人文情操。

（二）加强校园绿化美化

中山校区现有绿化以草坪为主，树木较少，绿植低矮，达不到"进校见绿"的效果，缺少木椅凉亭，缺少水系或喷泉，导致校园缺少灵动与生气。因此，建议对校园绿化进行顶层设计、宏观布局，充分利用校园空间，加强绿化景观建设，建成点、线、面相结合的优美校园环境。一是对主楼广场两侧现有草坪、东教学楼南侧草坪进行改造，加种高植株树木，增加绿色立体面积，同时对口腔医学院与行政楼之间的空地上的杂物进行清理，加种绿植，以景观为"点"，形成富于变化、动静结合、移步换景的景观体系；二是在主教学楼西侧、西教学楼楼下加种绿化树木，以新增校园绿化带为"线"，实现树木掩映窗棂、建筑隐于绿后的效果，形成宁静雅致的校园氛围；三是以建设中的图书实验综合楼、文体中心等楼下广场空间为"面"，引进、种植新品种绿化植物，做到常绿与落叶植物比列搭配，乔、灌、草、藤、竹相结合，实现四季色彩变化鲜明、高低错落、富有层次的效果，形成绿意盎然的景观。总之，可以力争通过数年建设，建成"春有花、夏有荫、秋有果、冬有绿"的校园环境。

三、弘扬医大精神，传承校史文化

大学精神形成于学校办学历史中，植根于一代代教育工作者的奋斗历程中，传承于全面育人的新时期，是一所大学得以维系发展的"学脉"。弘扬医大精神，需要用心发现、着力宣传医大精神代表人物。近年来，学校陆续开展了"追寻成功校友的足迹"报告会、"感受身边的榜样"报告会等系列活动，已经成为校园文化建设品牌，在加强学风建设、砥砺学生成长、传承医大精神方面起到了积极作用。除此之外，应加强顶层设计、宏观统筹，开展系统性的"医大精神代表人物事迹展示和学习宣传"活动。

医大精神的历史传承者、当代践行者主要包括：

1. 历史上的老前辈老专家，他们是医大精神的开拓者；
2. 离退休老专家老学者，他们是医大精神的传承者；

3. 在职知名学者，他们是医大精神的见证者；

4. 国内外的优秀校友，他们是医大精神的传播者；

5. 优秀毕业生，他们是医大精神的践行者；

6. 广大师生员工，他们是医大精神的参与者。

对于不同群体中的医大精神代表人物，应当开展不同的宣传活动：

1. 对于历史上的老前辈老专家，要通过制作塑像、编撰书籍、排演话剧等方式，再现他们的感人事迹；

2. 对于离退休老专家老学者，要积极开展"口述校史"采集活动，保存医大记忆；

3. 对于在职知名学者、优秀校友、优秀毕业生，要积极开展科研经验交流、成长经历分享活动，充分发挥他们的育人优势；

4. 对于广大师生员工包括医护人员中的先进典型，要充分挖掘，积极宣传，采用具有亲和力、吸引力、感染力的方式，为师生员工树立身边典型，引导师生员工参与到医大精神的传承和建设中来。

四、加强社科学术研究，推进社科繁荣发展

加强社科学术研究，对于深化文化建设、提升理论高度、指导工作实践、提供决策参考，有着重要意义。学术文化也属于先进文化的范畴，尤其是在高校这样知识富集、人才汇集的地方。2016年，我校哲学社会科学事业发展取得重要突破，在校领导的重视和领导下，我校凝聚全校哲学社会科学资源和力量，建成了我省首家医学系统内的河北省哲学社会科学研究基地"河北省医学人文社会科学研究基地"和目前我省唯一一家高校社科联"河北医科大学社会科学界联合会"。这两个学术组织的成立，必将对我校哲学社会科学尤其是医学人文社会科学的繁荣发展起到重要推动作用。

（一）不断加强学科建设

推动医学人文社会科学发展，要以学科为基础，强化哲学社会科学发展。具体来说，要加强教材建设，组织力量，编写优质教材；加强课程建设，凝聚合力，建设精品课程；强化学科特色，突出交叉融合。

（二）不断加强机构建设

加强机构建设，可以进一步推动研究基地、社科联以及校内其他社科研究组织的建设发展。不仅要加强硬件建设，增加经费投入，还要健全规章制度，促进内涵发展，加强社科学术资助力度，进一步完善课题资助制度，建立健全研究成果出版基金制度，建立健全研究成果评选奖励制度。

（三）不断加强人才建设

加强人才队伍建设，需要坚持积极引进人才与培养现有人才相结合，既要引进人才，又要用好原有人才，实现引进人才"引得来、留得住"，培养人才"有制度、有奔头"。具体来说，建议优化哲学社会科学类职称系列的评聘制度，建立健全哲学社会科学类教职员工的进修、深造、培养、进行进一步学历教育的系列制度，为学校哲学社会科学研究者营造良好发展环境。

（四）不断加强学术交流

加强学术交流，可以举办系列学术活动，搭建哲学社会科学研究者发展平台，不断加强协同创新，促进哲学社会科学研究机构、实际工作部门之间，以及哲学社会科学研究者与自然科学研究者之间的联系与协作，促进学校与省内外研究机构、专家学者之间的联系与协作，构建全校系统哲学社会科学繁荣发展的良好机制。

（五）不断加强成果转化

在开展理论研究的同时，应当加强哲学社会科学研究成果转化工作，促进哲学社会科学研究为学校改革发展服务，为学校"双一流"建设服务，为区域经济社会发展服务。

五、以形象识别系统建设为契机，加强无形资产管理

学校的无形资产，是学校拥有的不具有实物形态，能为学校创造价值的资产。很多无形资产是校园文化的衍生物。高校的无形资产主要包括商标权、著作权、校誉、专利技术、非专利技术及其权益、网络文献数据库等。现在首先需要做的是以学校形象识别系统建设为契机，加强学校无形资产管理，尤其是商标权和著作权。

学校形象识别系统的建立和推广应用，有利于在师生员工、社会公众中树立统一鲜明的学校形象，包括校徽、校名、主体色调、标准字体等一套"医大符号"。除了积极推广应用，笔者建议，还可以借鉴其他院校经验，从长远角度出发，对"河北医科大学""河北医大"等文字和图案，在教育、培训、医疗、图书等相关领域进行商标注册，予以著作权保护。通过这一行动，不仅可以建立"医大符号"，还可以塑造"医大品牌"，不断发掘医大的发展潜力与市场竞争力。

（一）学校形象识别系统的商标权保护问题

在学校形象识别系统的商标权保护方面，发生过很多值得引起我们注意的案例。最近一起发生在2016年，中国人民大学校徽主体图案被抢注为商标，引起法律争端；2011年，四川大学的简称被抢注为商标；上海同济大学在校址搬迁和校际

合并中,无形资产管理失察,自身要注册商标时,方知"同济"教育类商标早被原武汉同济医科大学进行注册并转让给了华中科技大学同济医学院附属同济医院,上海同济大学为此开展了长达十年的商标行政与司法程序,依然没能夺回"同济"商标权;①此外,复旦大学、浙江大学、西南财经大学、华东师范大学、华南师范大学、甚至北大附中,都遭遇过校名被抢注为商标或类似事件。这些争端的发生,都是因为学校缺乏长远考虑,缺乏前瞻性。

在现在的社会中,商标抢注者、商标"搭便车者"可以说无处不在,中国"乔丹"服装与美国"乔丹"服装的诉讼沸沸扬扬,甚至连美国总统、地产大亨特朗普,也遭遇过抢注——2006 年,特朗普在中国提交英文"TRUMP"的商标注册申请时,发现已被一个叫董伟的人抢注;特朗普发起了历经十年之久的诉讼,2015 年,他还一度败诉;2016 年,终于艰难获得胜诉。面对商标抢注者,我们唯一能做的就是未雨绸缪,先人一步,主动维护自己的权利,而不是被人抢注后再被动反应,受制于人。

至于高校,根据统计,2015 年我国综合排名前十位的高校的商标注册情况为:注册商标数最多的是北京大学(352 枚);其次是上海交通大学(273 枚);随后依次是中山大学(243 枚)、清华大学(189 枚)、浙江大学(186 枚)、武汉大学(179 枚)、山东大学(104 枚)、复旦大学(87 枚)、吉林大学(86 枚)和南京大学(27 枚)。从申请内容看,各大高校申请的商标内容主要涉及到学校全称、简称、校徽、重点建筑名称等。②

这些案例也许看似离我们很遥远,我省高校情况又如何呢? 早在 2004 年,燕山大学就在国家工商总局商标局注册了"燕山大学""燕大"等一系列与学校相关的商标,包括校徽、校标等。2007 年,河北农大向国家工商总局商标局申请了包括教育、培训、农产品等在内的相关 33 大类、489 件商标,并顺利拿到了受理通知书;同年,河北师大、河北科大、河北大学、河北工大等已经开始筹划商标注册事宜。③10 年过去了,这些兄弟院校很多已经成功注册了商标。

燕山大学、河北农大之所以开展商标注册,是因为发现自己先被他人侵权,不得不被动行动。我校是否可以打破这种被动反应、受制于人的局面,主动、提前维护自己的权利? 也许可以,需要的只是超前意识,严格来说,是商标意识、无形资

---

① 陈红兰. 高校校名商标规范使用的法律对策[J]. 上海政法学院学报,2015(3):66 - 71.

② 杨明,蒲自元. 从中国人民大学校徽被抢注看高校商标保护现状——以北京大学为例:[2017-04-01]. http://mp.weixin.qq.com/s/rSXcsn27lka5YwafuFAJ1A.

③ 张雅娟. 河北众高校纷纷注册商标[N]. 河北青年报,2007 - 04 - 20.

产保护意识。我校近些年的发展已经证明,没有前瞻性,可能就会错失发展良机。

(二)学校形象识别系统的著作权保护问题

除了商标权,无形资产还包括著作权。在形象识别系统的著作权保护方面,河北科技大学是省内高校先行者。2007年,河北科技大学建成学校形象识别系统,并在河北科学技术出版社出版了《河北科技大学形象识别手册》,作者署名为"河北科技大学形象识别系统领导小组"。尽管著作权的产生不需要像商标一样进行注册,著作权自作品创作完成之日起即自动产生,正式出版并不是著作权确立的必要条件,但是,河北科大还是正式出版了该手册。河北科大的这一行为,应该不是为了"出版成果",而是为了进一步"固化权利"。河北科大的这种权利意识值得我们借鉴。

(三)无形资产的管理机制问题

关于无形资产的管理问题,各高校早就制定了相关文件。湖北大学早在2000年就制定了《无形资产管理办法》(试行),山东大学2005年制定了《无形资产管理办法》(暂行),其他高校例如中国政法大学、武汉大学、武汉理工大学、西华师范大学等南、北方高校也制定了类似制度。综合各校情况来看,无形资产管理多实行"统一领导、归口管理、分级负责、责任到人"的管理体制,由学校国有资产管理委员会、学校国有资产监督管理委员会等统一领导,相关部门各负其责。

通过以上这些情况可见,无论在观念上,还是行动上,无论在全国,还是在我省,我校在无形资产保护方面都相当落后,仅我校的商标权保护意识、著作权保护意识,都比省内兄弟院校落后十年。十年,可能决定一所大学发展的步伐与态势,影响一所大学的未来与格局。只要我们多做未雨绸缪之功,不用临渴掘井之策,就可以积极发挥优势,实现快速发展。

加强学术文化建设　推动高校内涵式发展[*]

　　摘　要:学术文化是高校文化建设的重要方面,是实现科技创新发展的力量源泉,营造良好学术文化氛围有助于推动高校实现内涵建设。当前由于价值观念、管理制度等方面的因素制约了学术文化的良好发展,因此,在分析制约因素及根源的基础上提出促进高校学术文化建设的有效路径。

　　关键词:学术文化;内涵式发展

　　学术文化是由一所大学长期的历史演进积淀而形成的,以广阔的辐射面与渗透性为特点,影响着广大师生的思维方式、价值取向以及精神状态,进而对高校的文化建设产生重要影响,而一所高校的发展方向与其大学文化导向密不可分,因此,注重良好学术文化建设,是高校实现内涵式发展的重要推动力。实现高校内涵式发展要求内外兼修,在落实高校自主办学地位、深化体制机制改革、转变发展模式等方面之外,更要注重培养良好的校园文化、加强学术文化建设。因此,我们应当深入了解高校内涵式发展的要义所在,分析制约学术文化建设的瓶颈,以具体可行的创新工作方法与工作机制打造良好学术文化氛围。

一、高校内涵式发展与学术文化

　　《国家中长期教育改革和发展规划纲要(2010～2020)年》文件中提出"提高人才培养质量""全面提高高等教育质量""提高质量是高等教育发展的核心任务,是建设高等教育强国的基本要求"几点要求,在《教育部关于全面提高高等教育质量的若干意见》中提出"坚持内涵式发展""牢固确立人才培养的中心地位,树立科学的高等教育发展观,坚持稳定规模、优化结构、强化特色、注重创新,走以质量为核心的内涵式发展道路",党的十八大报告中明确提出"推动高等教育内涵式发展",内涵式发展已经成为我国高等教育进一步适应时代发展和社会需求新

　　* 刘扬:河北医科大学科技处、学科建设办公室。

阶段、新标准而提出的发展要求。高校内涵发展应是一种积极、向上、进步的发展,意即高校各项功能、活动及其结果品位的提升,以及相关要素品质的改善与优化。学术文化是高校在发展过程中形成的一种学术信念、学术价值观,可以促进校园文化的发展,对高校的发展与人才的成长有重要的作用。学术文化的建设可以通过营造和谐宽松的工作氛围吸引与培养优秀师资力量,通过高水平学术活动推动科学研究的交叉融合与创新,通过精神与思想的潜移默化提升师生科学素养与创新能力,进而促进高校实现内涵式发展。

二、学术文化发展的制约因素

首先,高校以追求真理、崇尚科学为中心的主流价值观受到市场经济冲击与西方价值观念的影响,出现功利主义趋向,研究者一味追求研究项目数量,忽视质量,影响了科学研究的初衷。其次,由于受传统因素的影响和现行大学制度的束缚,学术管理的行政化趋势明显,导致行政权力与学术权力发生冲突,使得学术自由、学者治学理念严重受限。再次,一些学者以名利为重,忽视高校学术道德、职业道德、科研道德,缺少严谨治学、潜心科研的精神,学术态度不端正,这些都对高校营造风清气正的学术风气起到了消极作用。最后,高校激励大家从事学术科研活动和培养相关能力的机制不完善,偏于绩效导向的学术评价机制削弱研究者的价值认同感,使学术文化的形成缺乏充分的制度保障和组织支持,同时学术环境物质资源不足,会使许多学术活动浮于表面,很难进行深入研究,影响高校的学术文化积淀。

三、推进学术文化建设路径

(一)弘扬学术自由理念

大学作为一个学术共同体的主要任务之一便是实现学术繁荣、传承优良文化,在这一过程中创新思想与钻研精神是其活力源泉与魅力所在,而知识的传播、增长与创新离不开研究者拥有充分的学术自由。大学有义务为学者提供宽松自由的探索与研究环境,德国教育家洪堡提出了"学术与教学自由"和"教学与学术研究相统一"的高等教育改革原则,极大推动了德国高等教育的快速发展,进而促使西方大学学术自由的传统从单纯的思想自由转变为大学深刻丰富的内涵文化。

(二)加强学术道德素养

提升广大科研工作者的学术道德素养,培养学术诚信、提升学术风气是促进学术文化建设的重中之重。提升学术道德素养要把广大师生的学风建设作为高校学风建设专项教育和治理行动的实施重点,重点任务是加强科研诚信教育,强化教师的学术诚信法制观念,将科研诚信教育引入常规科研工作中,可以利用在年度考核中增加科研诚信考核指标,建立科研诚信档案等管理方式,强化科研诚信观。培养学生学术道德素养要坚持思想政治教育不松懈,多渠道增强其学术自律知识与意识,树立正确学术观,教师要以严谨治学的精神和认真负责的态度作为表率,加强对学生的教育监督。教育引导广大师生秉承热爱科学、追求真理的学术理念,坚决抵制投机取巧、粗制滥造的浮躁学术风气与行为,把优良学风内化为自觉行动。

(三)开展学术交流活动

学术交流活动是高校学术文化的重要组成部分,是营造校园学术氛围的有效途径,当前社会学术交流活动的形式主要包括举行学术会议,出版学术读物和科学图书,专家学者之间和单位之间科技情报、资料的交换、科学参观访问、科技展览和科技咨询服务活动等。学术交流活动有助于广大师生开阔视野,拓宽知识面,深化知识内容;有助于引导教师深入思考,改革教育教学方式,丰富教学内容,提高教学能力。学术交流活动是促进信息流通,知识传播的过程,对形成良好的教学科研氛围,强化跨学科交流,促进科技合作,提升高校影响力和知名度具有重要的意义。为更好发挥学术交流活动的辐射作用,要以长效工作机制为保证,发挥高校开放性、多元性的特点,鼓励学术自由,学科交叉,加强引进外来的知识资源,鼓励对外展示研究成果,建立开放性学术交流活动模式,高层次学术交流与普及型、日常性学术交流并行开展等多种形式促进学术资源共享,同时加强制度化管理,学校在组织、政策、经费上给予大力支持,保障活动开展紧紧围绕学校发展重点、学科建设重点来开展,提高整体学术实力。

(四)强化学术管理制度

在提倡学术自由、形成良好学术文化氛围的同时,也要注意发挥学术管理制度的约束及促进作用,为学术文化建设提供制度保证。要提升学术权力地位,倡导通过学术委员会等专家教授组成的专业委员会对学术事务进行审议、评定,提出专业意见,形成学术权威,实现学术自治。将更多自主权下放到各个学院,使各个学院在人才引进、日常管理等方面有更多决定权,可以根据自身实际特点进行管理,有利于将创新性作为推动高校不断发展的动力。同时建立学术规范教育制度,强调学者的自律意识和自我道德养成,注重自律的同时加强制度约束,制订学术不端行为查处细则,严肃处理学术不端行为,明确伪造、篡改、抄袭、论文买卖等学术不端行为的惩处标准,做到查处覆盖全面,有据可依,有章可循,在遵循实事求是、严肃认真原则的同时,注意维护当事人的合法权益。切实改进评价考核导向,尊重人才成长和学术发展规律,避免急功近利和短期行为,高校应以质量和贡献为导向,进一步深化评价改革,如要大力推进优秀成果和代表作评价制度,考核中要考虑科技工作的周期性特征,防止片面考虑数量指标,要加大质量和贡献指标的权重。

加强师德师风建设 提升校园文化内涵[*]

摘 要:目前高校的师德师风建设存在教师职业情感和自觉性弱化、师德师风建设忽视需求差异性以及评价体系不完善等问题。师德师风是一所高校校园文化的重要组成部分,校园文化建设对教师具有导向、凝聚、激励、规范的功能,与师德师风建设相互影响、相互促进,具有一致性,充分发挥校园文化的引领、熏陶和规范作用,加强师德师风建设,同时提升校园文化内涵。

关键词:高校;师德师风;校园文化

党的十八大报告指出:"把立德树人作为教育的根本任务",这里的"立德"指的是,教师不仅要引导学生树立正确的世界观、人生观、价值观,培养其高尚的情操和良好的道德品质,教师自身更要树立崇高的道德追求,所谓其身正,不令而行,其身不正,虽令不从。教育以教师为本,教师以德为先。教师是校园文化的载体,师德师风是一所大学办学实力和办学水平的重要标志,决定着大学的学风和校风,决定着一所大学的精神面貌和人文风格,是校园文化的重要组成部分,师德师风建设是引领教师将道德规范逐步内化为自觉准则的过程,加强师德师风建设有利于提升校园文化建设的层次和内涵。

一、高校师德师风建设的现状

师德师风建设是一所高校教学质量提高的关键和核心,加强师德师风建设既是高素质教师队伍建设的必然要求,又是构建和谐校园的重要支撑,更是高校实现"双一流"建设的基础和动力。

随着我国高等教育事业的不断发展进步,高校教师的职业道德素质和学风现实水平整体呈上升趋势,高校教师良好的道德风范得到了很好的体现。但是随着高校规模的不断扩大,教师队伍的不断扩充,为高校注入活力的同时也为高校教

---

* 刘洋,张瑞:河北医科大学人事处。

师师德师风建设带来了新的问题。

（一）教师职业情感和自觉性弱化

目前的师德师风建设注重强调教师个人职业道德和学术规范的约束性,忽视了教师的职业情感和自觉性。师德师风不但体现在教师个人的职业道德和修养方面,而且体现在对学生的教育引导方面。德育是高等教育的重要组成部分,也是每一名高校教师工作内容的重要方面,应该融入到日常教书育人的过程中。但是,目前很多教师尤其是青年教师缺乏这种角色意识,过分追求教学或者是科研的成果,误以为德育工作是思想品德专职教师或者班级辅导员的职责范畴,自己对此不负责任。结果导致部分教师在课上课下传授知识和与学生的交流沟通过程中缺乏对学生正确价值导向的指引,甚至潜移默化影响了学生正确的价值判断。

大学生正处于身心还未完全成熟的阶段,正确的价值观和独立人格还未完全树立,对事物的认知还不够准确,缺乏独立准确的分析判断能力,教师是大学生主要的模仿对象,教师缺乏职业角色的自觉自律,不恰当的言行会对学生的三观、理想人格以及学习和生活的态度造成严重不良影响。

（二）师德师风建设忽视需求差异性

尽管多数高校都认识到了教师师德师风建设在"双一流"大学建设中的重要地位,但是对于教师的德育工作形式单一,多以讲授灌输为主,结合奖励惩罚和监督举报等形式,开展难度较大,效果并不显著。师德师风建设多流于形式,没有结合教师的实际情况,缺乏人文关怀,忽略了教师个体年龄层次不同、职称水平不同、家庭条件不同等导致的需求不同,没有结合学科、专业特点等开展有针对性的师德师风建设实践活动,无法引起绝大多数教师的兴趣和共鸣,无法发挥教师的积极主动性,无法真正做到让所有教师参与进来,严重影响了师德师风建设的效率效果。

（三）师德师风建设考评体系不完善

《教育部关于进一步加强和改进师德建设的意见》中强调学校要"建立师德考评制度,将师德表现作为教师年度考核、职务聘任、派遣进修和评优奖励的重要依据"。大多数高校都按照这项要求制定了师德师风考核评价制度,但是考评体系尚不完善,教学考评、科研考评和师德师风考评的比重失调,评价指标虚化,虽然师德师风已经作为职称聘任、教学考核、评优评先等的重要依据,但是不能为教师的奖惩体制提供依据,并且评价标准主观性强,评价指标难以量化,可操作性差,评价结果有失偏颇。

二、师德师风建设与校园文化

(一)师德师风是校园文化的重要组成部分

高校校园文化是一所高校的灵魂,是高校全体师生共同在教育教学等实践活动中创造和形成的传统、信仰、作风等在文化上的积淀。教师是校园文化的载体,良好的师德师风是敬业、自律、科学、协作的集中体现,对校园文化建设起到了继承、指引和创新的作用,对校园文化建设起着积极的促进作用,是校园文化建设的重要保证。师德师风建设是校园精神文化建设的关键,同时也是其他校园文化建设的基础。

(二)校园文化反作用于师德师风建设

校园文化通过无形的精神力量影响着师德师风的形成,对高校教师具有导向、凝聚、激励、规范的功能。良好的校园文化体现了大学精神,是开展日常教育实践工作的价值导向和精神追求,容易引起教师的心理共鸣和行为反应,所产生的向心力引导教师个人的理想信念、情感和行为趋向于高校整体的价值观,逐渐形成一个稳定的校园文化氛围。教师处于这样的文化氛围中,心中的责任感和使命感被唤起,职业道德、情感和自觉性得到了提升。同时,校园文化中的制度文化又对教师的行为起到了规范约束作用,纠正偏离校园文化主线的行为,强制与柔性的约束相结合,保证了师德师风建设的有序进行。

三、基于校园文化的师德师风建设路径选择

(一)以精神文化引领师德师风建设

校园精神文化体现了一所高校的文化底蕴和精神风貌,决定了师德师风的内涵,优秀的校园精神文化塑造了高校独特的气质与魅力,孕育教师的精神与智慧,丰满教师的理想与人格,引领教师树立崇高的道德追求。

首先,要将师德师风教育纳入到教师入职前培训的重要内容,贯穿教师职业生涯中培训的始终,开展形式多样的组织活动,定期举办读书会、研讨会等引导教师自觉树立崇高的职业道德追求,增强使命感和责任感,并通过组织活动中的相互交流,相互影响,促进教师整体队伍师德师风水平的提升。加强学术、科研等组织建设,针对教师实际需求,为教师的学习生活和事业发展提供支持,学校坚持管理育人和服务育人的理念,潜移默化促进师德师风建设。

其次,要树立榜样的模范作用。精神文化具有传承性,通过建立青年教师的帮带机制,使老一辈教师身上严谨的治学态度、潜心育人的精神以及身正学高的人格魅力得到继承和发扬,为青年教师树立学习的榜样,进步道路上的旗帜,并通

过评优评先等表彰活动,感染青年教师,激发他们敬业爱生的情结。

最后,要利用好网络媒体等交流渠道,不让交流沟通困难成为影响教师工作的障碍,建立公正公开的沟通模式,充分利用好微信微博等网络新媒体,开展教师师德师风宣传工作,同时密切关注教师的思想动态,及时答疑解惑,学校信息透明化,广泛吸纳意见建议,让教师真正参与到学校建设中来,增强主人翁意识。

(二)为师德师风建设营造美好的物质文化环境

物质文化建设是其他一切校园文化建设的基础和载体,是一所高校整体实力的重要标志,教师日常活动中接触到的各种有形载体,包括教学办公场所,人文及自然景观等都是校园的物质文化,它既承载了校园的历史文化,又彰显了校园独特的品味,见证了高校的成长。合理规划、科学布局,以人为本,建设一个充满高雅格调、学术气息浓郁同时又凸显人文关怀的和谐校园环境,在校园建筑、自然景观和人文景观建设中,显示出一所高校特有的校园文化,以强烈的文化感染力,使教师的一言一行受到文化的熏陶,爱校荣校的情怀外化为实际行动,更好地完成教书育人的使命。

(三)完善制度体系规范师德师风建设

学校在教师的师德师风教育中,既要做到服务育人,又要做到管理育人,制度是管理的一个有力手段,制度文化在师德师风建设中起到了规范约束的作用。优秀的师德师风建设不能停留在单一的说教和感化层面上,应该将自律和他律相结合,充分发挥制度的力量。在制度设计和制定的时候,要考虑到制度的科学性、合理性、系统性和可执行性,要充分体现以人为本的原则,以促进教师发展为目的,规范不是限制,约束不是束缚,听取广大教师的意见,为每一个教师建立师德师风档案,根据不同教师的实际情况制定评价标准,不以完全量化指标为唯一评价标准,针对教师成长需求和个性特点,建设符合本校办学理念特点的师德师风制度。

高校精神文化建设三个关键点研究[*]

摘　要:精神文化建设是高校文化建设的内核,通过精神文化建设能够激发师生潜在的精神力量,明晰价值追求。为更好推进高校精神文化建设,首先对精神文化建设四个方面的意义进行了阐述,其次对精神文化建设存在的显著问题进行了剖析,针对存在的问题从如何引导、落实、传承与创新精神文化这三个关键点入手,进行高校精神文化建设。

关键词:高校文化;精神文化;关键点

大学之大,在于精神,在于境界。一所高校内生的精神文化,影响着该高校未来发展的格局和境界。习近平总书记曾与北京大学的同学们谈青年价值观时提到:"青年的价值取向决定了未来整个社会的价值取向⋯⋯这就像穿衣服扣扣子一样,如果第一粒扣子扣错了,剩余的扣子都会扣错。人生的扣子从一开始就要扣好。"①如何扣好第一颗扣子,取决于青年的价值取向,这是精神文化层面的问题,需要用精神文化做"处方"。高校精神文化是学校于长期发展与实践中形成的文化精髓,通过师生的传承与发展形成的精神、信仰以及信念等。深化高校文化建设,应坚持以高校精神文化建设为先导,内化师生精神力量,培育社会主义核心价值观,为社会输送优秀人才。

一、高校精神文化建设意义之所在

(一)高校精神文化建设是高校文化建设的核心

高校文化建设主要是对物质文化、精神文化、制度文化、行为文化进行整合、归纳、提升。其中精神文化作为高校精神层面的成果,明确反映高校的办学理念

　＊　王盼:河北医科大学审计处;温瑞:河北医科大学纪委、监察处。

　①　冯文雅. 习近平为中国梦凝聚的精神文化力量:〔2017-03-01〕. http://news. xinhuanet. com/politics/2016 – 01/15/c_128633181. htm.

及师生价值诉求等,在高校文化建设中发挥引领作用。高校精神文化在学校的长期发展中经过积淀、凝练形成独具特色的文化元素,如大学精神、理念、校训、校风、学风、教风、管理作风等。① 精神文化通过这些元素作用于师生,在价值与实践层面影响师生的思想、理念、信仰,进而改变师生的精神品格、行为准则、生活方式、工作决策等。高校精神文化从根本上影响着师生的思维方式和价值信仰,决定着学校采取什么样的方式进行物质建设、如何进行高校管理,学校如何发展等,所以说精神文化建设处于文化建设的核心位置。

(二)高校精神文化引导师生建立正确价值观

高校精神文化建设以关注师生的精神生活以及内心世界为重点,是思维、想法层面的建设。精神文化建设主要任务是培养师生树立正确的世界观、人生观、价值观,教会师生遇到问题如何做决策,大是大非面前如何做抉择。通过高校精神文化建设能够塑造良好的校园文化氛围,形成优秀的、和谐的、有活力的高校精神文化局面,进而凝聚起师生团结向上的力量,坚定师生高尚、远大的理想信念,为社会培养和输送人格健全的栋梁之材。

(三)高校精神文化建设益于校园和谐

和谐校园建设的根本在于构建和谐校园文化。② 精神文化建设作为校园文化建设的内核,对推进和谐校园建设意义重大。当下受经济全球化、文化多元化等现状影响,高校师生思想同步呈现多变、多选、差异的特点,如不加以精准引导,很可能导致思想偏离社会主义核心价值观,造成校园精神危机。强化高校精神文化建设,有利于建立正确的高校核心价值体系,激发师生的正能量,坚持正确的精神文化选择,推进高校和谐校园建设。

(四)高校精神文化建设利于社会和谐

十八大指出高校承担着培养人才、科学研究、服务社会、文化传承创新等职能。无论从哪个方面来考虑,高校精神文化都是"必备品"。人格健全、专业精湛的优秀人才,需要精神文化熏陶立德;科学研究、立德树人的优秀教师需要恪守精神文化信条;把科学研究转化为生产力,用科技成果服务老百姓,需要高校精神文化这杆秤,衡量师生如何躬身实践于一线。高校发展关系着民生、科学技术、生产、科学研究以及国家综合国力等各个方面,精神文化发展要符合社会发展的轨迹,通过人才培养、科学研究、服务社会、文化传承与创新,以凝聚民族力量,构建和谐社会。

---

① 卢晓中. 大学精神文化刍议[J]. 教育研究,2010(7):82~87.
② 张苏峰. 论大学精神与和谐校园文化的构建[J]. 教育与职业,2012(5):167~167.

二、高校精神文化建设存在的显著问题

(一)部分师生缺乏精神文化自觉性

高校精神文化是学校文化中最为重要的内容,潜移默化地影响师生的思想、信念、信仰等,该精神反映学校内在修养、办学特色、办学目标、学校定位等具体情况。复杂多变的社会环境下,功利主义、实用主义在有些师生的精神思想中占了上风,使得这些师生偏离了高校精神。例如:部分教师不是把立德树人放在首位,而是把社会培训、承揽项目等盈利工作作为首要任务,严重偏离本职工作;部分学生不把心思放在学习上,专门琢磨如何兼职赚钱,到头来是丢了西瓜捡了芝麻。部分师生缺乏精神文化自觉性,价值观扭曲,导致学术动机不端正、科学精神不严谨等问题。

(二)高校精神文化缺乏价值认定

高校文化体系包含物质文化、精神文化、制度文化等。精神文化相对抽象,是一种无形的资源,主要基于精神文化元素体现,形成价值追求及价值取向。物质文化、制度文化的功能性较强,在校园文化建设中较容易做出成果。市场经济背景下,功利主义左右着很多人的思想,部分高校教师在进行文化建设时对较容易产生成绩的物质文化、制度文化努力较多,对不容易产生成效的精神文化建设则投入精力较少。只专注于物质文化建设、制度文化建设,必然会忽视精神修养,导致理想信念不坚定甚至产生动摇。严重者会使师生认知产生错觉,认为只有物质文化、制度文化建设利于学校发展,精神文化没有明显作用,导致对精神文化价值认定不足。

三、高校精神文化建设的三个关键点

高校精神文化建设是一个继承、发展的系统过程,基于立德树人、文化育人等理念,拙文从引导、落实、传承等方面进行探讨。

(一)高校精神文化建设关键在引导

高校精神文化建设以社会主义核心价值体系为引领,以立德树人为标尺,引导师生建立完善的精神文化体系。学校层面进行精神文化建设以社会主义核心价值观培育师生,建立"教室、校园、社会"三个维度育人模式,从细节入手把校园精神文化内化于心、外化于行;坚定中国特色社会主义理想信念,把提升学校教学质量、"双一流"建设、高水平特色大学建设等作为师生们共同奋斗的目标以及追求;学校常态化开展学习以及教育实践活动,提升师生的学校荣誉感、责任心、自信心,通过高校精神文化引导激励师生自觉参与到学校建设中,关注学校发展;建

立大学生实践教育基地、建立校史馆等,通过这些课外实践教育培育师生明晰民族、学校发展的历史轨迹,激发师生的爱国爱校情怀,不断丰富和完善师生的精神文化。

(二)高校精神文化建设关键在落实

高校精神文化建设学校层面引导固然重要,但是师生落实更为关键。教师和学生作为落实高校精神文化建设的主体,教师立德树人、学生德学兼修是切入点。高校教师以立德树人为目标,把培育人才放在工作的首位,不断改进教学方法和教学模式,把中国特色社会主义理论体系、社会主义核心价值观写进教材、带上讲台、装进头脑;辅导员教师与学生的生活最为密切,及时关注学生的思想动态,积极引导学生树立正确的价值观,传播高校精神文化;学生在高校精神文化建设过程中认真学习并执行大学精神、校训、校风等,学习校史文化,积极参加校园社团文化及社会实践活动,学习中华民族优秀的传统文化,以期强化思想道德修养、磨炼自己的意志、提升思想境界。

(三)高校精神文化建设关键在传承与创新

高校精神文化在学校历史发展以及工作实践中积累,经归纳、总结而成,具有自身独特的风格。高校师生提升精神文化,离不开学校的引导、师生的落实,更需要去传承、去创新,通过传承与创新使精神文化建设呈现螺旋式上升的态势。基于创新高校精神文化建设,要认真整合大学精神、校风、校训、教风、学风等元素,丰富精神文化内涵;要进一步改进高校学生思想政治教育的方式方法,使思政课程走出课堂、走向实践,以更加直观的方式引领学生树立正确的世界观、人生观、价值观;加强传统优秀文化教育,通过高雅艺术进校园的方式使师生感受中华民族传统文化的魅力,让教师和同学懂艺术、爱生活,培养高尚的道德情操,提升精神文化境界;建立校友工作室,组织校友与在校师生进行交流,结合校友工作分析高校精神文化的重要性,提炼升华高校精神文化内容,激励在校师生传承创新精神文化。

医学院校校园文化建设现状与对策*

摘 要:在大学校园中,校园文化无处不在。高校作为培养高等学术人才的基地,承担着为社会主义现代化建设输送可靠建设者和接班人的重要使命。特别是在医学院校,医学生担负着"健康所系,性命相托"的神圣使命,承担着"竭尽全力除人类之病痛,助健康之完美,维护医术的圣洁和荣誉的历史责任",校园文化对学生良好医德医风的形成具有举足轻重的作用。

关键词:医学生;校园文化;德育

在大学校园中,校园文化无处不在。高校作为培养高等学术人才的基地,承担着为社会主义现代化建设输送可靠建设者和接班人的重要使命。特别是在医学院校,医学生担负着"健康所系,性命相托"的神圣使命,承担着"竭尽全力除人类之病痛,助健康之完美,维护医术的圣洁和荣誉的历史责任",校园文化对学生良好医德医风的形成具有举足轻重的作用。

一、医学院校校园文化建设现状

(一)对校园文化建设的认识不全面

校园文化建设存在认识上的误区,主要表现在:第一,对校园文化建设的认识过于狭隘。有的高校把校园行为文化简单地认为是单纯的娱乐文化,认为只要把"艺术节""体育节""科技节""文化节"等活动搞好了,校园文化就建设好了。第二,不能正确评价校园文化建设的成效,认为校园文化建设的成功与否,取决于物质文化建设和娱乐活动开展的效果,而忽视了作为校园文化核心和灵魂的精神文化建设。

(二)学校"软硬"建设比例失调

自1999年高等院校实行扩招以来,部分医学院校校园建设、招生数量都逐年

---

* 纪元:河北医科大学社科部;张桓:河北医科大学教务处。

递增,校园建设越来越趋向于现代化、规模化。学校人数也是逐年攀增。越来越多的物质文化建设取代了精神文化建设,加上社会中更多的功利主义、金钱主义、医患关系等影响,使得步入医学院校的学生对未来的价值取向产生了偏离,个别学生学习兴趣不浓、学习劲头不足、对校园文化活动参与度不高等现象比比皆是。校园文化建设的主体偏离了轨道,导致了医学院校校园文化建设停滞不前,甚至影响校园的和谐稳定。究其根源在于校园文化建设过程中,重视"硬件"建设的同时,严重忽视了"软件"建设:校园物质建设是校园文化的物质载体,但校园文化的核心内涵应该是校园文化中的精神文化因素。物质文化建设是手段、精神文化建设才是关键,个别医学院校将校园文化建设定义为高楼林立、学生娱乐氛围浓,使得校园文化流于形式。这样往往凝炼不出更高层次的校园文化内涵,缺乏对校园文化中精神因素作用的准确认识。

(三)高校校园文化建设的个性化不足,缺乏创新力,学生主体作用发挥不明显

我国大多数医学院校的校风、校训及办学方针都是大同小异,并没有彰显出医学院校自身的特点。一部分学校只是注重模仿其他高校的文化建设,忽视了自身文化的个性化建设,导致高校校园文化的趋同性增强,进而造成了医学院校校园文化趋向一致的现象越来越严重。同时,目前医学院校专业设置相对单一、课程较为繁多、校园文化不浓厚,导致绝大多数学生并没有在求学期间感受到校园文化所带给他们的影响,使得医学院校在别的院校看来死气沉沉,缺乏活力。究其主要原因则是学生自入学以来,并没有切身感受到属于校园自身的校园文化氛围,同时由于课业负担相对过重,专心学习专业理论知识,参加活动不积极、不情愿。没有真正调动起学生的主观能动性,没有发掘出学生在校园文化建设中的创造能力。

二、改进高校校园文化建设的对策

(一)转变高校校园文化建设理念

首先,要坚持校园文化建设的正确方向。高校校园文化建设必须始终坚持马克思主义指导地位,在科学发展观统领下,用社会主义核心价值体系引领学生树立正确的价值观、人生观、世界观。也就是说,要站在培养社会主义事业建设者和接班人的高度,以提高学生的思想政治素质和科学文化素质为目标,深入推进校园文化建设。其次,校园文化建设要体现个性化。一所具有校园文化内涵的高校必须具备鲜明的办学特色、办学理念和办学定位,这是高校校园文化的本质特征,也是校园文化建设的基本思路。

（二）准确定位校园文化建设的出发点

医学院校培养的都是未来治病救人的白衣天使，这些未来步入医学岗位的学生，不仅仅要救死扶伤，更重要的是要有一颗仁爱之心。所以校园文化建设的出发点应该定位在：既要学生牢固掌握医学理论知识、培养医学技能，更要注重学校在"育人"方面的工作，不仅仅在教书育人、管理育人方面，更要重视在文化育人、环境育人和服务育人方面下功夫。真正地做到全员、全过程、全方位育人标准，以此为校园文化建设的出发点来帮助学生在校期间扎实掌握医学理论及技能、树立高尚的医德品格、形成积极向上健康的社会价值观。通过医学院校自身的校园文化来提升医学生全面素质，使得每一届学生都能够真正地融入到校园文化之中，感受到校园文化带给他们的作用。

（三）定位好校园文化建设的落脚点

医学院校校园文化建设应该更有针对性地以培养高素质合格医学人才为落脚点。首先要求医学院校在教育教学过程之中不仅仅要传授书本上的基础医疗知识，还要不定期地聘请高水平、高学历的专家讲学，将最前沿的医疗技术与信息传授，丰富学生的医学文化知识，扩充医学信息量。其次要开展丰富多彩的校园文化活动，以校园文化活动为主体，在活动中寓教于乐，提升学生的全面能力。开展形式多样的医疗技能竞赛，培养学生动手能力、创新完善学生第二课堂的活动内容、增加社会实践次数、丰富大学生社团活动形式，以此来培养学生独立思考、团结协作、社会交往能力等。最后还要利用网络平台，当代大学生学习与生活已经进入网络时代，网络文化已成为校园文化不可或缺的一部分，所以要积极利用好网络平台，积极引导学生正确使用网络，树立正确的信息时代的教育观和世界观，并在网络上积极开展德育工作、学生工作等。

（四）建设个性化的高校校园文化

建设个性化的高校校园文化应关注学校的传统文化，应从尊重传统文化开始，使传统文化的印迹得以保留。一些体现出高校传统文化特色和高雅风格的标志性景观应该保留、完善、继承并发挥作用。如体现哈佛大学传统建筑的哈佛广场、别具特色的图书馆，北京大学的未名湖、华表等，都体现了学校的传统韵味，也彰显了校园文化的个性。

总之，医学院校校园文化建设是一项系统工程，需长期不懈努力才能收到成效。校园文化建设者要站在历史的高度真正把医学院校校园文化建设落到实处，真正把校园变成继承、传播我国优秀文化的重要场所，培养我国人才的摇篮。

试解读河北医科大学"十三五"发展规划文化精神要义 *

——写在"十三五"规划开局之时

摘　要:河北医科大学百年的积淀形成了"明德博学　行方智圆"的校训和"学生为本　教师为先"的办学理念。要坚持、传承医大文化的精神要义,即为民情怀,勇于担当,传承专于乡野的"擎灯"精神,弘扬社会主义核心价值观,不忘初心,勇敢承担起攻坚克难的改革重任。

关键词:发展规划;为民情怀;改革发展

河北医科大学栉风沐雨,已经跨越三个世纪走过 122 载,历史灿烂辉煌、底蕴卓越。2016 年是河北医科大学"十三五"谋划开局之年,"十三五"规划全面擘画了未来五年医大发展的战略宏图,借省部委共建的春风,以建设特色鲜明的高水平医科大学为引领,继往开来,再续华章。从历史性突破的国家科技进步一等奖,首次承担国家重大科技成果转化项目和国家社科基金项目,我们见证了医大科技创新水平的节节跃升;"临床医学"一级学科进入全球 ESI 前 1%,我们见证了医大学科实力的稳步提高;从与韩国又松大学签订合作协议,北戴河校区建设稳步推进,我们见证了学校走国际化强校之路的坚定步伐;再到"十三五"规划的付诸实施我们见证了学校锐意改革、凝心聚力、建设双一流大学的坚强决心。"十三五"期间,我们将奋力启航、砥砺奋进,再创佳绩。

一、春秋代序,培树传承医大精神

一所百年老校,就如参天大树,历经沧桑,扎根泥土,守望家园,数代医大学人薪火相传,其历史和文化点点滴滴融入到我们的生命之中,承载梦想,浸润精神、淬炼心灵,使我们的人格和信仰不断成熟。历久弥新的医大,悄然间,会成为你的

　＊　文然然:河北医科大学校园规划处。

骨骼、你的血液、你的掌纹……

百年的积淀形成了"明德博学　行方智圆"的校训和"学生为本　教师为先"的办学理念。时光流转,岁月章回,重温医大辉煌的历程,重温医大一路走来的铿锵年华,我们有夺目的校徽紫,有心怀大爱、尊重生命、健康所系、性命相托的誓言,这也是一代又一代医大人用之不尽的文化基因。我们有跨越三个世纪的历史,有一种厚重,叫岁月留声,这里不乏学科泰斗凌彤、何瑞荣,教坛前辈凌亦凌等,有当国家需要时,"时危节乃见,一一垂丹青"的校友殷希彭将军,更有服务农村医疗卫生事业 30 多年的"擎灯"精神和扶危济困的为民情怀。

二、医大文化的精神要义:为民情怀,勇于担当

(一)为民情怀,专于乡野的"擎灯"精神

想对每一个医大人说:你怎么样,你所在的医大便怎么样! 医学是技术与人文的结合,需要品德为先,需要高尚品格与精湛技艺的融合;需要知行合一,在拯救生命的基础上传递大爱。人文精神与医学融合体现在要有为民情怀。如果没有纯正质朴的为民情怀,一定不会有服务农村医疗卫生事业 30 多年的光荣传统;如果没有纯正质朴的为民情怀,一定不会有乡村医师学院的成立和蓬勃发展;如果没有纯正质朴的为民情怀,一定不会有阜平、内丘乃至海南陵水黎族自治县的送医下乡和对口帮扶。

民,就是老百姓,为民,就是为老百姓服务,医大从来不缺乏"以天下为己任"的为民情怀,从不缺乏切实为基层服务的意识,从不缺乏勇于承担为人民群众健康保驾护航的责任。"持续 30 多年,帮扶 93 家县级医院;20 届毕业生、300 多名博士团成员坚持下乡进村,送医送药送技术;近十年为全省基层医疗单位培养 5 万名专业人才……"医大人牢记肩负的立德树人的历史使命,立足河北、服务基层,扎扎实实深入一线,把学校的办学特色、学科优势、科技成果切切实实转化为对老百姓的健康服务,给这个时代增加温暖的亮色,真正实现了个人与社会价值的统一。

(二)勇于担当,筑梦前行

未来的五年,是学校谋求新发展、实现新突破的关键阶段,一定会遇到很多的困难和难题,翟书记的工作报告和"十三五"规划中明确了我们的责任和担当。"顺境逆境看胸襟,大事难事看担当",这是一个比以往任何时候都需要勇于担当的时代,不应因困难挫折而放弃所肩负的责任。担当是医大的气节、气势、气概、气度、气宇;担当是一种大爱,一种激奋人心的力量,也是所有医大人最应当追求的宝贵品质。

　　一所大学立德树人是根本,培养人才是核心。我们的学校要构建中国特色的现代大学制度,实现管理队伍的专业化,责任面前,当仁不让,我们更应该弘扬社会主义核心价值观,不忘初心,勇敢承担起攻坚克难的改革重任,在与时俱进的同时,永远不能忘记对为民情怀、勇于担当、忠诚这些永恒价值的追求。

　　回顾历史,我们的学校从不缺少为国家和民族敢于担当的文化基因,有医者仁心、勇于担当、无私奉献的援藏好医生杜辉,还有值得我们永远铭记的优秀校友、为抗击非典献出生命的李晓红烈士……在"十三五"规划开局的历史节点,我们更应该从敢为人先、勇于担当的文化基因中汲取精神滋养,勇于承担国家社会责任,完成未来五年的发展任务。

三、脚踏实地,实干才能梦想成真

　　学校改革和发展的任务艰巨而繁重,更需要医大人脚踏实地,艰苦奋斗。"十三五"发展规划目标的实现需要坚忍不拔、久久为功的毅力和信念,我们要内化于心,外化于行,要全身心投入工作,不苟且、不应付、不懈怠。扪心自问,在这个价值多元的社会,我们是不是多了喧嚣浮躁,少了专注当下、精益求精的工作态度?"九层之台,起于累土,千里之行,始于足下。"得过且过、松弛懈怠会节节后退;犹豫不决、瞻前顾后会错失良机。

　　我们要有"十年磨一剑"的信念,用时不我待、抓铁有痕的工作劲头破解难题,用"工匠精神"对待自己的工作。"工匠精神"是古代文学中"庖丁解牛,技进乎道"的惊叹,是"如切如磋""如琢如磨"的描述,也是"治之已精,而益求其精也"的注释,其核心是坚守,精髓是执着,内涵是敬业。敬业实干是这个时代最明朗的基调,是实现未来五年规划目标的法宝。我们要有一份对工作和学业的忠诚和坚守,敬职、廉政、竭尽全力去建设我们的大学。作为医大学子,也要博极医源,精勤不倦,敬畏生命,方能练就救死扶伤的本领,完成自己所担当的使命。

　　回顾往昔,我们经历了温暖感人的开学典礼,是纳新、是融合、是蓬勃、是壮大;也经历了最为神圣、庄重的毕业典礼,也是最为温情的告别礼。学校为我们搭建了多层次发展平台:成立了我省首家高校医学系统内的医学人文社科研究基地和省内唯一一家高校社科联、归国学者联谊会、青年科协、机关青年读书会等组织。仪式是信仰世界与物质世界之间的桥梁,组织是人才成长腾飞的摇篮,这些都为"十三五"规划目标的实现奠定了良好的基础。

　　"长风破浪会有时,直挂云帆济沧海",我们要秉承医大精神,在"十三五"规划实施的新的历史起点,把握时代机遇,牢记核心使命,凝心聚力,真抓实干,定能创造出光辉灿烂的未来!

校园文化 为青年教师成长注入色彩*

摘 要:校园文化的建设作为一种环境教育的力量,对学生的性格、素质、文化、心理等各个方面的熏陶有着巨大的影响。校园文化意在营造一种氛围,潜移默化地感染学生的成长。校园文化建设是一个巨大且长期的工程,他所需要的是营造一个足够优良的环境氛围,在这过程中一定会需要每一个成员的付出与坚守。学校为实现校园文化建设,营造了优良的设施和制度,在这样的基石上,还需要每一个教师去完善并使之丰满。作为一名青年教师,唯有不断地学习和进步,积极地参与到学生群体之中去,做一名有感染力、有号召力、道德品质优良的青年教师。

关键词:校园文化;青年教师;学生;道德素质

校园文化的建设是我国社会主义文化建设中重要的一部分,它作为一种环境教育的力量,对学生的性格、素质、文化、心理等各个方面的熏陶有着巨大的影响。校园文化意在营造一种氛围,潜移默化地感染学生的成长。当今的社会文化纷繁复杂、雅俗并存,其绚烂多彩的同时也包含了许多负面因素。由此就更显得校园文化的感染很重要。努力营造一种适合学生健康成长的外部环境,成为校园文化建设的重要出发点。一个人的成长,并不能只专注于知识的堆砌,更要借助健康道德环境的长期熏陶和感染,如此形成的个人品质才能承受外部的环境刺激。如此可见,校园文化的建设,对于学生的发展是多么的重要。

一、校园文化与教师发展的相互关系

(一)良好的校园文化培育青年教师发展

1. 良好的校园基础环境

河北医科大学优良的学校环境,对青年教师的成长非常有利。因为规范的学

---

* 王冰:河北医科大学就业指导中心;王学嘉:河北医科大学党委宣传部。

校管理,严格的工作要求,高值的社会期待,对新进教师的职业生涯开展,起到了良好的熏陶作用,对青年教师未来的成长发展是非常有益的。河北医科大学工作和学习的氛围十分浓厚,学生和老师拥有较多的接触机会,营造了一个十分融洽的沟通环境。

2. 完善的引导接纳程序

河北医科大学有自己非常传统的模式来迎接青年教师的到来。书记和校长都会在会上对青年教师给予鼓励和引导。2016 年 9 月 9 日的新职工入职仪式上,翟书记说了这样一番话,他说:"教师是兴国之本、立教之源,回首医大 120 年历史,正是一代代医大教师的无私奉献铸就了我们明德博学的办学传统和根基,我们更加认识到,教师是学校发展的第一资源,是推动学校持续发展的坚实基础和不竭动力,是提升学校核心竞争力的关键因素。"可见教师队伍的成长对河北医科大学血脉传承的重要。

校领导赠书,也是每一个新进医大的青年教师会享受到的荣誉。经校领导亲自挑选的图书,会送到青年教师的手上,书籍涉及医学、管理、教育等各个方面。这对祖国各地聚到医大的青年教师们来说,是一个熟悉校园文化、感受教育氛围的重要渠道。

最后,每一位新进医大的青年教师,都会经历一个宣誓的环节,往往慷慨激昂的宣誓会使得年轻的老师们热泪盈眶。那像是一道门槛,迈过它,就彻底地从一个学生的身份变为了背负责任的教师。"我是光荣的人民教师,我在国旗下庄严宣誓:忠诚教育,敬业报国。以身正仪,为人师表。严谨治学,求知创新。诲人不倦,精心施教。崇德敏行,甘于奉献。团结协作,互敬共勉。为人民的教育事业和中华民族的伟大复兴,奋斗终身。"

3. 高尚的道德素质品质

坚持心的宁静,坚持思的活跃,坚持口的灵动,坚持手的敏捷,坚持行的创新。这是 2016 年新进教师代表刘洋老师在新教师入职仪式上的发言。这正是医大教师道德品质的传承,河北医科大学 120 年的发展,医大教师坚持杜绝浮躁、摈弃嘈杂的沉静;坚持博览群书、彩笔生花的活跃;坚持晓之以理、循循善导的灵动;坚持干净利落、任劳任怨的辛劳;坚持高明远识、眼界开阔的创新。这都是新进青年教师值得学习,并坚持传承的宝贵财富。

4. 部门中积极发挥"传、帮、带"作用

"传",传承良好的校园文化与作风,传承丰富的技术与经验。

"帮",帮助组织召开第一场会议,帮助撰写第一份文书,帮助引见新的同事与领导。

"带",领导随时随地发现并指认不足,及时进行指导与教育,带领新人成长。

(二)教师推动校园文化丰富完善

教师是校园文化建设的设计者、领导者、组织者、推动者,只有不断推动教师发展,激发教师的积极性、创造性、主动性,校园文化才有传承发扬的基础。

1. 教师的素质修养在与学生互动的过程中影响学生素质的形成

在学校这个大环境中,主要是两个元素在碰撞发生火花,那就是学生和教师,他们的接触最为频繁,思维的碰撞也最为激烈。当一个具有优秀道德品质的教师与学生交流时,会让学生产生敬佩的情绪,并在对老师钦佩的基础上,主动地求得进步。在日常的教育工作中,我们可以观察到,当一个学生对于老师的某一个品质得以认可的时候,他会方方面面对其进行模仿与学习,并会在与这位教师的沟通中变得积极和主动。

青年教师往往刚刚完成学生向教师身份的转变,他们对于现在学生的心理状态最能做到感同身受。如何能缓解他们的压力,舒缓他们的情绪,让他们积极地投入到学习中,青年教师往往更有办法。他们以一个同龄人的身份介入到学生的生活中,与他们更像朋友一般的相处,学生放开更多的秘密和束缚,青年教师则可以更多地分享自己的经历和经验。当遇到一位道德品质优良的青年教师时,学生的素质也会得到潜移默化的熏陶。

2. 教师的文化修养水平,决定着校园文化的状况和方向

校园文化建设的目标,是校领导经过对学校历史和现状的分析,得到的一个全局性的战略目标。在河北医科大学"十三五"发展规划中,提出我校人才培养目标:培养出具有强烈的社会责任感,良好的人文素养和职业道德、扎实的基础理论和专业知识、较强的实践能力和创新精神的高级应用型人才。目标的提出,取决于学校领导班子的文化涵养和素质高度,它决定着校园文化建设的高度和操作性,而目标的落地实施还要取决于每一位教师在具体工作中的态度和做法。

校园文化建设归根到底还主要是教师对学生文化感染。虽然他涉及学校方方面面的工作,但不得不承认,教师的文化修养对于校园文化建设的影响是最直接的。

二、新进教师如何主动地在学校的文化氛围下学习提升

青年教师应该坚持向教师前辈学习,开阔自己的视野,提高自己的认识。青年教师应该坚持向书本学习,提高自己的知识储备,把图书作为最好的老师。青年教师应该坚持向学生群体学习,学习如何更有效地与学生沟通,如何更快速地让他们成长。

最后,校园文化建设是一个巨大且长期的工程,他所需要的是营造一个足够优良的环境氛围,在这个过程中一定会需要每一个成员的付出与坚守。学校为校园文化建设营造了优良的设施和制度,在这样的基石上,还需要每一个教师去完善并使之丰满。作为一名青年教师,唯有不断地学习和进步,积极地参与到学生群体之中去,做一名有感染力、有号召力、道德品质优良的青年教师,从而为河北医科大学的校园文化建设贡献出自己的青春。

第二篇

02

| 党团文化篇 |

加强引领　多措并举　扎实做好民主党派统战工作*

摘　要：民主党派成员是学校建设发展的重要智力资源。学校做好民主党派统战工作，要做到高度重视，加强引领增进共识；宏观指导，积极协助党派搞好组织建设；举荐安排，努力为党派干部搭建平台；联谊交友，积极推进党外协商民主；成立社院，进一步加强和规范党外干部培训工作。

关键词：民主党派；统战工作；民主协商；社会主义学院

我校有民主党派成员 500 余人，设基层委员会（总支）6 个，支部 17 个。学校许多省内外知名专家、学术带头人、教学医疗骨干都是党派成员，是学校建设发展的重要智力资源。多年以来，校党委一直高度重视统战工作，对党派成员高看一眼，厚爱一层，积极为他们搭建平台，协助他们搞好思想组织建设，取得了满意成效。

一、高度重视，加强引领增进共识

我校采取大统战的工作格局，统战工作由党委书记亲自分管，统战部牵头协调、组织人事密切配合、二级单位党组织具体负责，各部门通力合作，齐抓共管。校党委每年都要专题研究民主党派工作，遇到重要事宜随时研究解决。

根据新一代党派人士特点，我们积极探索创新工作方法，加强政治引领，提出并践行用"实"引导、以理服人，用"心"引导、以诚待人，用"情"引导、以人为本。几年来，我们先后组织了"把握政党制度内涵，提高参政议政能力""社会主义核心价值体系和多党合作中的价值共识问题"等专题报告会，开展了"重温历史、同心同行"等主题教育活动，组织到西柏坡、台儿庄、微山湖、卢沟桥、城南庄等红色基地参观学习，接受革命传统教育。

结合部分党派成员的思想实际，我们引导各党派组织学习各自的党章党史、

---

* 陈潜、赵淑英、习亚莉：河北医科大学党委统战部。

中国革命史、统一战线与多党合作史,并就"入党为什么? 在党干什么? 为党留什么?"开展大讨论,进一步端正入党动机,增强党性观念,传承老一辈民主人士的信念、情怀、品格,增进共识,自觉接受中国共产党的领导,努力为学校和省市建设贡献智慧和力量。

二、宏观指导,积极协助党派搞好组织建设

在组织发展上,我们按照《河北省民主党派组织发展工作规程》,加强宏观指导,及时与党派、二级单位党组织沟通协调,积极协助,把好政治素质两关,坚持做到以体现党派特色和优秀中青年骨干教师、医护人员为主,以代表人物为主,以协商发展和提高现有成员自身素质为主,保证党派组织健康稳步发展。应党派的请求及组织建设的需要,我们也注重协助党派,物色推荐发展对象,近两年来,分别向民革、民进省市委推荐了四名思想品德好、专业能力强并有行政管理经历的高端人才。

在班子建设上,指导各党派制定长远规划,注重后备干部的选拔培养,按照"中年担当重任、青年作为后备人选加强锻炼和培养、老同志起到传帮带作用"的三结合模式,搞好梯队建设。努力把思想品德好,政治素质高,在专业上有一定知名度和代表性,能够同党中央同心同德、合作共事,具有较强参政议政能力,热心党派工作,并得到多数成员认可的同志推荐选拔为班子成员。

三、举荐安排,努力为党派干部搭建平台

我校高度重视党派干部的选拔培养,积极创造条件,多方举荐,大胆使用,努力为他们施展才能、发挥作用搭建平台。近几年先后选送十余人参加国家和省社会主义学院培训学习,四人到市县或高校挂职锻炼。另外还向省委统战部重点推荐了五位党派干部。经过努力,一批优秀党派干部进入领导岗位,其中厅局级两名,一支具有较大规模和较强组织管理与参政议政、民主监督能力的党派干部队伍已经形成。学校现有党外副校长三名、正处七名、副处14名。有四人在党派中央任职,其中副主席一人、常委一人;党派省委主委一人、副主委四人;党派市委主委三人、副主委五人。本届人大、政协,我校共有57人当选市级以上代表或委员,其中全国人大常委一人、代表三人,全国政协委员一人;省人大常委三人、代表三人;省政协副主席一人、常委四人、委员15人;市人大常委两人、代表五人,市政协副主席两人、常委两人、委员15人。有省政府参事一人,省文史馆馆员两人,省侨联副主席一人,省台联副主席一人,省党外知识分子联谊会名誉会长一人,市台联主席一人,市侨联副主席一人,市党外知识分子联谊会副会长一人。近日市政协换届人选推荐时,我校共有 20 名民主党派成员被推荐为市政协委员。

四、联谊交友,积极推进党外协商民主

"做好新形势下统战工作,必须掌握规律、坚持原则、讲究方法,最根本的是要坚持党的领导;必须正确处理一致性和多样性关系;必须善于交友。"根据中央、省委统战工作会议精神,我校重新修订了关于进一步加强统战工作的意见和联谊交友实施办法,在坚持以诚相见、平等相待、求同存异、双向交友等基本原则的基础上,进一步明确了交友内容,健全了经常联系、信息反馈、考核制度等保障措施,新增了党员领导干部联系党派组织机制,规定校院两级党员领导干部,每人至少联系一个党派组织,都要参加党派组织活动,听取意见建议,协助搞好组织思想建设。目前,七名校级党员干部共与 41 名党外人士交友,45 名处级党员干部与 136 名党外人士交友,开展人对人、面对面、手拉手、心连心的教育引导工作。

为了充分发挥党外人士的作用,积极推进学校协商民主广泛多层制度化发展,起草了加强党外协商民主建设的实施办法。党委把学校建设发展规划、年度工作计划,学校党委、行政制定的有关重要文件;拟提交学校教代会审议通过的校长工作报告和关系全校建设发展全局的重大举措;涉及教职工切身利益的重要事项和学校有关人事安排变动情况等,都列为党外协商民主的内容。党委鼓励支持各党派团体就学校改革发展中的全局性和战略性问题,提出具有前瞻性、针对性和可行性的意见建议,可以个人名义直接向学校党委、行政反映情况、提出建议。

五、成立社院,进一步加强和规范党外干部培训工作

为了提升党外干部的五种能力,进一步加强和规范党外干部培训工作,2015年学校正式成立了社会主义学院,党委聘请省政协副主席、农工党河北省委主委段惠军副校长任院长,并增拨专项经费用于党外干部培训学习。利用暑期,社院先后举办了以学习中央统战工作会议精神和习近平系列重要讲话为主要内容的"中青年归国学者读书班"以及以"五一口号"为主线的统一战线各界代表人士专题培训班,共培训学员 102 名,学校在各党派省市委任职的领导及基层组织负责人也一同参加了学习。

多年来,我们采取请进来走出去,校内校外相结合,专题教学与现场教学相结合等多种形式开展培训。在师资上,既充分利用自己的资源,也聘请省内外一些知名专家学者、党派领导来校授课。在教学内容上,按照中央和省委的要求,既考虑统战的特点、形势的需要,又结合高校的实际与知识分子的特点,精挑细选,注重实效;根据专题教学的内容,有的由我们社院单独组织,有的与学校党校共同组

织。在现场教学上,我们充分利用省内的统战资源,以西柏坡、李家庄、城南庄等为基地开展教学,同时也尝试选择统战资源雄厚、特点突出的省市如重庆,让大家分期分批走出去培训学习,进一步开阔视野,增长知识。

此外,在培训安排上,我们尽可能地留出时间与空间,让大家有机会交流沟通相互学习。我们不拘泥交流形式,既有正式的座谈讨论,也有非正式的个别交流。在座谈交流中,我们涉及内容广,形式灵活,气氛活跃,大家既可以谈工作,谈专业,谈人生,谈感悟;亦可就统战理论,工作中的疑惑等提出问题,共同探讨。各党派就组织建设发展、参政议政、建言献策、开展活动、服务社会等进行交流切磋。统战干部就如何做好政治引领,如何支持协助党派做好组织发展与建设,如何开展活动,成功的经验、失败的教训、遇到的困难、存在的问题等进行研讨。通过座谈,大家不仅交流了思想,研讨了工作,增进了共识,同时也拉近了距离,融洽了感情,增进了友谊,起到了开阔视野、取长补短、相互学习、共同提高的作用。

根据第二次全国、全省高校统战工作会议精神,结合学校实际,今后我们将重点开展以下几项工作:一是重心下移,进一步做好基层统战工作;二是积极协助各党派,做好新一代旗帜性人物的选拔培养、推荐安排,切实搞好班子梯队建设。三是双向交友、加强互动,特别是党外对党内的交流互动,进一步调动党派人士的积极主动性,画出最大同心圆。

搭建平台　加强引领　着力做好归国学者统战工作[*]

摘　要：学校党委一直高度重视归国学者工作，积极探索创新工作方法，特别是中央统战工作会议召开以来，以中青年归国学者为着力点，采取了一系列重大举措。学校搭建平台，成立归国学者联谊会；成立社院，举办中青年归国学者读书班；重点培养，多方举荐切实做好使用安排；联谊交友，画出最大同心圆。这些举措极大调动了归国学者的积极性，为学校健康持续发展凝聚了人心，汇聚了力量。

关键词：归国学者；统战工作；社会主义学院

我校有归国学者320余人，他们多为省内外知名专家、学术带头人、教学医疗科研骨干，是学校建设发展的重要智力资源。特别是近几年来，中青年归国学者迅速成长，多人承担国家自然科学基金或863、973项目，在SCI及国家级核心期刊等发表影响较大的学术论文，有的获国家科技进步一、二等奖，有的入选国家"百千万人才工程""有突出贡献中青年专家""青年千人计划"及省百人计划，有的入选国家专业学会的理事、常务理事等。多年来，校党委一直高度重视归国学者工作，积极探索创新工作方法，特别是中央统战工作会议召开以来，我们以中青年归国学者为着力点，采取了一系列重大举措，其中成立归国学者联谊会和社会主义学院被党委列为2015年全校38项主要工作之一，归国学者统战工作全面推进呈现可喜局面。

一、搭建平台，成立归国学者联谊会

归国学者既是我校现今的栋梁，亦是学校明天的希望。为最大限度地调动广大留学归国学者的积极性，畅通他们与学校及其相互之间的沟通交流渠道，党委决定为他们搭建平台，成立"归国学者联谊会"。本着精简、高效、服务、办事的原则，我们打破常规，联谊会在组织机构上只设会长、干事长、干事几个职位；在人员

---

* 赵淑英、陈潜、习亚莉：河北医科大学党委统战部。

上力争为更多的归国学者提供平台,除两位牵头人外,其他人选均安排工作热情高、留学时间长、学术造诣深、专业后劲足、无领导职务、无其他平台的中青年归国学者;在工作上以任务内容为导向,实行轮值主席制,让更多的人能够参与其中,施展才华,发挥作用。截至目前,联谊会已发展会员220余人。去年8月份,我校归国学者联谊会集体加入"河北欧美同学会·河北留学人员联谊会",设立河北医科大学分会,为广大归国学者进一步发挥人才库、智囊团和民间外交生力军的重要作用,积极投身京津冀协同发展和经济强省、美丽河北建设,提供了更为广阔的舞台。

二、成立社院,举办中青年归国学者读书班

2015年7月,学校社会主义学院正式成立,党委聘请省政协副主席、农工党省委主委、副校长段惠军同志担任院长。根据中央统战工作会议精神,社院首期举办了"中青年归国学者读书班"。读书班共培训学员52名,以中青年归国学者为主,有担任各民主党派、统战团体的省市领导,有五位校领导一起参加了学习,其中书记、校长、社院院长(副校长)亲自登台授课。此外,我们还特邀学校两办、组织、人事等部门领导参加,以便相互了解,交流交友,同做工作。

读书班以学习中央统战工作会议和习近平总书记系列重要讲话精神为主要内容,结合"三严三实"教育活动,并针对学员特点和当前社会普遍存在的思想领域的热点问题,以及如何跟上大数据的时代步伐,如何掌握正确的思想方法和工作方法等问题,邀请我校社科部武菊芳教授、校长崔慧先教授、清华大学覃征教授、副校长段惠军教授和党委书记翟海魂教授分别作了题为"坚定信仰,铸就中国崛起的精神之魂""浅谈做人做事""大数据对未来社会的影响""汲取古人智慧,涵养崇德精神"和"学习习近平总书记重要讲话,努力掌握做好工作的看家本领"等专题讲座,为学员们坚定信仰、树立正确"三观"及今后的工作、学习、生活提供了全新的思路和可借鉴的宝贵启示,收到了良好效果。

三、重点培养,多方举荐切实做好使用安排

"用才之基在于储才,储才之要在于育才。""人才成长既靠个人能力,更靠组织培养。"多年来,校党委对归国学者党外干部高看一眼、厚爱一层,不仅在教学、医疗、科研方面敢于给他们压担子、交任务,让他们当主力、唱主角,而且在管理、参政议政等方面,也把他们列为重点培养对象,积极为他们的锻炼成长搭建平台、创造条件。近三年全校选送四名处级干部到市县或高校挂职锻炼,其中三名是党外归国学者。在安排使用上,党委坚持"使用是最好的培养"这一工作理念,大胆

起用优秀归国学者,目前全校归国学者中有 8 人担任校级领导、26 人担任处级干部。与此同时,我们还因才施用,多方举荐,积极做好归国学者的政治安排,充分发挥他们的应有作用。在本届人大、政协中,我校共有 57 人当选市级以上代表或委员,其中归国学者 19 人。目前,在全校归国学者中,有四人在党派中央任职、五人在党派省市委任主委或副主委,有省政府参事一人,省文史馆馆员两人,省侨联副主席一人,省台联副主席一人,省党外知识分子联谊会名誉会长一人,市台联主席一人,市侨联副主席一人,市党外知识分子联谊会副会长一人;近日市政协换届人选推荐时,我校共有 11 位归国学者被推荐为市政协委员。此外,经推荐我校有一人被聘为中国侨联特聘专家,六人被聘为省侨联特聘专家,五人获中国侨界创新人才贡献奖。可以说,一支具有较大规模和较强组织管理能力、参政议政能力的归国学者党外干部队伍已经形成。

四、联谊交友,画出最大同心圆

习近平总书记指出,做好新形势下统战工作,必须掌握规律、坚持原则、讲究方法,必须善于联谊交友。2015 年我们重新修订了联谊交友实施办法,调整了交友名单,在坚持"平等坦诚、尊重包容、双向交友"原则的基础上,进一步明确了交友内容与保障措施。由党委书记亲自负责联系归国学者联谊会,并要求校、院领导干部,都要密切联系中青年归国学者和党外知识分子,关注他们的工作、学习,关心他们的生活、成长,真诚与他们交友,切实帮助他们解决实际问题。

上述举措极大调动了归国学者的积极性,为学校健康持续发展凝聚了人心,汇聚了力量,画出了最大同心圆。一是进一步增强了归国学者对中国特色社会主义共同理想的理解与认同,广大归国学者都能够正确分析对待东西方文化、社会制度、思维方式、价值取向的差异,政治共识进一步增强,理想信念更加坚定。二是有效拉近了归国学者与党委的距离,增进了互信,融洽了感情。归国学者就办学理念、高校改革、"十三五"规划、国内外新闻、工作生活等随时与书记、校长微信交流互动,书记、校长也经常出题与大家一起讨论。三是进一步增强了归国学者的主人翁意识和责任感、使命感,工作热情空前高涨。归国学者更加关注、关心学校的建设发展,积极建言献策,更加爱校爱岗。联谊会成立以来,他们年年主动参与学校迎新,为新生及家长释疑解惑;召开了屠呦呦获诺贝尔奖座谈会,倡导学习楷模,积极作为;举办了"历史启迪与科技创新"研讨会,投身学校教学改革。四是进一步促进了归国学者之间的学术交流与科研合作。他们通过这个平台,相互了解、交友交心、互通有无、资源共享,有的已开始合作或达成合作意向,有的正在探讨合作途径。五是通过他们的示范感召、免费宣传以及与海内外学人友人的联系及牵线搭桥,为学校的引智、引资、引项目及国际合作办学等奠定了良好基础。同时,他们通过人大、政府、政协及人民团体等多种途径参政议政。近年来,学校归国学者在各领域提交议案、提案等百余项,其中多项被列入省政协重点提案。

学生为本 服务至上 大学生事务服务中心的实践与探索*

摘 要:大学生学生事务服务中心是一个集事务办理、咨询服务、工作交流和素质拓展于一体的一站式服务平台。通过"便捷、专业、高效、共享"为大学生学习、生活和发展提供服务;是一种集中化、高效率、集约型的办公模式,中心涉及大学生学习及日常生活的各项事务,进行集中咨询和办理工作,是学校全面贯彻落实"学生为本"的重大举措。

关键词:学生事务;一站式;师生交流;思想引领

河北医科大学学生事务服务中心于 2015 年 12 月 14 日正式面向学生开放。该中心是在学校党委积极倡导下成立的,以秉承"学生为本、服务至上"为宗旨的学生事务服务平台。设计伊始具有积极的顶层设置和明确的行为愿景,其实践实质上是高等教育大众化背景下校园事务管理对新公共管理理论的实践,是对以人为本、需求为导向工作模式的探索,更是对校园服务功能的强化。

一、"一站式"服务,一心为你

中心以提供高效服务为核心,整合分散到各职能部门与学生密切相关的事务,通过固定办公场合予以集中优化办理的一种服务模式。以帮助学生成长、解决学生困难、方便学生办事、维护学生权益为目标,围绕学生的教务管理、帮困助学、后勤保障、就业指导、在线咨询等实际需要,由教务处、学生处、安全工作处、后勤管理处、研究生学院、就业指导中心等部门在学生事务服务中心分别设立服务窗口,为广大同学提供方便、快捷、高效的"一站式"服务。旨在为学生提供更加便利和高效的服务,提高办事效率,降低学生办理事务的成本。

学生事务服务中心实行首问责任制,坚持以规范、高效为原则,按照"重心前

---

* 史广玉,臧国庆:河北医科大学学生处。

移、工作前置"的要求,将服务与育人相结合,协调与监督相结合,通过规范管理、完善功能、优化机制、热情服务等措施,不断提高服务质量和服务水平,不断将中心建设成为教育的阵地、咨询的窗口、办事的平台,全力打造"学生之家"。

二、交流共进步,沟通促和谐

为进一步丰富我校学生事务服务中心服务内涵,使之不仅成为服务学生的窗口,同时成为师生交流、促进成长的平台,中心于 2016 年 6 月增设了"师生交流吧",互动平台,由学工老师自设主题,学生根据自己感兴趣的主题内容自愿报名参加,与同学们交流互动,或通过征集学生们平时比较关心的问题,由学生处聘请相关领域的专家来事务中心为学生们解答。二十余名老师通过"倾听与倾诉——和大学生朋友聊聊大学生活""共建和谐班级　沟通从'心'开始""职业生涯拍卖会"等主题活动,与广大同学们交流互动,取得了良好效果,增强了师生之间的互动与交流,为促进和谐的师生氛围搭建了更好的平台。

学校领导也非常关心学生事务服务中心开展的各项活动,多次来到学生事务服务中心与在场的老师同学们亲切交流,对"师生交流吧"给予现场指导,并予以充分肯定。学生们在轻松、愉快的氛围下思索、感悟、分享,不仅缓解了紧张的学习压力,也学到了知识、启迪了思想,促进了师生间的情谊。

三、思想引领助成长

为落实习近平主席在全国高校思想政治工作会议上的重要讲话精神,坚持立德树人,强化思想引领,把握高校意识形态的领导作用,引导广大青年学生形成正确的世界观、人生观、价值观。中心增设辅导员接待咨询处,以"解决思想困惑;规划学业发展;树立职业目标;成就理想人生"为宗旨,更好地解决学生中存在的思想和成长问题,为中国特色社会主义事业培养合格医学人才。

辅导员是大学生成长道路上的最重要的老师和朋友,是高校学生工作的重要组成部分,对学生的成长和发展有着非常重要的意义。在交流过程中,一方面有助于辅导员深入了解来自学生内心的真实感受,学生的需要以及产生某些行为的动机;另一方面可以获得来自学生方面正确信息的反馈。从而使辅导员得出正确判断,做出科学引导,加强工作的针对性,促进工作顺利开展。辅导员通过对学生的积极正确引导,发挥学生的积极性和主动性,促使双方在认识上取得一致,相互理解,相互支持,最终使个人的目标与集体目标达成一致,同时培养学生分析和解决问题的能力。

浅谈高校学生党员党性教育实施策略[*]

摘　要:如何加强学生党员队伍建设是高校党建工作必须认真思考和积极探索的重大现实问题。在梳理高校党建工作中,通过对大学生党员基本素质情况调研,针对数据分析中,在党性教育实施策略方面存在的一些薄弱环节,从加强入党前培养考察、入党后继续教育和学生党支部建设等方面提出一些对策和建议。

关键词:学生党员;党性教育;创新

党性教育是当今高校大学生思想政治教育中的重要一项。针对独立医科院校学生特点以及党建工作情况发现强调党性教育是加强大学生党员思想建设的重要渠道。习近平总书记指出,在干部教育培训中,理论教育是根本,知识教育是基础,党性教育是关键。中央组织部最新党内统计数据显示,截至 2017 年底,中国共产党党员总数为 8860 多万名,增幅为 1.8%,高校学生党员数量也逐步增长,思想政治素质不断提高,但是也必须清楚地意识到:在学生党员中仍然存在思想上难以真正入党,对学生党员的基本教育流于形式,党员意识相对弱化,积极作用发挥不畅等问题。在入党前的培养考察、入党后继续教育和支部建设等方面也都有不同的缺陷和不足,如积极分子培养对象定量化,前紧后松,后续教育未能系统化,难以持久进行,支部建设务虚多务实少,这些因素在一定程度上影响了党建工作的深度发展,应引起高度重视。

一、高校大学生党性教育实施策略方面存在的问题

党性是一个政党固有的本性,是阶级性最高和最集中的表现。随着我国经济高速发展,新形势下大学生面临很多新问题、新挑战,因此,深入扎实持久地开展大学生党性教育工作,探索加强大学生党性教育的新渠道和新方法,提高大学生党员素质、增强大学生党员党性、发挥大学生党员先锋模范作用势在必行。通过

* 于丽英,李苗,梁晓芸:河北医科大学临床学院。

高校共青团工作、思想政治工作和一线辅导员工作的经验,笔者认为对大学生的党性教育长期以来处于较薄弱态势,实施策略与实际效果相差甚远,其具体表现为:

一是学生入党动机不端正现象较普遍地存在。有的学生是为了利用党员身份在奖学金、优秀学生干部、三好学生等评定工作中给自己加分,获得优先权而申请入党;有的学生是为了在毕业后找工作时增强竞争力而要求入党;还有的学生为了显示自己比其他同学优秀,用党员的身份在家人、朋友、同学面前炫耀而申请入党等。

二是忽视了社会环境的影响和学生在思想体系形成、知识接受上的差异,对党的理论知识系统学习不足,仅靠党课培训时的讲授,这种短时的、分散的、突击式的教育,致使党性教育出现表面化、片面化,随意性等问题,教育效果不尽如人意。另外,党性教育内容与现实相脱离,缺乏专业性、针对性、时效性、目标性的教育。

三是党性教育渠道陈旧单一,载体较少,形式古板,措施不具体,无持久性。只注重一般模式的党建课程教育,未能更好地与时俱进和创新,未能更多地采用大学生喜闻乐见的形式来增强对大学生的吸引力。忽略了大学生认识世界、接受教育的多元化,多样化的特性与时效性。

二、大学生党性教育现状调查与分析

(一)研究对象、研究方法

本研究于 2014 年 3~4 月对河北医科大学临床学院在校学生党员进行问卷调查。本研究共发放调查问卷 86 份,回收问卷 86 份,回收率 100%;其中,有效问卷 84 份,有效率为 96.5%。在被调查的群体中,正式学生党员 42 名,预备学生党员 42 名;其中,大一年级正式学生党员 8 名,预备学生党员 8 名;大二年级正式学生党员 14 名,预备党员学生 12 名;大三年级正式学生党员 20 名,预备学生党员 22 名,具有比较合理的代表性。专业涵盖了该医科院校的所有专业。

本次研究采用 SPSS19.0 统计学软件对调查结果进行分析。

(二)研究结果

1. 大学生党员对党性教育关注程度的分析

调查研究大学生党员对党性教育的关注程度,分别针对党的理论知识、党组织活动和对时事政治的关注程度三个方面。结果如下表1:

表1 大学生党员对党性教育关注度分析(n=84)

对党性教育关注程度	频数	百分比	排序
关注党组织活动	83	98.8%	1
关注时事政治	82	97.6%	2
关注党的知识	73	86.9%	3

调查结果显示,大学生党员对于党性教育主要集中在关注党组织的活动和时事政治方面,这两方面的百分比分别为98.8%和97.6%;另外,大学生党员对党的理论知识关注度为86.9%。由此可见,相对于理论学习,大学生党员更希望通过党组织的活动和时事政治这两个方面来表达对党性教育的关心程度。

2. 大学生党员开展党性教育多渠道分析

为了研究大学生党员开展党性教育的渠道情况,从而更好地对大学生党员进行有效的党性教育指导,笔者经过调查发现在党性教育渠道上,学生正式党员和学生预备党员不存在显著性差异(P>0.05),同时,数据还显示大学生党员希望通过党课、网页、论坛、微信等渠道接受党性教育。如表2所示。

表2 大学生党员开展党性教育渠道的t检验

	党课	网页	论坛	短信	微信	日志	QQ空间	微博	其他
正式党员	0.76 ± 0.43	0.90 ± 0.29	0.74 ± 0.45	0.26 ± 0.45	0.62 ± 0.49	0.55 ± 0.50	0.50 ± 0.50	0.19 ± 0.40	0.35 ± 0.48
预备党员	0.69 ± 0.47	0.81 ± 0.40	0.52 ± 0.51	0.29 ± 0.46	0.60 ± 0.50	0.40 ± 0.50	0.45 ± 0.50	0.07 ± 0.26	0.19 ± 0.40
t	0.728	1.244	2.062	−0.242	0.221	1.309	0.432	1.623	1.723

3. 大学生党员党性教育形式多元化分析

在新环境和新形势下,大学生党性教育实践形式也在不断发生变化,本研究对大学生希望开展的党性教育实践形式设计了复选题。结果如图1:从图中我们可以看到有82.7%的大学生希望采用青年志愿者的形式开展党性教育,对党课学习、时事政治学习和社会实践的形式所占的百分比基本相等,分别为62.4%、64.5%、64.0%,而名家讲坛、先进事迹学习所占百分比较低。

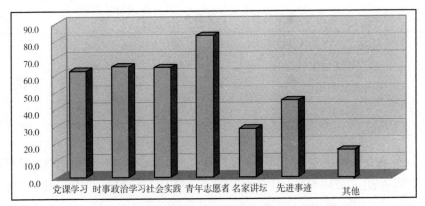

图1 大学生党员党性教育形式多元化分析

三、大学生党员党性教育的实施策略思考

（一）构建高校学生基层党建管理组织，是实施对大学生党性教育的重要保证

通过对大学生党性教育方面问题的分析，我们感到高校党性教育在发展过程中，存在入党前重视考察培养，入党后忽视持续教育。这种现象一方面与现有的体制有关，另一方面也与医科大学学生学业压力较大，基础学习与见习、实习不在同一所院校有关。以高校基层党组织为依托，加强学院与见习实习医院沟通，使党性教育形成制度性、连贯性、人性化、终身化。从而实现对大学生党员进行多方位、多形式深化的党性教育。从本研究可以发现大学生党员对党性教育非常关注，特别是对党组织活动和时事政治的关注度高达97%以上。所以提倡坚持以党组织活动为主导，采取理论知识学习与时事政治学习相结合，针对医学生特点，开展党务知识培训与医德教育相结合、课堂学习与各种社会实践活动相结合等方式，才能不断提高学生党员整体素质，促进学院学生工作的顺利进行。

（二）完善制度、优化格局，开辟高校教育、管理、服务学生党员的新渠道

在新形势下，进一步加强和改进学生思想政治教育工作，成为高等院校的一项重大课题。党的十八大报告和习近平总书记五四青年节重要讲话向青年传递了强烈的信号，党和国家的宏伟大业向青年发出了深情的召唤。高校学生党员作为青年中的先进群体，理应第一时间响应党的号召，以实际行动带领广大青年为履行神圣使命坚定信仰、储备知识、提升能力。在大学生成长环境、学习和生活方式、思维方式等发生重大变化的当下，高校要发挥学生党支部、学生党员的战斗堡垒和先锋模范作用，就必须立足学生党员群体，积极培育包括精神信仰、价值观

念、心理态势和行为规范等在内的学生党员群体文化。① 这就为我们如何对大学生党员进行党性教育创新指明了方向,应开辟多元化的对大学生党员的党性教育渠道。首先,从制度的建立、完善、落实入手,加强基层党组织建设,如建立党员档案制度、党员活动日制度、党员思想汇报制度、民主评议制度、健全党员监督制度、学生党支部的生活制度,确保党性教育经常化,持久化。其次,以科学化、系统化、信息化、规范化为重点与时俱进。随着经济全球化,信息网络深入发展,大学生党员已不再满足只从党课培训来接受党性教育,希望在内容、形式、载体等方面有所创新,有所提高。充分利用日志、网页、论坛、微信等网络形式来进行党性教育,可有效拓展党性教育的广度。因此,积极拓展党建工作的空间和渠道,开创一个全新的党建工作领域,利用好现代信息技术、传播手段,更有效地使党建工作向深度和广度发展,是时代发展的要求,也是时代发展的必然。

(三)整合资源、优化载体,构建高校学生党员党性教育实践平台

大学生党员作为党员队伍中的特殊群体,他们的素质如何直接关系到党的生命力和党能否永葆先进性,因此,应将注重资源整合和载体优化作为一项重要实施策略。将高校的学生组织、班级、公寓作为拓展学生党性教育的三级平台,依托新平台建立基层党组织,就可以更好地对学生党员进行经常性的党性教育,充分发挥学生党员的先锋模范作用。

我们知道对于大学生党员的党性教育主要分为理论教育和实践教育两种。在理论教育上,优化党课培训载体十分重要。加强大学生党员的理论学习,可引入对伟人原著、党史的系统化学习、自由讨论、时事政治分析、案例解析、先进事迹学习等教学方法,改变以往灌输式教育,提高党课培训魅力,促使大学生党员通过对理论的深入理解,进一步加强和坚定思想信仰;在教育实践上,把握好社会实践载体的脉搏,与时俱进。引导学生党员将理论知识与现实生活相结合,培养学生在复杂多变的社会生活中掌握运用好所学理论知识,洞察时态,明辨是非,提高分析问题、解决问题的能力和抵制不良现象侵蚀的自觉性。可将青年志愿者活动作为社会实践的桥梁,积极引导大学生党员参与,弘扬为人民服务、无私奉献精神,培养大学生党员新时代理想人格,树立美好和谐的心灵。

---

① 楼晓英. 积极培育大学生党员群体文化[N]. 光明日报,2013-08-29,(14).

强基固本　构建和谐高效的大学行政文化*

摘　要:在优质校园文化的培育工程中,大学行政文化的构建不可或缺。强化服务意识、遵循行政规律、崇尚做事文化,是大学行政文化的根本。牢牢把握这三个关键点,构建和谐高效的大学行政文化,倡导行政人员主动融入学校中心工作和发展大局,自觉为教学、科研和师生做好服务,凸显行政文化对学校各项事业健康发展的保障和推动作用。

关键词:大学;行政文化;构建

校园文化是大学核心竞争力的重要组成部分,对大学的发展有潜移默化的促进作用。作为大学文化的重要组成部分,大学行政文化,是在为教学科研等学校中心工作服务的过程中,全体行政人员共同拥有、共同遵守的传统、习惯、道德、作风、价值观念,是学校行政管理工作中无形的制度和规范。优秀的大学行政文化,聚人心、达共识,既能充分激发每位行政人员的自主性和创造力,又能使他们自觉协调一致、团结一心,为学校的中心工作共同努力,提高行政管理工作的效能。

一、大学行政文化之本:强化服务意识

每位行政人员都应树立明确观念:大学是教学、科研、学术和思想碰撞的场所,而非官场;行政人员的存在价值是为学术科研尽心服务的管理者,而非官员。学校应遵循教育本位,让学术和教育在校园内起主导作用,行政人员应明确自己的角色定位,树立全心全意为师生服务的理念,强调行政管理工作的宗旨是服务于教学、服务于师生、服务于社会,在工作的各个环节、各个层面上将师生利益放在核心位置,把调动人的主观能动性作为出发点和落脚点。坚持高标准、严要求,强化服务意识,提高服务质量。

---

　*　肖梓怡:河北医科大学党委办公室。

（一）保持敬畏之心

大学是一种学术共同体，是知识生产、知识保存、知识传承的特殊社会组织，教学、科研等学术事物是高校存在的本质意义和第一要务，没有学术就没有高校，行政管理则是服务和保障。大学的行政人员既是行政权力的服从者与执行者，更是全员育人的重要组成部分，是为人才培养和科学研究服务的。大学行政人员，应弱化对权利的追求，凸显对学术和知识的敬畏，崇尚知识，尊崇学术，尊师重教，不断强化"为学术服务"的行政思维。

（二）树立忧患意识

大学行政人员要以更好地为师生服务、为教学科研助力为工作最高标准，正视自己的责任，认清奋斗的动力。保持适度的危机意识，对来自工作的压力，有清醒的判断和认知。保持恒久的上进心，用发展的高度，时时自检自省，克服能力弱点和消极懈怠思想，自我加压，武装新思路，充实新知识，持续精进，力求素质、管理、服务上水平，上一流。

（三）明确职责定位

大学行政人员要保证清醒的头脑和清晰的自我定位，明确"管理就是服务"，积极调整行政文化的发展走向，破除强势化、官僚化、对立化的格局，引导行政人员站位由主导变为主体，由前台退居后台，管理方式由强势转为弱势，由刚性化为柔性①，建立服务型机关。树立大服务观念，服务于学校发展，服务于师生需求，服务于学生成长，将服务意识最终内化为自律意识，从根本上保证行政人员的服务水平。

二、大学行政文化之道：遵循行政规律

文化的建设有其特殊的规律和环境，大学行政人员要细心探究，全面谋划，深入了解行政文化的生长和演变，遵循行政规律，优化布局，推进大学行政文化持续向好。

（一）锻炼学习型组织

守纪律、重效率，形成部门内部和部门之间的包容与默契，营造良好的行政文化氛围。经典管理学图书《第五项修炼》中提到学习型组织的五项修炼——自我超越、改善心智模式、建立共同愿景、团队学习和系统思考。在行政工作中要尝试推广这些方法，用动态的、本质的、理性的、整体的思考和行动，高效沟通协作，抱

---

① 周霁野，郭宇燕．我国大学行政文化刍议［J］．淮北煤炭师范学院学报，2008（1）：158～159．

着相互尊重、相互欣赏、相互理解、相互信任的心态,发现别人的优点、弥合彼此的分歧、宽容对方的过失、理解和尊重人性的弱点。选好合适人,做好合适事,发挥主动性,当好服务者,提升部门的凝聚力和战斗力。

(二)打造良好行政生态

良好的行政文化,需要良好的行政生态,发挥大学里每一个人的积极性,坚持正确的工作价值导向,体现职业态度和职业价值。学校主要领导,要有抓大放小的智慧和勇气,把握好办学理念、学科布局、文化建设、制度政策、资源配置等大局方向;学校副职领导,应更关注细节,重视战术,抓好实施,独当一面;中层干部要以"无功便是过"的准则要求自己,积极主动谋划学校的发展,创新思考,解决问题,成就大事;普通行政人员则应以"无过便是功"为工作底线,兢兢业业、勤勤恳恳做好本职工作,提高自己的职业胜任力。在行政序列中各个层级的干部要各司其职,明确工作定位,上下有序联动,做好沟通和对话,保持稳定、高效的行政生态链条,确保学校日常工作的正常运行。

(三)营造行政文化氛围

优质高效的行政工作,需要宽松和谐的行政文化氛围,依靠文化手段柔性管理,体现人文关怀,凸显大学行政文化的凝聚、激励和导向功能。修炼为人处事、待人接物的艺术,学会沟通合作、信任互助的技巧,拓宽交际范围,与人真诚相待,学会换位思考。调动所有人的积极性、认同感和归属感,步调一致,共同努力,通力合作,务实高效,形成良好的循环发展动力,为教学、科研中心工作提供良好的服务,消除组织运转中的摩擦、冲突,促进和谐校园文化的建设,推动学校各项事业健康、快速发展,每个人都可以在大学的提升中实现个人的提升。

三、大学行政文化之魂:崇尚做事文化

大学行政文化的核心是做事文化,每个行政人员都应该认真思考如何提升自我、踏实做事、搞好服务,以高度的自律性,超强的执行力,绝对的专业态度,适度的创新思维,积累经验,爆发潜能,胜任工作。

(一)坚守学习理念,解决本领恐慌

本领恐慌,就是对要胜任的工作和完成的任务认识不明确,把握不准确,不知怎么办,因此产生的担忧和害怕。面对本领恐慌,唯一的出路就是学习。"非学无以广才",专业素质过硬是提供优质服务的基础。高校行政人员要始终保持一种知识恐慌、本领恐慌、业务恐慌的紧迫感,常感能力危机,常思增能之策,树立学习的情怀、探究式工作的情怀,自觉把学习作为一种态度、一种责任、一种追求,勤于学习、善于学习、敏于学习,不断充实提高自己,一刻不停地增强本领。上安"天

线"，下接"地气"，既要学理论、懂政策、守法度，认真学习党和国家的最新政策精神，用科学的理论知识来分析问题、指导工作，又要充分熟悉校情，心系师生，了解师生的所思所想所盼，提高解决实际问题的能力。

（二）勇于谋划担当，注重行知合一

大学行政人员要坚定求真务实的责任意识和担当精神，对工作有目标，有规划，有管理，有行动，有坚持，不敷衍。大力弘扬亮剑精神，把工作标准调整到最高，把精神状态调整到最佳，把自我要求调整到最严，自觉运用改革思维谋划和推动工作，抓难点、补短板、求突破，善谋敢为。围绕学校长远发展、围绕工作运转全盘、围绕师生所想所盼考虑问题，找准服务大局的切入点和着力点，用"落一叶而知秋"的敏感、"风起于青萍之末"的正确判断和"好风凭借力，送我上青天"的及时推动，因势而谋、应势而动、顺势而为，做推动学校发展的助力者。

（三）实干创新共赢，打造高效管理

大学行政人员要牢固树立勤勉实干的工作作风和质量意识，遇事不推、不拖、不靠，在"实"上出真招，在"新"上求主动。凡事深入调研，安排好计划、制定好标准、搭好沟通桥梁、搞好协调和衔接、把控好节奏、做好复盘，多出硬招实招，多想创新办法，充分发挥主观能动性，用高效的执行力，沉下身来抓好落实，强调过程管理、细节管理、创新管理和效果管理，增强管理的预见性、科学性、严谨性、精致性，打造有能力分析问题、解决问题、完成任务、寻求突破的高质量干部，最大限度、最高效率、最优效果地服务师生。

在高水平大学建设和优质校园文化培育进程中，大学行政文化建设须臾不可放松。大学行政人员应强基固本，做好服务，打造和谐高效的行政文化，主动融入学校中心工作和发展大局，做好学校持续健康发展的坚强保障。

办公室工作礼仪文化刍议*

摘　要：高校工作人员日常接触的多为在校学生及高知群体，因此掌握基本的工作礼仪是十分必要的。学校办公室是学校联接上下、沟通内外的窗口部门，在日常工作中，了解并熟练掌握政务礼仪是办公室工作人员不可或缺的要求和技能，因此，需要掌握仪容仪态、着装礼仪、人际沟通礼仪等方面的基本知识。

关键词：工作礼仪；办公室；仪容仪态；着装礼仪；人际沟通礼仪

礼仪是人类文明的重要组成部分，是社会进步程度的重要标志，也是个人道德修养的集中表现。当前，礼仪建设成为推动我国社会文明进步的重要环节，各级行政机关和事业单位工作人员作为推动社会文明建设的先行者和骨干力量，代表着单位甚至是国家的门面，因此，在日常政务工作中，在贯彻工作礼仪规范中必须发挥先锋模范作用，严格要求自身，将内在要求化为外在行动，以实际表现赢得人民群众的信任和肯定。

具体而言，我校作为高等学府，工作人员日常接触多为在校学生及高知群体，因此掌握基本的工作礼仪是十分必要的。而学校办公室是学校联接上下、沟通内外的窗口部门，在日常工作中，了解并熟练掌握政务礼仪是办公室工作人员不可或缺的要求和技能。工作礼仪包罗万象，不一而足，笔者认为，可以从以下三个基本方面管中窥豹。

一、仪容仪态

（一）仪容

仪容，一般指人的外观和外貌。在公共场所和公开活动中，仪容往往是对方关注的第一对象，也是对方对自己进行初步评价的最主要依据之一。因此，良好的仪容是增加"印象分"的重要手段。具体而言，笔者认为，把握好面部、发型以及

＊　陈沛娜：河北医科大学校长办公室。

手部三个方面,即可形成基本"防护"。

1. 面容保持整洁

面容的整洁并非仅仅包含清洗面部这个基本方面,还包含着其他丰富的内容。例如:男性应当每天早晨剃须,保持面部干净清爽;而女性则应适当化淡妆,适当修整眉毛等,切忌不修边幅。与此同时,如有口腔异味等现象时,应适当注意,尤其在进食一些刺激性食物时,应当适可而止;一旦出现此类现场,应适当清除,如咀嚼茶叶或口香糖等,避免造成不良影响。

2. 头发整理得当

头发往往被认为是人的第二张"脸",因此,将发型整理得当既是彰显自身的需要,也是符合大众审美的必要步骤。一般来说,头发的基本要求是干净、清爽、定期护理;男性不提倡留长发,尽量做到前不覆额、侧不掩耳、后不及领;而女性的头发则主要要求与身高相匹配,既不要太长,也不要太短。

3. 手部美观卫生

所谓美观卫生,即工作人员既要保持手部干净清洁、勤洗手,又要保持美观。具体而言,指甲应定期修剪,不要留长指甲,指甲长度不应超过指尖;除了手本身,手臂也应当保持干净,如有较为明显伤疤等,应适当遮掩;此外,在正式场合中,手臂最好不要裸露,长袖衣服比短袖衣服更加正式规范。

(二)仪态

身为办公室工作人员,当出现在一些公共场合时,应有适宜举止配合自身的精神面貌,总体而言,办公室工作人员仪态要求为:张弛有度,得体大方。

以下,笔者将从头部动作、站姿和坐姿等三个方面分析具体要求。

1. 读懂头部动作

在人的日常交际中,头部动作往往是隐含意义最为丰富的肢体动作之一。抬头、低头、头部倾斜等都有着不同的意义。在日常交流中,保持抬头姿势往往是自信的表现,同时也体现出了对对方的尊重,如果将头高抬,则会适得其反,给人以傲慢之感;头部倾斜往往预示着对当前的话题表示出了兴趣;而低头则需要视情况而定,既有可能是否定或不感兴趣,也有可能是情绪不高的体现。因此,在日常交流中,我们必须时刻注意自身动作,防止失礼现象发生,并读懂对方的头部语言,适时作出正确反应。

2. 站姿保持挺拔

在非正式场合,往往可以站得休闲一些,保持身体放松;而在正式场合,作为办公室工作人员,一定要保持站姿挺拔,要抬头挺胸,双手自然下垂,收腹提臀,而非一条腿站直,另外一条腿在一侧虚立。

3. 坐姿适时而变

在不同场合,我们的坐姿往往不同。而不同的坐姿也往往代表我们不同的心态。在正式场合,尤其是有领导在的场合,如果是沙发,我们应当将上身立起,略微向前倾斜,双手自然放在膝上,绝不要斜靠沙发或仰靠沙发,以免被误以为对领导不尊重;而如果是椅子,我们则最好不要坐满椅子,以坐三分之二或一半为宜。

二、着装礼仪

办公室工作人员着装也是一个不容忽视的问题,如果着装不合宜,则很有可能给人留下不良印象。以下,笔者将简要分析办公室工作人员在工作中应当特别注意的服装搭配问题。

着装是体现个人品位及态度的重要标志。总体而言,服装搭配要符合场合要求,在日常工作的正式场合,着装往往有以下要求:

（一）款式搭配原则

款式搭配即通常所说的风格相似,例如,如果穿的是西裤,则一定要配皮鞋;而如果身着正装,则一定要避免穿白袜子。也就是说,服装款式在风格上应当是一致的。

（二）色彩搭配原则

在日常工作中,根据场合的不同,对衣服的色调也有不同的要求。例如,如需在公众场合发言,则最好搭配具有冷色调的服装以示庄重,例如藏青色或蓝色等;而如果想营造融洽感和轻松的氛围,那么棕色或白色等暖色调的衣服则是不错的选择。

（三）配饰搭配原则

针对场合的不同,本着与服装风格匹配的原则,配饰的使用也应当有一定的规范。在办公室日常工作中,可以侧重介于正式场合的那种体面庄重的配饰和休闲场合那种轻松自然配饰之间的选择。

三、人际沟通礼仪

人是具有社会属性的群居群体,在办公室亦是。作为窗口部门,办公室工作人员每日交往人员组成较其他部门更为复杂,这就对办公室工作人员的人际沟通能力提出了更高的要求。笔者认为,办公室工作中人际沟通礼仪应该主要从以下几个角度入手:

（一）态度真诚友好

在与人沟通交往中,首先应当具备的便是诚意和良好的心态,尤其在工作中,应当本着换位思考的原则,保持谦恭,让对方感受到尊重,这样才能推动工作顺利进行。

(二)语言规范客气

日常工作中,使用规范的语言是对办公室工作人员的基本要求,除了尽量使用普通话之外,还有一些其他要求,如改掉不合适的口头语、避免忌语;语言表达清楚、生动;传达信息尽量简洁准确到位等。

(三)承诺言出必行

在工作中,要特别重视自己的承诺,不要失信于人。不要轻易做出承诺,如果做出承诺,则一定要努力实现。我们在生活和工作中的每个细节,都是在树立自己的品牌和形象,它虽然没有多少经济价值,但却比经济价值更值得我们追求。

服务、接待是办公室的重要职能,也是办公室工作人员的重要工作内容之一。在日常工作中,良好的礼仪修养,是办公室工作人员的必备素质,也是办公室工作水平的重要体现。因此,在日常工作中,我们应当努力提升自身的礼仪文化修养。

高校审计制度文化探析*

——经济责任审计制度在高校的执行现状及改进措施

摘　要:高校审计制度文化是高校制度文化的重要组成部分,它可以有效约束教职员工的行为,在财经法纪上,维持高校的正常运行发展。高校经济责任审计制度作为高校审计制度文化的一部分,其成熟与否对高校审计制度文化建设具有重要意义。加强高校经济责任审计制度建设,健全经济责任审计制度并有效贯彻执行是完善高校审计制度文化的一项重要举措。

关键词:高校;高校审计制度文化;经济责任审计制度

一、高校审计制度文化与经济责任审计制度的关系

高校审计制度文化是维护高等学校平稳运行的有力保障,加强高校制度文化建设可以有效约束教职员工的行为,同时也是培养高校校园文化的一项重要举措,以此更好地支撑高校校园文化建设,对规范学校管理,促进高校增收节支,提高资金使用效率具有深远意义。经济责任审计制度是高校审计制度的一部分,其作用主要是规范高校领导干部的经济行为,增强领导干部责任意识,约束领导干部手中的权力。1997 年,教育部颁布《高等学校有关行政负责人经济责任审计实施办法》(教审〔1997〕2 号),2011 年,教育部又印发了《教育部关于做好教育系统经济责任审计工作的通知》(教财〔2011〕2 号),强调要进一步做好教育系统经济责任审计工作,并针对审计内容做了明确说明。2016 年,教育部制定了《教育部经济责任审计规定》(教财〔2016〕2 号),为健全完善教育部经济责任审计制度,加强对直属高校、直属单位主要领导干部和驻外教育机构参赞的管理监督提供了制度依据。种种迹象表明,加强经济责任审计制度建设,有效开展经济责任审计工作,对完善高校审计制度文化建设具有重要意义。

---

　*　杨硕:河北医科大学审计处;董策:河北医科大学财务处。

二、高校经济责任审计制度执行现状

当前高校经济责任审计制度并未在高校的发展运行中得到良好的执行,其作用的发挥受外部与内部因素的影响,主要表现在以下两个主要方面。

(一)外部因素对经济责任审计制度执行的影响

1. 审计部门设置不合理

按照2009年第3203号《内部审计实务指南——高校内部审计》要求,对于规模较大的高校,年收入5亿元以上或教职工人数在3000人以上,应设置独立的审计部门,然而,事实情况却并非如此。当前各大高校中,有些高校设置了独立的审计部门,但仍有不少高校尚未能够建立独立的审计部门,审计部门与纪检、监察部门合署办公已成为很多高校的常态化设置。由于纪检、监察、审计各自的工作职能、目的及开展工作的具体要求都不尽相同,这样设置的审计部门极易导致出现专业性不强的问题。并且,审计部门人员配备偏少,发表意见会受到高校内部人际关系的干扰,鉴于此,审计人员很难站在客观、公允的立场上发表意见。

2. 经济责任审计工作得不到重视

由于审计部门在高校成立的时间比较晚,目前在高校仍属于新生代的部门,并且高校开展审计工作的时间较为有限,造成审计工作在校内的影响力不够,再加上审计工作的宣传力度有限,很多教职员工对审计部门所做的工作不了解,与其他部门相比审计部门在高校中的影响力还差很多,相对于机关、企业而言,高校更看重教学质量与科研水平的发展,学校的领导班子成员很多都是搞学术搞研究的老专家,在这样的大环境中,他们不了解审计更不懂审计,很多校领导对审计工作的意义理解不够透彻,诸多因素使得审计工作受重视程度不够,也就造成了经济责任审计工作得不到重视。

(二)内部因素对经济责任审计制度执行的影响

1. 联席会议制度未有效发挥其作用

当前各大高校虽然在各自的经济责任审计办法中都已写入建立联席会议这项制度,但此项制度真实的执行效果并不理想,按照2009年第3203号《内部审计实务指南——高校内部审计》要求,联席会议由学校的组织部、人事处、纪检、监察处、审计处等部门组成。由于联席会议是由多个部门组成,使得部门之间分工不明确,对于分到各自部门的任务缺乏工作积极性,总觉得经济责任审计属于审计工作的范畴,理应由审计部门全权负责,导致在资源共享、整体作战上配合不够,影响审计效率。

2. 任中经济责任审计尚未制度化

当前高校经济责任审计中,绝大多数经济责任审计工作都是在干部离任后再做审计,而开展任中经济责任审计的比例却很有限,各大高校的经济责任审计办法未将任中经济责任审计写入制度中。对于干部离任后再做审计的情况,即使审计过程中发现问题,也无法进行补救,而且很多被审人员都是二线的老干部,同属于一个单位,迫于面子组织上也很难给予处分,组织找其进行一次口头谈话,仅此而已。这就使得经济责任审计制度失去了意义,不仅弱化了审计的严肃性,还会把经济责任审计工作看成走过场、图应付的形象工作,"审计"二字变得形同虚设。

3. 经济责任审计内容单一

在高校审计部门建立初期,由于当时审计人才困乏、审计工作得不到重视,使得早期审计部门的工作人员很多都是由财务部门转岗过来的财务人员组成。受其职业习惯的影响,使得在高校经济责任审计过程中,逐渐形成了以被审计人员所在部门、单位的财务资料为审计重点的审计模式,从而将审查被审计人员在管理过程和管理控制环节的履职行为放到了次要方面。由于高校经济责任审计中面对的审计对象较为复杂,所以这种以审查财务资料为重点的审计模式很难适应当前经济责任审计工作的需求,也就无法保质保量地完成此项工作。

三、高校经济责任审计制度的改进措施

(一)增强审计部门的独立性

增强审计部门的独立性主要是指增强内部审计机构的独立性。在高校的机构设置中应建立独立的审计部门,打破一些高校纪检、监察、审计联合办公的模式,给予审计部门更大的工作空间。并且,审计部门应加强与上级教育部门或审计部门的沟通交流,定期接受其工作指导检查,针对专业性较强的问题积极咨询、请教,这将大大提升高校审计部门的独立性,有利于工作的开展、制度的执行。

(二)加强经济责任审计工作的宣传力度

提高高校教职员工对经济责任审计的认识。审计部门可以聘请国家审计机关业务人员或从事审计工作研究的专家学者对高校各层级领导干部进行经济责任审计的讲解宣传,结合审计案例,开展一些关于经济责任审计的理论讲座,让领导干部理解经济责任审计工作的本质,认识到开展经济责任审计工作的重要性,使领导干部消除对经济责任审计的抵触情绪,做到欢迎被审计、乐于被审计,为经济责任审计工作的开展营造一个良好的环境。

(三)健全经济责任审计联席会议制度

高校经济责任审计联席会议制度是经济责任审计工作顺利开展的有效保证。

高校审计部门应按照 2009 年第 3203 号《内部审计实务指南——高校内部审计》以及上级有关文件的要求,建立健全高校经济责任审计联席会议制度并做到切实执行。高校经济责任审计联席会议通常由高校内部的组织、人事、纪检、监察、审计等部门组成。在经济责任审计工作开展过程中,各成员单位共担责任、共同作为,实行部门联动。既要做到各司其职,又要做到相互配合,从共同协商制定年度经济责任审计计划到指导检查经济责任审计工作、交流通报经济责任审计情况再到研究、解决经济责任审计中的困难与问题,都是联席会议的重要职责。

（四）提高任中经济责任审计比例

切实开展领导干部任中经济责任审计并提高任中经济责任审计的比例,并将此规定写入高校领导干部经济责任审计办法之中。在现实审计工作中,高校经济责任审计联席会议应通过协商,制定出领导干部接受任中经济责任审计的比例,并严格执行此项规定,具体操作如下,即:每年年底审计部门通过与组织部门事先沟通,拟定下一年度接受任中经济责任审计的领导干部名单;经联席会议研究并制定下一年度任中经济责任审计计划;上报学校党委会审批通过后以联席会议文件的形式加以确定,列入审计部门的审计工作计划;组织部门根据确定的审计工作计划以书面形式委托审计部门实施经济责任审计。

（五）完善经济责任审计内容

高校审计人员应根据当前经济责任审计工作大环境的需求,按照被审计人员所任的岗位不同,在审计过程中做到因地制宜、全面规范的选择审计内容。除了加强对被审计人员所在单位财务资料的审计之外,还应对其所在单位的各项管理制度和内部控制制度是否健全有效;国有资产是否安全完整;任期内维修工程、设备采购、服务项目等各项经济业务是否按规定进行了招标以及其他需要审计的事项进行审计。除此之外,在对高校经济责任审计办法进行修订时还应按照 2009年第 3203 号《内部审计实务指南——高校内部审计》的要求,将高校财务部门负责人、高校资产管理部门负责人、高校建设工程管理部门负责人、高校二级学院负责人经济责任审计内容进行单独规范。

四、小结

通过对当前高校经济责任审计制度执行现状的分析,我们发现只有增强审计部门的独立性、加强经济责任审计工作的宣传力度、健全经济责任审计联席会议制度、提高任中经济责任审计比例、完善经济责任审计内容,才能更好地发挥经济责任审计制度在高校中的作用,为更好地建设高校审计制度文化奠定基础。

中澳高校学生会组织比较研究 *

摘　要:基于对中澳高校学生会组织比较研究文献资料的整理,结合笔者在澳大利亚国立大学访学的见闻,提炼出澳大利亚高校学生会高度自治、以学生为本服务周全、组织管理机制健全、尊重多元文化等特色,梳理了两国学生会在组织结构、工作理念、工作职能、管理模式、经费来源、领导人发展等方面的异同,从文化背景、环境要素、学生事务管理理念、领导人素养等方面分析了造成两国学生会管理存在差异的原因,提出了借鉴澳大利亚高校学生会优秀管理经验促进国内高校学生会组织发展完善的几点设想。

关键词:学生会组织;中澳高校;比较

美国学者 Fretwell. E. K. 1938 年在其 *Campus Activity* 一书中指出:每个校园都有两所大学,一个是教授所传授的课程,一个是传统的课堂之外的学生活动。[①]高校学生会就是大学传统和文化的另一个载体,是学生成长不可或缺的第二课堂。但目前国内许多高校的学生会组织还存在结构不合理、机制不健全等问题。学校如何发挥顶层设计功能,积极引导学生会组织理性科学发展,一直是笔者深深思考的问题。借由到澳大利亚大学访学机会,笔者对中澳高校学生会组织进行了深入的比较研究。

一、澳大利亚高校学生会组织的现状——以澳大利亚国立大学学生会为例

澳大利亚国立大学(以下简称 ANU)学生会是完全独立自治的组织,有 6 个董事会成员,38 个学生代表,代表全校一万多本科学生。此外,学生会还雇有 15 个专门的工作人员。学生会的主要经费来源于学校划拨,2015 年的预算是 170 万,2016 年大概会增加到 190 万。此外还有一些经费来源于经营服务项目的盈利以

---

　* 赵亚娟,王丽娜,赵伟:河北医科大学团委;许淼:河北医科大学研究生学院。
　① Fretwell E. K. *Campus Activity*. Boston:Houghton Mifflin Co. 1938;18.

及商业赞助。

ANU 学生会主要职责包括:代表学生在学校里行使权力、维护学生权益、提高学生参与度、提供各种学生服务。此外,学生会还负责管理全校社团组织。学生会每年有 20 万的预留资金划拨给 130 个学生社团,每个社团每年最高申请 1 万元。

学生会的 6 个董事会成员都是全职工作,兼职学习,学生会主席是六个执行董事的领导,即 CEO。学生会主席采取第三方监管的方式选举产生,和选总统一样,目前的主席是第五十届。

以上内容来自 ANU 现任学生会主席 Ben Gill 在"2015 高校学生工作骨干出国研修项目澳大利亚班"讲座中的介绍。大量的文献资料表明,澳大利亚其他高校的学生会组织情况大致相同。学生会是校内本科生自我管理和自我服务的学生组织,学生自己负责组织的运作。学生会拥有独立的财产,例如各种运动场所、服务设施及运营经费等。学生会拥有自己的雇员,工资由学生会支付。学生会与高校没有行政关系,但大学每年会给学生会一定数量的拨款,此外学生会组织的经费来源还包括部分服务场所的盈利及企业赞助。学生会组织分为普通学生学生会及特殊群体学生会,如亚裔学生会、穆斯林学生会等。学生会组织采用会员制,学生自愿成为会员,并交纳会费,会员享有学生会组织提供的服务及选举学生会主席等理事会成员的权利。学生会主要采取主席负责的理事会管理模式,下设秘书处、教育部、环境部、女生部、国际学生部、酷儿学生部、学生会杂志编辑部、困难学生服务部等部门。学生会定期召开会员大会,理事会向全体会员代表报告学生会相关工作、财政状况、选举下届理事会成员等。澳洲高校校学生会的三大重要职能包括服务、组织活动和管理社团。其中服务项目包括:新生入学服务、学习咨询、生活帮助、法律咨询、就业咨询及特殊群体服务等。学生会还负责组织开展各种学术、文化、体育活动,如开学周、周末聚会、艺术节、各类比赛、小型研讨会、讲座等,此外,学生会组织还独立地负责对全校学生社团及其活动的日常监督管理。①

二、澳大利亚高校学生会组织的特点

澳大利亚高校学生组织发展成熟、特色鲜明。高度的独立自治、周全的配套服务、健全的制度保障及对多元文化的尊重是其最突出的四大特点。

---

① 张业琴.澳大利亚高校学生会组织研究[D].上海:华中师范大学硕士学位论文,2010.

（一）高度独立自治

澳大利亚高等教育法明确规定，学生会组织是大学的独立机构。早在 2003 年，澳大利亚大学副校长委员会就做过一份关于高校学生组织的调查，报告显示：当时 35 所大学中，只有 4 所大学的学生会被看作大学的组成部分，另外 10 所大学的学生会被视为相关实体，其余 25 所高校学生会都是独立自治组织。学生会的机构和经费完全独立于学校，学生理事会均由学生代表组成，学生会有自己的资产及活动场所，在法律和制度的规范下，依据学生会的宪章独立负责组织的运转。①

（二）以学生为本的意识及周全的配套服务

从以学术为中心到以服务为中心是西方大学学生管理理念的一次重大转变。围绕学生的学习和生活需求提供全方位配套服务，将教育和管理渗透于服务中，这是澳大利亚高校学生教育培养工作的重要特点。② 学生会也一直贯彻"以学生为本"的服务理念，为自己的会员提供生活、学习等多方面的帮助。例如，学生会聘请专门的法律顾问，帮助留学生处理学术舞弊、房屋租赁欺诈、校外打工不合理待遇等法律咨询问题。又如，学生会给每位会员准备有一定额度的应急资金，当发生失窃等意外事故的情况下，学生可以向学生会申请这笔临时救济。学生会服务的细致周到可见一斑。

（三）健全的制度保障③

澳大利亚各高校的学生会组织之所以能够高度自治，与他们健全的制度规范有很大关系。学生会都有完善的制度保障及严格的执行标准，章程内容涉及理事会成员选举，学生会的服务、财产管理制度、财务报告制度等。学生会每年定期公布年度报告，汇报管理情况及财政情况等。以澳大利亚国立大学为例，每年要接受四次财务审查，审查不过关将影响未来财务预算的报批。

（四）尊重多元文化需求

澳大利亚高校留学生众多，高校学生会始终贯彻平等理念，尊重学生的多元文化价值观，为不同地域、不同种族的学生提供多元文化需求，维护所有学生的权益。在学生会组织中，均设置有专门的残疾人办公室、国际学生办公室、土著学生办公室、酷儿学生办公室等部门，为特殊群体学生提供服务；学生组织下属的社团

---

① AVCC. *Student Organizations Policy Paper*, 2003.
② 胡晓银. 澳大利亚高校学生管理启示[J]. 教育与职业, 2014(25): 100 – 101.
③ University of the Sunshine Coast Student Guid. *Consitution of the University of the Sunshine Coast Student Guid*. http://www. ecuguild. org. au/cms/ecuguild/Pages/guild/home. htrml.

还包括许多以国家命名的学生社团,例如:中国学生社团、非洲学生社团等,社团组织各种活动,宣传其传统文化,均会受到学生会的支持。

三、中澳两国学生会组织比较

由于政治、经济、文化背景的差异,特别是学生事务管理理念的差别,中澳两国学生会组织在管理模式等方面存在诸多不同。

(一)学生会的地位

按照全国学联章程,学生会、研究生会在党组织的领导和团组织的指导帮助下,依照法律、学校规章制度和各自的章程,独立自主地开展工作。尽管国内高校也提倡学生会的独立自治,但在现实生活中,学生会依然是学校管理部门的一部分,分担上级团组织及学校活动任务,更像是不拿工资的行政部门。团委通常会委派一名老师专门指导学生会工作,学生会开展的活动需要向学校团委报批,由团委拨付经费。

(二)学生会的组织结构

中国高校学生会的架构一般为主席一名,副主席若干名,下设办公室、秘书处、宣传部、策划部、学习部、文体部、女生部、宿管生活部等部门,其部门设置多考虑校内大型活动要求,各学校稍有差异。相比澳大利亚,国内学生会很少有特殊群体学生服务部门。此外,国内学生会成员人数大大超过澳大利亚高校学生会成员。以澳大利亚国立大学为例,学生会38名学生成员代表全校一万多名本科生,国内学生会可能一个部门的干事人数就大大超过38名。

(三)学生会的工作职能

国内高校学生会的工作职能主要概括为以下三点:代表广大学生向学校提出要求和建议,充当学校与学生的桥梁纽带;举办各类校园文化活动,丰富学生课余生活,提高学生综合素质;部分高校学生会还负责管理学校众多社团,当然也有学校专门成立由社团联合会来分管这部分工作。与澳大利亚高校相比,其他大部分的学生学习、生活、工作等服务,在国内都有专门的管理部门来完成,例如,学生就业咨询由学生处就业管理中心完成,学生会在其中只起到一定的辅助作用。

(四)学生会的经费来源

澳大利亚学生会向每位会员收取会费,以此作为学生会工作的主要经费来源,此外,学生会通过出租固定资产以及经营服务项目盈利也可获得部分经费支持。而在中国,学生会并没有可独立处置的财产,经费基本来自于学校拨款。学生会以办活动为依据,向学校团委报告活动预算,并在活动结束后持相关票据实报实销。

（五）学生会干部的发展

在中国，学生会主席被早早冠以领导的角色，很多学校的学生会主席都有留校的机会，即使出外找工作，学生会主席的经历也会令用人单位眼前一亮。但在澳大利亚，学生会主席的经历并没有带给他们过多的光环，如果说好处，大概就是个人管理能力的提高吧。

除了这些不同之处，中澳两国学生会在工作理念等方面也有很多共同之处，都是全心全意为全体学生服务。

四、中澳两国学生会差异原因分析

造成以上差异的原因是多方面的，大到国家的文化背景、社会的环境要素，小到学生会主席个人素质的差别。以下主要从管理方式及领导力培养两方面阐述。

（一）管理方式

澳大利亚高校学生会之所以高度独立自治，除了具备独立的财产、独立的法人资格、专业的工作团队等条件外，从管理层面来说，健全的制度约束才是其根本保障。学校看似对学生会的工作极少干预，但是却用各种工作汇报、财务审查等制度对其进行约束和管理。近年来，国内高校也频频倡导重服务轻管理的学生工作理念，但在现实工作中，很多学校在积极做好"以人为本"服务的同时依然对"安全第一"的管理丝毫不敢放松。很多时候，服务的成效是隐形的，但安全问题责任之重大是哪个学校都承担不起的。

（二）学生领导力培养

在国外，很多学生从小学开始就要接受所谓领导力培养。而在我国，只有担任班干部或学生干部的少数学生才接受这种实践训练。在高校，学生会主席的选拔还不透明，很多优秀的学生并没有被吸引到学生会主席的竞选中来。很多学生会主席还不具备团队管理的能力，不具备代表全体同学行使权力的能力。那么，究竟是过度的管理和约束扼杀了学生的自治力还是学生自身素质不足的现实逼迫指导老师不得不加强管理，看起来更像鸡生蛋蛋生鸡的矛盾。

五、澳大利亚学生会发展对我国的借鉴和启示

基于政治体制、文化背景等大的环境要素的不同，以及学生管理理念的差异，我国学生会组织一时之间还难以达到澳大利亚高校学生会的自治程度，但是在服务意识及制度建设方面，我们还是可以有所借鉴的。其一，学生会应当强化以学生为本、全心全意为学生服务的理念。学生会要反映学生的心声和诉求，举办的活动与服务都要围绕着学生学习及成长的真正需要，真正抓住学生会的本质——

为学生服务的自治组织这一根本,树立服务意识,提供全方位的服务,维护学生权益。其二,加强学生会的制度建设。学生会要想加快发展进程,早日达到完全自治,必须有完善可行的规章制度及管理机制。借鉴澳大利亚的经验,高校学生组织应当建立完备的规章制度,如汇报工作制度、会议制度、检查考核制度、批评表彰制度、财务审查制度等。

总之,澳大利亚等国家高校学生组织的发展模式给我们提供了很多优秀经验,我们在平时工作中要加强学生会组织发展过程中的问题研究,从学校层面上加强制度建设及经费支持,从指导部门层面上转变管理理念,加强引导帮助,给学生足够的自治空间,从学生干部层面上,加强领导力教育,选拔出真正有能力带领好学生会团队的精英管理人员,帮助学生会组织真正走上"自我管理、自我服务、自我发展"的科学发展之路。

高校团委在学生组织建设中的作用探析*

摘　要:学生组织在思想政治教育和校园文化生活中具有重要地位,目前高校学生组织建设中存在一定问题,团委管理与学生组织自治之间存在一定矛盾。在实际工作中,要加强学生组织建设,充分发挥团委的积极作用。

关键词:团委;学生组织

学生组织,是以学生为主体组成的自我服务、自我提高、自我管理、辅助教学的团体组织,在高校常以学生会、学生社团联合会、各类协会、艺术团体等形式存在,是学生参与学校管理、锻炼自身能力、发展兴趣爱好的有效载体。在许多高校,学生组织通常由学校团委统一指导。作为团的助手和后备军,学生组织在开展校园文化活动、服务广大在校青年方面发挥着重要作用。但在现实工作中,学生组织自身的建设还存在结构不合理、定位不准确等诸多问题,同时学生组织内在的独立自治诉求与团委的指导、监督工作也存在一定矛盾冲突,这些都制约着学生组织最大程度发挥服务同学的效能,也影响了学生组织内部成员的自身成长。团委如何发挥顶层设计功能,积极引导学生组织理性科学发展,具有重要的现实意义。

一、高校团委和学生组织的关系

高校学生组织是学生自我管理的群众性组织,是学校联系广大学生的桥梁和纽带。各学生组织在学校党委的领导和学校团委的指导下开展工作。高校团委对学生组织的日常工作和建设发展负有积极引导、帮助监督的责任,学生组织有义务积极响应团的号召,协助团委老师做好校内思想政治教育和校园文化建设等各项工作。

---

* 赵亚娟,王丽娜:河北医科大学团委;许淼:河北医科大学研究生学院。

二、高校学生组织的重要地位

(一)学生组织是共青团开展思想政治教育的主要阵地

思想引领是高校共青团的首要任务。在现实工作中,学生组织与团的接触最为密切,成为共青团开展思想政治教育工作的主要阵地,也是重要帮手。团委通过学生青年马克思主义者培训班、学习讲话精神青年读书班、学生干部例会等方式,开展社会主义核心价值观教育、理想信念教育及道德养成教育。通过组织学生干部参与社会实践活动及志愿服务活动,帮助学生骨干净化心灵,提高思想认识水平,从而促进各学生组织的内涵建设,①继而通过学生组织开展的各项校园文化活动,将团的正能量传达到全校团员青年中去。

(二)学生组织为丰富校园文化生活做出重要贡献

高校学生组织以兴趣和志向为目标,分布和活跃于校园中,广泛开展各种文化艺术、文体娱乐、志愿服务、社会实践、科技创新、心理健康等活动,极大地丰富了校园文化生活,一方面促进了第二课堂和第一课堂的相互融合,帮助同学们发展兴趣爱好,提升创新创业能力,培养责任感和团队意识,提高心理承受能力,全面增强学生素养;另一方面,营造了良好的文化创新氛围,为打造人文校园、书香校园做出了重要贡献。

三、目前学生组织建设中存在的问题

(一)学生组织结构存在问题

高校学生组织存在内部结构问题,各组织之间分工不明确,缺乏相互合作、相互服务机制,存在相互攀比及工作重叠现场,易造成资源浪费。以河北医科大学为例,校级学生组织包括学生会、社团联合会、艺术团、学生通讯社四个。其中,社团联合会管辖 20 余个校级社团。除学校大型活动需要四个组织共同参与外,每个组织各自开展的校园文化活动存在极大的重复现象。例如,文艺类社团与艺术团的职能难以区分,各组织的宣传部门与校园通讯社的工作内容重叠。各组织之间缺乏合作、服务,各自为战,整个校园活动缺乏统筹安排。

(二)规章制度不明,干部选拔任用不规范

高校学生组织存在规章制度不明确,或者形同虚设,特别是干部选拔、考核缺乏制度规范等问题。学生组织也是一个微型的权利团体,没有明确的制度规范,

---

① 张蕾.高校学生社团的建设意义与发展措施研究[J].赤峰学院学报,2015(4):229~230.

缺乏纪律意识,学生干部在组织里成长,很容易沾染拉帮结派等不良社会风气,从而导致学生干部功利意识增强。此外,班级及院系对人才的保守留用,也导致了校级学生组织选拔不到最优秀的管理人才。

(三)高校团委对学生组织的引导、帮助、监管与学生组织民主自治间存在矛盾

为帮助、指导学生组织更好地发展,高校团委常常将上级团组织的活动要求下达到各学生组织,但这种顶层设计一旦没有顾忌到学生的主体地位,往往得不到学生的认同,反而很容易导致学生的逆反心理,很多学生干部将工作分为"团委安排的活儿"和"我们自己的活儿"两类,完成团委安排的工作似乎是为了争取资源举办自己的活动。长此以往,学生组织的建设发展往往会缺乏主线意识,碌碌无为。

四、学生组织建设完善的对策及团委的作用

(一)加强学生组织建设的宏观性,优化组织结构

团委要站在宏观的角度上优化全校学生组织结构,明确各学生组织的职能分工,积极推动各学生组织的品牌化建设,统筹推动理论学习型、学术研究型、社会公益型、兴趣爱好型四类社团全面发展,指导学生组织有序建设,帮助学生多元发展。

(二)加强学生组织制度建设,注重学生干部的培育考察

带头制定、完善各组织管理制度,加强纪律监督,深化奖惩措施。开放校级学生组织干部选拔范围,例如,扩展学生会主席选拔条件,让各社团主席、各院级学生会主席甚至大班班长都有竞选学生会主席的资格,从而广纳贤才,加强校级学生组织与院系交流。举办各种学生干部教育培训活动,增强学生干部的综合素养和业务能力,让学生干部的组织观念、责任感、荣誉感深深扎根心中,激励学生干部的工作热情,提高工作效率。①

(三)加强高校学生组织发展的主动性

团委要拿捏好指导活动和介入管理的度,合理规划学生组织的权利,划分职能界限,最大限度保留学生的自主权,切实体现学生组织的自我发展意义;在加强引导、帮助和监督的同时,要注重反馈,倾听学生干部声音,以人为本,做到良性沟

---

① 苟国旗. 高校学生组织建设的几点思考[J]. 西华师范大学学报(哲学社会科学版),2013(5).

通,防止强压任务引起逆反心理。①

五、结语

学生组织建设是学校人才培育工作的重要环节,对提升校园文化氛围意义重大。团委作为学生组织的直接接触者和指导帮助者,在学生组织建设发展中起到方向性作用。共青团工作者应该深入思考学生组织发展的长远问题,在日常工作中加强渗透引导,帮助学生组织培育一批品行端正、能力突出、勇于创新、乐于奉献的优秀人才,从而推进学生组织建设工程,更好的服务广大学生,助力校园文化建设发展。

---

① 孟乃杰,李林娜,赵英,赵平.高校学生组织建设的几点思考[J].科普教育,2015(12):199.

医学院校校园廉政文化建设有关问题探讨*

摘　要:校园廉政文化建设是校园文化建设的重要组成部分,包含廉政文化的精神层面、制度层面、物质文化,医学院校校园廉政文化建设的特点在于突出医德和医风教育。开展廉政文化教育时,针对管理干部、教师、学生、医护人员等不同的群体,应实施内容有所侧重的教育。在校园廉政文化建设的实施层面,应注重与党风廉政教育、师德培训、医德医风教育、学生诚信教育等相结合,充分利用多种场合、多种载体,通过多种渠道具体实施。

关键词:医学院校;廉政文化;问题

近年来,中纪委、教育部、监察部等多部委印发了《关于加强高等学校廉政文化建设》《关于在大中小学全面开展廉洁教育的意见》等多个文件,以进一步强化校园反腐倡廉建设。另一方面,党的十八大以来,高等教育和医疗领域腐败案件频发迭出,据 2017 年 1 月 4 日中国社会科学院科研局、中国社会科学院中国廉政研究中心、社会科学文献出版社联合发布的第六部《反腐倡廉蓝皮书》,"2015 年全国有 42 所高等院校 66 名校领导被中纪委点名通报,至少已有 9 人被双开,几乎每周都有 1 人被通报";据 2016 年 11 月 2 日《法治周末》消息,"自 2014 年以来公布的因贪腐落马的各级医院院长(含副院长)至少有 183 人"。高等医学院校跨教育和医疗两大领域,均关系群众切身利益,涉及资金数额较大,利益复杂,社会关注度高。在国家有关部委不断强调廉政文化建设和自身腐败问题较严重的背景下,做好医学院校校园廉政文化建设这一课题无疑具有十分重要的意义。

一、"校园廉政文化建设"释义

"廉政"一词最早见于《晏子春秋·问下四》,其中有齐景公和晏婴之间的一段对话。景公问晏子:"廉正而长久,其行何也?"晏子回答说:"其行水也,美哉水

---

* 温瑞,王鹏:河北医科大学纪委、监察处;王盼:河北医科大学审计处。

乎清清,其浊无不雾途,其清无不洒除,是以长久也。"景公所问"廉正",即"廉政"(据《论语·颜渊》记载,孔子在回答季康子问题时说:"政者正也,子帅以正,孰敢不正?")"廉正"的行为直译过来就是像水一样干干净净、清澈透亮。现代汉语里的"廉政"含义为使政治廉洁,不损公肥私,不贪污受贿。

"文化"是一个非常宽泛的概念,当代儒学大师梁漱溟先生在《中国文化要义》讲"文化就是吾人生活所依靠之一切"①,也有学者将文化一词作广义和狭义的区分,广义文化是指"人类在历史发展过程中所创造的物质财富和精神财富的总和",狭义文化指"人类的思想道德建设和科学文化,即人们改造主观世界的能力和成果,与经济和政治相对应"。② 廉政文化是"社会主义先进文化的重要组成部分,是人们关于廉政的知识、信仰、规范和与之相适应的生活方式、社会评价的总和,内容包含精神层、制度层、物质层"。③ "廉政文化建设"出自时任中共中央总书记胡锦涛同志在十六届中纪委五次全会上的讲话,"要把廉政文化建设作为建设社会主义先进文化的重要内容",这是"廉政文化建设"的首次提出,一方面明确了廉政文化建设在社会主义先进文化建设体系中的地位,另一方面也对各行各业大力建设廉政文化提出了要求。

综上所述,从广义的角度来讲,校园廉政文化建设是指在办学的过程中,在校园内从事的与传播廉政思想有关的一切行为的总和,包括精神层面(廉政的认识程度、廉的思想素质、文化素质、生活观念、价值取向等)、制度层面(廉洁从政的法律法规、规章制度、行为习惯等)、物质层面(廉政教育场所、廉政文化景观等),本文对校园廉政文化建设的论述基于广义上的理解。校园廉政文化建设与其他行业廉政文化教育的最大不同在于具有鲜明的教育气息、道德色彩和文化底蕴特色。医学院校与其他高等学校最大的不同在于教学和医疗始终相伴随,这也决定了医学院校校园廉政文化建设具备自身独有的一些特征,主要表现在廉政文化建设对象和廉政文化建设内容的特殊性。高等医学院校跨教育和医疗两大行业,肩负为祖国培育高素质医疗卫生事业人才和办人民满意的教育、医疗卫生事业的重任。因此,医学院校校园廉政文化建设特别注重医疗行业职业道德教育、注重对医护人员进行医德医风教育。

二、医学院校校园廉政文化建设的对象及内容

根据《关于加强高等学校反腐倡廉建设的意见》,高等学校要"突出思想教育,

① 李建中.中国文化概论[M].武汉:武汉大学出版社,2014:2.
② 王文升.廉政文化论[M].北京:中国方正出版社,2009:1.
③ 王文升.廉政文化论[M].北京:中国方正出版社,2009:3.

加强廉政文化建设,特别要加强对领导干部、对重要岗位重点部位工作人员反腐倡廉教育,加强师德学风建设,加强大学生廉洁教育"。① 据此,普通高等学校廉政文化建设对象应包括管理干部、教师和学生三大类。医学院校因为有直属医院,廉政文化建设对象还应包括占有很大比例的医护人员,因此要特别注重加强对医护人员的医德医风教育。在医学院校校园廉政文化建设中,应针对不同的群体,开展内容有所侧重的教育。

(一)校园廉政文化建设的主要对象及侧重内容

1. 管理干部

在学校这样一个大集体中,管理干部的人数不多,但是地位是非常重要的。毛主席讲,"正确的路线确定以后,干部就是决定的因素",一个政党如此,一个学校也是如此。用对了干部,可以促进一个部门甚至整个学校又好又快发展;用错了干部,将耽误的是整个学校。管理干部是学校决策的制定者、执行者、组织协调者,是保证学校这架机器能够有效运行的中枢。学校各项权力都掌握在管理干部手中,管理干部是廉政风险指数较高的人群,因此,对他们进行廉洁自律、廉洁从政教育是第一位的。要注重加强理想信念教育,切实解决好世界观、人生观、价值观的"总开关"问题;要加强政治纪律教育,提高政治敏锐性和政治鉴别力,始终做到与党中央保持高度一致,自觉把党中央的各项决策部署落实在行动上、贯彻在工作中;要加强"教师为本、学生为先"的理念教育,提高服务意识,改进工作作风;要加强对中央、省委关于廉洁从政各项要求的学习和教育,督促时刻牢记纪律的警戒线;要经常以反面典型为内容开展警示教育,促使常思违纪之失,筑牢拒腐防变的思想防线。

2. 教师群体

广大教师是学校大集体的主体之一,是直接的"传道、授业、解惑"者,学校培养的学生素质如何,很大一部分因素决定于教师。"学博为师、德高为范","学为人师、行为世范",教师是学生的榜样,不仅在追求科学真理方面,在道德、品德、为人处世等方面都深深地影响着学生,是学生学习和模仿的对象。因此,"对教师群体要注重加强立德树人、教书育人的师德风范教育,不断提高教师思想政治素质和职业道德水平"。② 高校教师是科学研究的主力军,是科技成果的主要创造者,

---

① 中共中央纪委,教育部,监察部. 关于加强高等学校反腐倡廉建设的意见(教监〔2008〕15号).

② 邓洪禹,李晓晴. 医学院校加强廉政文化建设有效途径探析[J]. 长春教育学院学报,2015(3):114～115.

但当今学术腐败、学术不端、学术失范等丑闻不断被曝光,高校学术研究存在的失信问题不容小觑。因此,高校校园廉政文化建设对于教师群体而言应强化学术诚信和科学道德教育,从思想认识、制度规范、严厉惩戒等方面多管齐下,下大气力治理不诚信问题,切实净化学术风气,促进形成崇尚科学、诚实守信、求真务实的良好环境。

3. 学生群体

培养德、智、体、美劳全面发展的学生是每一所学校办学的奋斗目标,"德"是第一位的;习近平总书记讲选拔任用干部要"德才兼备、以德为先";爱因斯坦说"专业知识教育人是不够的,通过专业教育,他可以成为一种有用的机器,但是不能成为一个和谐发展的人。要使学生对价值有所理解并且产生热烈的感情,那是最基本的,他必须获得对美和道德上的善的鲜明的辨别力"[①],可见,思想品德在人全面发展中的重要地位。"廉洁修身"作为"德"的重要组成部分,必须要从学生时代抓起,在大学时代播种廉洁基因是培养合格的社会主义事业建设者和接班人的必然要求。

价值观念还在形成期间的学生具有很强的可塑性,强化廉政文化建设一是要加强廉洁修身教育,培养"先天下之忧而忧、后天下之乐而乐"的忧国忧民情怀,培养"苟利国家生死以、岂因祸福避趋之"的家国情怀;进行"静以修身、俭以养德"教育,培养勤俭节约、淡泊明志的良好品德;教授"吾日三省吾身"的方法,养成从自身查找问题、深刻自我剖析的习惯;讲解古今中外读书励志、读书成才的圣贤故事,培养"勤学善思、贵疑好问"的良好学习品格;培养学生高雅的兴趣爱好、良好的生活习惯、严谨的生活作风等。二是要加强诚信教育,主要包括诚信应考、不作弊,论文写作有创意、不抄袭,实验数据真实有效、不胡编乱造等,学习求真务实、不浮躁,养成良好的学风;在人际交往方面,待人要诚信、不虚伪,做事要负责、不推诿,要信守诺言、不失约等;另外,在就业、图书借阅、市场交易等方面都要诚信。

4. 医护人员

这是医学院校最大的群体,人数最多,与广大群众直接接触,而且分布在不同的医院,应该说廉政文化建设任务非常艰巨。随着医院腐败情况和医患矛盾不断被曝光,加强对医院的进一步管理迫在眉睫。廉政文化建设作为一种重要的手段,在构想"不想腐"的自律机制中具有重要的作用。对医护人员进行廉政文化建设主要结合医护人员自身工作展开,主要是围绕《医务人员从业行为规范》《加强医疗卫生行风建设"九不准"》《中国医师道德准则》等规定,进行医师职业道德和

---

① 朱永新. 教育的诗意——朱永新教育序跋录[M]. 太原:山西教育出版社,2014:231.

医德医风教育。明令不准开单提成、不准收受回扣、不准收受患者"红包"、不准为商业目的统方、不准将医疗卫生人员个人收入与药品和医学检查收入挂钩、不准违规收费、不准参与推销活动和违规发布医疗广告、不准违规私自采购使用医药产品等,通过专题讲座、警示教育、严厉惩戒等多种方式使廉洁行医观念深入人心并体现落实到行动上。

(二)校园廉政文化建设其他方面的内容

针对医学院校的特点,以上对校园廉政文化建设的主要对象以及侧重内容做了探讨。但校园廉政文化建设的内容绝不仅仅局限于以上所述,对待所有群体还应进行如下方面内容的教育:

1. 社会主义核心价值观教育

党的十八大提出培育和践行社会主义核心价值观,并将核心内容从国家层面的价值标准、社会层面的价值取向、个人层面的价值准则高度概括为 24 个字,分别是"富强、民主、文明、和谐""自由、平等、公正、法治""爱国、敬业、诚信、友善"。2013 年,中央办公厅印发《关于培育和践行社会主义核心价值观的意见》;2014年,习近平总书记在北京大学师生座谈会上提出,青年要将社会主义核心价值观作为自己人生的价值遵循,自觉践行社会主义核心价值观。在高校校园廉政文化建设中,必须深刻理解和把握社会主义核心价值观的内涵及重要性,深入开展社会主义核心价值观学习教育活动,在干部、师生、医护人员等所有人中普及这种价值观念,不断改造和提升思想认识,不断强化社会主义道路自信、文化自信、制度自信,营造积极、健康、向上的文化氛围和发展环境。

2. "中国梦"及理想信念教育

"中国梦"是中华民族的伟大复兴梦,它包含国家富强、民族振兴和人民幸福等多层含义,它凝结着中国特色社会主义理论体系的精华,体现着一代代中国人的智慧和结晶。高等学校校园廉政文化建设首先就是要引导广大师生员工树立崇高而远大的理想,构建正确的世界观、人生观、价值观,坚定理想信念并不懈为之奋斗。用"中国梦"引领理想信念教育,可以凝聚强大的精神动力,为所有医大人指明了努力方向:职工为建设更高水平的医学院校而不懈奋斗,学生为实现救死扶伤、治病救困的理想而不断追求,医护人员为兴办人民满意的医疗事业而不断努力。

3. 国家法律法规和党纪党规教育

翻看违规违纪人员的忏悔录,不难发现,很多人因为不懂法导致自己滑向了犯罪的深渊,这说明我们国家公民法治意识还比较淡薄,公民法制教育还不够到位。党的十八届四中全会通过了《中共中央关于全面推进依法治国若干重大问题的决定》,也明确指出"把法治教育纳入国民教育体系"。可见,今后,任何岗位的任何个人必须知法懂法,法治将成为每个公民必须具备的素养。据此,"校园廉政文化建设必须开展法律法规教育,引导广大干部师生、医护人员自觉遵纪守法、自觉维护法律权威,逐步提高法治精神和法律信仰,树立符合社会需要的现代法律观"[1]。针对党员,不论是党员领导干部,还是普通职工党员、学生党员,都要进一步加强党风廉政教育,通过学习党规党纪,牢固树立红线意识和底线思维,切实在思想认识上远离腐败,在实际行动中廉洁自律。

4. 中华优秀传统文化教育

中华优秀传统文化源远流长、灿烂辉煌,内容丰富、博大精深,融合了几千年来中华民族的智慧和结晶,可以说是中华民族的生存之本、立足之基和精神之魂。十八大以来,党中央非常重视中华优秀传统文化的继承和弘扬,2014 年教育部出台了《完善中华优秀传统文化教育指导纲要》;2017 年,中共中央办公厅、国务院办公厅印发了《关于实施中华优秀传统文化传承发展工程的意见》,为立德树人和增强国家文化软实力工作指明了方向。《纲要》对中华传统优秀文化内容从爱国、处世、修身三个层次进行了概括,《意见》从核心思想理念、中华传统美德、中华人文精神三个方面进行了划分,其中关于"廉政"的教育资源和内容非常丰富。高校开展廉政文化建设,必然要包含中华优秀传统文化,从古人的智慧中汲取力量、从历史的遗留中挖掘能量,这些"正能量"无时无刻不潜移默化地滋养着广大师生员工的精神世界,无时无刻不提醒着广大干部要廉洁从政、广大医护人员要廉洁行医、广大教师要诚信科研、广大学生要求真务实,这是校园廉政文化建设要达到的预期目标。

5. 传统美德教育

主要包括社会公德、职业道德、家庭美德、个人品德。实践证明,一个人的廉洁品质如何与是否具有良好的传统美德教育有直接的关系,直白地讲,良好的传统美德有利于形成廉洁品质。社会公德教育有益于广大师生员工正确处理人与人、人与自然、人与环境之间的关系,有利于个人更好地融入集体、融入社会,"有利于处理好国家、集体、个人三者之间的利益关系"[2];职业道德教育有利于促进干部职工、医护人员更加爱岗敬业、忠于职守,对于学生来说有利于形成正确职业道德观,有利于培养他们的廉洁自律意识;家庭美德教育能够促进养成良好的思想道德和行为习惯,对管理干部进行家风教育,更有利于他们廉洁从政,带动身边

---

① 徐晓辉. 大学生廉洁教育研究[J]. 沈阳农业大学学报(社会科学版),2016(1):56~60.
② 倪洪章. 加强大学生廉洁教育研究[D]. 西南大学硕士学位论文,2010.

的人廉洁自律;个人品德反映人的修养问题,良好的思想品德带有正面的能量,能够促进廉洁从政、廉洁从教、廉洁行医。

三、医学院校校园廉政文化建设实施层面的一些想法

(一)在党风廉政建设中强化廉政文化建设

十八大以来党风廉政建设和反腐败斗争形势严峻,高校党委党风廉政建设任务非常艰巨,建立惩治和威慑、制约和监督、教育和引导并重的惩治和预防腐败体系是必然要求。党风廉政建设惩防体系的建设实际上包含了廉政文化建设制度、精神、物质各个层面,因此说大力开展党风廉政建设的过程也是强化廉政文化建设的过程。

1. 建立健全党风廉政制度,强化廉政制度文化

结合本单位实际情况,建立健全党风廉政建设制度体系。落实党风廉政责任制方面:建立党风廉政建设主体责任实施办法、党风廉政建设监督责任实施意见、党风廉政建设责任清单、党风廉政建设责任制追究办法等;权力运行约束机制方面:建立落实"三重一大"实施办法、党委常委会议事规则、校长办公会议事规则、党务公开制度、校务公开制度、二级单位党政联席会议制度等;重要领域、重点部位、关键环节强化监督方面:建立招标管理办法、科研经费管理实施细则、干部选任工作条例、人才招聘管理办法、内部控制制度等;专项工作方面:建立小金库清理办法、婚丧喜庆事宜规定、个人重大事项报告、公务接待管理办法、公车使用管理规定等。通过制定规则,编紧织密制度的笼子,积极构建"不能腐"的防范机制。

2. 大力开展党风廉政教育,强化廉政精神文化

结合单位实际情况,开展形式多样的党风廉政教育活动:如正面典型示范教育、反面典型警示教育、组织参观廉政文化教育基地、观看专题教育片、举办廉政文化展览、进行廉政理论征文活动、邀请专家做廉政专题辅导报告、对干部进行廉政谈话等,切实从思想的根源提高认识,增强"红线"意识和"底线"思维,铸牢拒腐防变的思想防线,积极构建"不想腐"的自律机制。

(二)将廉政文化建设融入师德建设

职业道德教育是教师培训、教师教育的重要组成部分,要把廉政教育贯穿师德建设的各个环节,着力提高教师群体特别是思想政治辅导群体的思想政治素质、职业道德水平和廉洁自律意识。在教师培训工作中有针对性地增加廉政教育的内容、培养廉政意识。通过开展表彰和树立优秀教师先进典型和优秀辅导员等活动,树立榜样、弘扬正气,"引导广大教师用崇高的学识魅力和人格魅力,以'为

人师表、言传身教、率先垂范'的实际行动,教育和影响学生"①。

(三)将廉政文化建设融入医院医德医风建设,在各种教育活动中灌输"无德不医"思想、突出廉洁行医内容

一是在职业道德教育中,组织培训医疗行业有关法律规定,并进行医德知识考试;二是规范诊疗行为,通过对部分病例和处方进行抽查点评、对住院总费用和药品费用进行控制、大力度治理重复用药、过度治疗行为等措施,进一步传递"以病人为中心"服务理念;三是弘扬古今中外医学家、药学家治病救困先进事迹,不断重温救死扶伤的医学生誓言;四是严肃处置几个反面典型,对收受"回扣""红包",开大处方,滥用贵重药品、滥用抗生素,过度检查等严重损害群众利益,败坏医院形象的行为进行严肃查处,倒逼做到廉洁行医、清白做人。

(四)在大学生思想政治理论教学中灌输廉政文化教育

对《思想品德修养与法律基础》《毛泽东思想、邓小平理论、"三个代表"重要思想概论》《马克思主义基本原理概论》《形势与政策》《中国近现代史纲要》等课程中与廉政教育有关的知识点进行梳理和挖掘,形成通案,由授课教师在教学过程中进行重点提示和讲解。

(五)在医学专业课、医学人文辅修课、大学生职业道德指导等课程中点播廉政理念

如在医学伦理课、医学生的法律素养、中国历史文化漫谈、大学生职业生涯规划与就业指导等课程中,专任教师要从学科特点和教学内容出发,发掘廉政资源和德育因素,创设特定情境,传授廉政知识、点拨廉政理念、培树廉政意识、陶冶廉政情操,使学生在润物细无声中感知廉政的精髓,进而内化为廉政的品质。

(六)将廉政文化建设融入学风建设

在新生入学教育中,积极开展良好习惯的养成教育、纪律教育、法制安全教育以及勤俭节约、刻苦学习教育;在大学生文化艺术节,要对学生进行"诚信做人、报效祖国"的专题教育;在集中考试阶段,要结合加强考风考纪建设,进行诚信道德教育;在毕业教育时,要结合职业道德和操守进行遵纪守法和廉洁从业教育;针对研究生,结合科研实践活动,加强科学道德和求真务实教育。

(七)将廉政文化建设融入校园文化活动

校园文化活动作为学生的"第二课堂",内容丰富,形式多样。各种各样的学生社团活动如文艺汇演、辩论赛、知识竞赛、书法比赛、征文比赛、摄影比赛、绘画比赛、书画展等,要在这些活动中植入廉政教育因素,加强正面典型宣传和反面警

---

① 汪秀云. 大学生廉洁教育探讨与实验[D]. 湖南师范大学硕士学位论文,2012.

示教育,充分利用各种媒介在校园中进行立体全方位的宣传,营造清风正气。

(八)将廉政文化建设融入学生管理条例及管理规定

按照《普通高等学校学生管理规定》和《高等学校学生行为准则》的要求,不断强化学校日常管理的廉政教育功能。从学生诚实守信、廉洁守纪等思想品德和良好行为习惯的养成着手,把廉政教育渗透到新生的作业完成、考试、论文的撰写等各个教学环节中去。对抄袭作业、考试舞弊、剽窃论文等弄虚作假的行为应予以严肃处理。

(九)将廉政文化建设融入团组织活动

在入团、迎新、团干部选拔等组织活动中渗透廉政教育思想,利用团课对入团积极分子开设系统的模范带头作用教育、诚信廉政教育,不断提高大学生的思想道德素养,充分发挥团的政治工作优势和组织工作优势,做好学生廉洁教育工作。

(十)将廉政文化建设融入党组织活动

一方面,在对入党积极分子的早期培养和对预备党员的考核培训中,要加入廉政知识和廉洁文化的教育、考核。另一方面,在党校培训中,开展"廉政大讲堂"活动,由纪检监察部门有关同志或邀请相关专家讲授廉政文化课程。另外,充分利用"三会一课"制度,在学好理论政策的同时,注意加强廉政文化建设,培养大学生党员好的纪律、好的作风。

(十一)将廉政文化建设融入学生实习

一方面,参加所在医院开展的廉政主题教育活动,进一步明晰"从医为什么、从医做什么、从医留什么",牢固树立正确的世界观、人生观、价值观。另一方面,组织临床实习生学习医疗卫生相关法律法规、医疗核心制度、医院管理制度,并充分利用行业医护人员正反两方面典型案例对学生进行廉政教育,使他们牢固树立遵规守纪、廉荣贪耻的廉政意识。

(十二)将廉政文化建设融入学生校外社会实践

一方面,与服务社会相结合,如在暑期下乡活动、义诊活动中,学生会真正感悟到乡间疾苦、生活不易,从而逐步养成吃苦耐劳的精神和勤俭节约的美德。另一方面,积极创建廉政文化建设基地,如可与当地法院取得联系,成立"大学生法制教育基地",通过旁听腐败案件的审判,这样一种现身说法来起到教育和警示作用。与敬老院或孤儿院取得联系,创建"爱心基地",定期组织学生志愿者、入党积极分子、党员等进行义务服务,让廉洁自律教育落到实处,使大学生感悟到社会需求和自身价值,增强社会使命感和责任感。

(十三)将廉政文化建设融入大学生经常活动的各个场所

大学生活动的各个场所与学生朝夕相伴,在这些地方植入浓厚的廉政思想,对培养大学生廉政意识必将起到潜移默化的作用。如,在教室、图书馆、餐厅、学术报告厅等地方张贴格言警句,培树学生廉政理念;在花园、广场、雕塑中植入廉政元素,向学生渗透廉政思想。

(十四)将廉政文化建设融入宣传阵地,营造廉政舆论氛围

充分利用校报、网站、橱窗、展板、海报、电子显示屏、官方微信等多种途径,宣传党的理论政策和反腐倡廉形势、发布廉政典型事例、解读廉政典型案例甚至提供廉政互动平台,从而起到传播廉政教育的内容、发挥廉政榜样的示范作用,引导大学生廉洁自律,构建气正风清的廉洁氛围。

四、结束语

医学院校加强校园廉政文化建设是党风廉政建设和反腐败斗争形势的必然要求,是稳步建设更高水平医学院校的必然选择,是建设山清水秀政治生态、良好育人环境的迫切要求,是遏制学术腐败、提高学校科研水平、建设高素质科研队伍的必要手段,是培养祖国未来高素质医务工作者的必需措施,是建设社会主义先进文化引领社会风尚的有力之举。拙文主要对医学院校校园廉政文化建设的含义、对象及内容做了探讨,对具体实施提出了一些不成熟的看法,以期对廉政文化建设理论层面的研究和医学院校校园廉政文化建设的实践有所裨益。

高校内部审计文化建设的思考[*]

　　摘　要：高校内部审计文化是高校校园文化的重要组成部分，加强高校内部审计文化建设，有利于提高内部审计人员凝聚力，增强内部审计人员服务意识，规范内部审计人员职业标准。为进一步加强高校内部审计文化建设，要加强内部审计工作宣传，提高内部审计人员综合素质水平，建立健全内部审计制度，加强审计结果利用。

　　关键词：高校内部审计文化；校园文化；内部审计制度

一、高校内部审计文化的内涵

　　中国内部审计协会于 2009 年发布施行的第 3203 号《内部审计实务指南第 4 号——高校内部审计》明确指出："高校内部审计是指高校内部审计机构和人员通过对学校与资源利用有关的业务活动及其内部控制的适当性、合法性和有效性的审查，并进行确认、评价、咨询，旨在促进完善管理控制、防范风险、创造效益，从而促进学校事业目标的实现。"而高校内部审计文化则是在高校内部审计实践工作中逐渐形成的。高校内部审计文化属于高校校园文化的重要组成部分，是高校内部审计机构及内部审计人员结合高校内部控制审计、建设工程项目审计、预算执行与决算审计、领导干部经济责任审计等几方面内容，在长期的内部审计实践活动中履行法定职责、实施经济监督行为时所恪守的理念、追求的价值、遵循的规范、展示的形象。它是高校内部审计发展进程中逐渐形成的一种制度体系和核心价值观，最主要表现为高校的各项内部审计制度、内部审计人员的道德修养、精神风貌和执业素养。

二、高校内部审计文化建设的意义

　　文化建设是审计事业发展的动力，而高校内部审计文化建设则是高校内部审

---

　　* 杨硕：河北医科大学审计处；刘学民：河北医科大学党委宣传部。

计事业发展的内在要求。随着社会经济不断发展、教育体制不断改革,建设适应环境需求的内部审计文化,必将对高校内部审计工作的发展起到促进作用,实现高校内部审计"加强管理、防范风险、提高效益"服务的宗旨。

(一)创造内部审计人员凝聚力

所谓凝聚力是指群体成员之间为实现群体活动目标而实施团结协作的程度。在高校内部审计实践中形成的审计凝聚力,使内部审计人员相互之间增进了解、彼此认同、紧密联系、团结一致,为实现高校内部审计职业目标克服困难、努力进取。当前,高校内部审计力量薄弱与审计任务繁重之间的矛盾制约了内部审计工作的发展,即便如此,高校内部审计文化的凝聚作用将审计事业发展的成功经验传播给奋战在高校内部审计事业上的每一名审计人员,缩小内部审计人员认知水平上的差异、提高其工作积极性,使得内部审计人员具有共同的价值观和职业目标,使其能够自愿、主动地为实现审计机构相同的目标而努力,将审计机构的目标、宗旨和责任内化,并规范内部审计人员的行为。

(二)增强内部审计人员服务意识

当前,随着内部审计事业的发展,高校内部审计在工作方式上从单纯的监督向监督与服务并重转变,在角色上由"经济警察"向"决策参谋"转变,在整个审计理念转变过程中,高校内部审计文化起到了积极作用,为增强内部审计人员服务意识奠定了基础。当前,高校内部审计人员服务意识作用于高校内部控制审计、预算执行与决算审计、建设工程项目审计、领导干部经济责任审计等实践工作中,通过对高校及所属部门(单位)的各类审计工作进行调查和分析,提出相应的评价和建议,有利于高校内部审计当好高校管理决策的参谋和助手。优秀的高校内部审计文化,能够以发现问题和风险为导向实现服务高校发展的目标,促使内部审计工作紧扣服务高校发展的宗旨,帮助高校及所属部门(单位)分析、规避风险,通过有效沟通消除审计主客体之间的认识差异并化解矛盾和冲突。并且,服务意识伴随着沟通与协调,在相互尊重、交流过程中提升了审计质量。

(三)规范内部审计人员职业标准

优秀的高校内部审计文化,包含了高校内部审计人员的道德修养、精神风貌和执业素养等因素,对内部审计人员起到规范和约束作用。同时高校内部审计文化建设过程中要求加大对内部审计人员的教育培训力度,通过对内部审计人员的培训教育,规范其职业标准,从而营造出良好的内部审计文化氛围,促进内部审计人员在实践工作中不断开拓、努力进取。使得高校内部审计人员形成客观、积极、奉献、谨慎、创新的工作态度,以及依法审计、廉洁审计的优秀品格。

三、高校内部审计文化建设中存在的问题

高校内部审计文化建设作为校园文化建设的重要组成部分,目前还处于起步阶段,在其传承发展的过程中存在着各种各样的问题因素阻碍其向前发展,通过对高校内部审计文化建设中存在的问题进行分析,有利于其下一步的改进发展。

（一）内部审计部门独立性不够

当前,很多高校内部审计部门与纪检、监察或其他部门并行而立,使得内部审计部门的独立性大打折扣。同时,高校内部审计部门这种合署办公的管理体制使得其影响力大大降低。首先,内部审计部门独立性差,得不到学校领导的关注,从而影响内部审计人员的工作积极性;其次,内部审计部门独立性差,阻碍了审计工作范围拓展;再次,内部审计部门独立性差,降低了审计工作的权威性、严肃性以及客观性、公正性。总之,内部审计部门缺乏独立性是阻碍高校内部审计文化建设的一大因素。

（二）内部审计人员素质水平有限

目前,我国高校内部审计人员的综合素质水平亟待提高,其知识储备和业务素养无法适应内部审计的快速发展。内部审计人员自身素质水平的缺陷,导致了审计工作质量的下降,降低了审计工作效率的提升,使得内部审计的功能与作用不能真正发挥出来,从而对内部审计文化的建设造成影响。

（三）内部审计制度不完善

高校内部审计制度是内部审计文化建设成果的一种表现形式,制度建设为文化建设奠定理论基础,文化建设为制度建设拓展思路。当前我国高校内部审计制度还不够完善,虽依据上级制度要求建立了相应的内部审计制度,取得了一定的成绩,但一些制度可行性差,且未得到真正的实施,阻碍了内部审计工作的开展,不利于内部审计文化的建设与拓展。

（四）对审计结果重视不够

高校审计结果是内部审计人员工作的结晶,审计的功效能否实现,主要看审计结果是否得到有效的利用。当前高校内部审计尚未建立成熟的审计监督长效机制,在高校内部审计工作中,往往是审计发现问题后得不到及时的处理,并且内部审计部门往往在完成审计工作后,便不再关心审计整改的结果以及审计实施的效果,使得审计整改流于形式,白白浪费了审计资源,对内部审计文化的发扬传承造成不利影响。

四、高校内部审计文化建设的举措

审计文化是推进审计事业发展的精神驱动力。在传承的基础上开拓创新,是高校内部审计文化建设的基本原则。高校内部审计人员应做到传承与创新并举,积极主动地推进高校内部审计文化建设,促使高校内部审计事业创新发展。

(一)加强内部审计工作宣传

学校领导应高度重视并加强引导,从政策上支持高校内部审计文化建设,内部审计部门应在倡导、实践中身先士卒、率先垂范。加强内部审计宣传,提高广大教职员工对内部审计的认识,内部审计部门可以从组织讲座、现场讨论、演讲比赛等活动入手,聘请国家审计机关业务人员或从事审计工作研究的专家学者对高校各层级领导干部进行内部审计的讲解宣传,结合审计案例,开展一些关于内部审计的理论讲座,让领导干部以及广大教职员工理解内部审计工作的本质,认识到开展内部审计工作的重要性,扩大内部审计工作影响面,树立内部审计部门良好的外部形象,把内部审计工作引向良性循环的康庄大道,从而培养出与校园文化一致的内部审计文化。

(二)提高内部审计人员综合素质水平

高校内部审计人员的价值观念、职业水平、精神风貌、道德情操等几方面的内容都是高校内部审计文化的折射面,建设优秀的高校内部审计文化,应从内部审计人员自身入手,使得人员综合素质水平的提高变得尤为重要。内部审计部门应加强审计人员理论知识学习,积极参与上级主管部门组织的业务培训,开展各高校审计部门之间的业务交流与沟通,保障审计人员的培训时间与培训经费,努力提高审计人员的执业水平。并且要以《内部审计人员职业道德规范》为准绳,努力提升审计人员自身职业道德修养,使审计人员真正做到诚信正直、客观办事,严守保密,既要有高超的审计执业技术水平、又要有优秀的审计道德素养。通过对内部审计人员综合素质水平的提高,造就其"忠诚、清廉、爱岗、奉献"的价值观念,使其在内部审计工作实践中养成以学校利益为本的服务意识,为高校内部审计文化的建设添砖加瓦。

(三)建立健全内部审计制度

高校内部审计制度是高校内部审计文化的一种体现,高校内部审计文化建设的好坏与内部审计制度完善与否息息相关。高校内部审计制度的建立健全是高校内部审计工作得以顺利开展的重要保证,完善的内部审计制度也为审计工作的开展起到指引作用。当前建设高校内部审计文化,应从制度建设入手,内部审计部门应围绕审计工作准则、审计岗位职责、审计项目实施细则以及审计质量监督

控制等方面的内容,建立健全内部审计制度体系。此外,随着高校内部审计的范围不断扩大,审计人员还应结合实际工作情况,按照上级有关文件以及《中国内部审计准则》及时修订现有的规章制度,从而规范审计行为,提高审计质量。

(四)加强审计结果利用

高校内部审计工作能否拓展影响力、发挥其应有的作用,关键在于审计结果能否得到有效的利用。对此,内部审计部门应充分利用审计资源,提高内部审计质量;推行审计结果公示制度,提高内部审计严肃性;加强责任追究制度,提高审计整改效果。通过以上几种方式,加强审计结果利用,拓展内部审计工作的影响力,有效发挥其应有的作用,为更好的建设高校内部审计文化奠定基础。

C 管理模式在高校艺术类社团中的应用探索*

摘 要:高校艺术社团是在团委的领导下,以积极健康的内容和活泼多样的形式,坚持把"竭诚为青年学生服务"作为一切工作的出发点和落脚点,推进校园文化和文明建设。传统的艺术社团管理模式层级分明,难以调动学生的自主性、积极性及创新性,同时,基于独立医科院校学生特点以及"我自律我成才"的教育思想,河北医科大学临床学院尝试将 C 管理模式应用于学生艺术社团的管理当中,旨在充分发挥学生的主体作用,实现大学生自我管理、自我成长、自我发展的目标,着力培养其良好的艺术修养,逐步养成自信、自强、自尊的心理品质。

关键词:艺术社团;C 管理模式;独立医科院校;体系构建

高校艺术社团是校园文化建设的重要载体。随着高校共青团改革不断深入,校园文化建设要求不断提高,艺术社团成员、协会数目不断增加,艺术社团的管理面临着严峻考验。如何了解高校学生艺术社团管理现状,深入探查艺术社团管理中存在的主要问题,结合独立医科院校学生特点,进而探索适合独立医科院校的高校艺术社团管理模式,更加科学有效的引导艺术社团发展,使其在大学生自律成才教育中发挥重大作用是目前大学生思想政治教育的重要课题。通过对国内外院校艺术社团管理模式的研究,我院将结合中西方特色的智慧型 C 管理模式应用于学生艺术社团的管理之中,旨在充分发挥高校教育人、培养人、塑造人的功能,提高大学生的"自我管理、自我教育、自我服务"的主动性和积极性,促进艺术社团健康全面发展。

一、C 管理模式简介

（一）C 管理模式的缘起

C 管理模式是一种应用于现代企业的智慧型管理模式。其创始人是王汝平。

---

* 李苗,梁晓芸:河北医科大学临床学院;马梦瑶:河北医科大学党委宣传部。

所谓 C 管理模式,就是构建一个以人为核心,形神兼备、遵循宇宙和自然组织普遍法则,能够不断修正、自我调节、随机应变的智慧型组织,并将中国人文国学与西方现代管理学相互融合,进行企业人性化管理的一种新型组织管理运营模式。①因此,它不仅继承了西方现代企业管理模式的先进经验,而且创造性地融入中国国学智慧和传统文化精髓,是继金字塔形机械组织(A 管理模式)、学习型扁平式组织(B 管理模式)之后出现的第三种组织模式。

C 管理模式的核心为"以人为本",给人以更多的自由和创作空间,充分发挥每个人的智慧和积极作用。② C 管理模式整体为球形,其任何一个截面都是一个和谐而灵动的圆形,每一个圆形都能够以人为核心,"以人为形",并通过"以人为本"的人性化运营及管理,给人以更多的自由和创造空间,充分发挥每一个人的智慧,因而具有更大的能动性、灵活与应变力。③ C 管理模式引入中医理论,阐述高层、中层和基层之间的运营原则。高层控制着手脚,支配着中层,中层在高层的支配下,作为组织的运营中心,负责这个组织的运行,协调着高层与基层之间的运行,从而实现智慧型组织系统机能的最大化。

(二)构建 C 管理模式下高校艺术社团组织结构

1. 艺术社团组织构建的建立

C 管理模式将人形结构作为其主要特征,强调组织结构应作为一个完整的人与外部进行沟通和交流。将这种模式与我校艺术社团组织结构相结合,形成了"以人为型"的艺术社团组织构架。如图 1 所示。头——代表团委,是领导者,是艺术社团发展方向和重大决策的掌控者;躯干(五脏)——代表艺术社团管理层,负责协调各部门各协会正常运行,维系着智慧型组织内外环境之间的相对平衡协调,其中,心——代表艺术社团各职能部门,肝、脾、肺、肾分别代表各协会的管理者;四肢——代表艺术社团成员,是智慧型模式的执行者。

---

① 刘烨,丁真真. C 管理模式——中国管理哲学[J]. 东方企业文化·CEO,2010(18):200.

② 刘敏慧. C 管理模式对我国企业管理模式创新的启示与应用思考[J]. 无锡商业职业技术学院学报,2010(4):39~41.

③ 王汝平. C 管理模式[M]. 成都:四川人民出版社,2009:5~25.

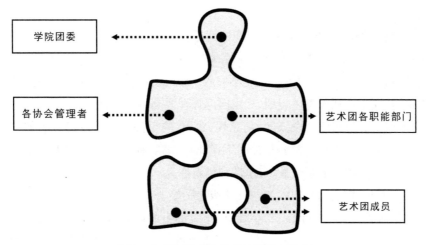

图1　C管理模式下艺术社团组织构架

2. 艺术社团调节机制的建立

　　艺术社团具备了人形组织构架只是具备了C管理模式的外形，而要做到灵活、能动，充分发挥大学生的自主意识，真正实现"以人为本"的理念，就需要借鉴传统中医理论，根据各组织特定功能和相互关系，建立及时有效的"调节适应"机制，营造艺术社团内部"道法自然"的氛围，使各组成部分处于最佳的生长、发展环境中，始终保持健康状态。以我院艺术社团为例，我们建立了各项艺术社团管理章程，包括《各协会规章制度》《社团成员选拔制度》等。通过这些有效的内部"调理"机制调动社团每个成员的能动性、自主性和创新性，加强各部门、各协会之间的沟通，为各协会提供发展所需的条件，使艺术社团始终保持和谐、健康状态。

　　（三）艺术社团C管理模式内涵

　　C管理模式即智慧型管理模式，将其作为艺术社团管理模式，运用于独立医科院校的社团管理过程中，由于独立医科院校学生有其自身特点——思想上追求独立，以自我为中心，思想比较活跃，易于接受新事物，善于新奇消费，具有较强的创新能力，自控力较弱，道德意识较差，缺乏独立能力，对家庭依赖性大，感恩意识不强，具有多重矛盾性等。C管理模式将艺术社团内上至团委老师，下至各协会成员紧密地集合在一起，形成一个人形整体。领导者的思想需要各协会充分领会、认真执行，而各协会相互合作、协调发展才可以促进社团整体健康有序持久发展。C管理模式依靠各协会之间运行默契，配合高效，形成一种和谐灵动的机制，在这个机制下各协会发挥各自作用，最大限度地为青年学生服务，为高校思想政治教育打下良好的基础。

二、传统艺术社团管理模式存在的问题

(一)管理模式老化,体系建立不完善

传统艺术社团管理中体系建立不完善,规章制度不健全,没有明确的评价激励机制,社团工作缺乏整体规划,社团内部管理混乱,致使有的学生误以为艺术社团不受任何约束,组织观念淡薄,随意性强。有的仅仅由几个技能突出的学生维系,形式类似兴趣小组。团委对社团工作抓得太紧,社团只能协助上级组织开展活动,无法调动团员的积极性、自主性和创新性。

(二)社团成员流动性大,参与度年级差别显著

根据对我院大学一年级、二年级、三年级学生的调查研究发现不同年级对于学院艺术社团的参与度差别显著。如图 2 所示。大学一年级学生对于艺术社团的参与度非常高,达到 90%。由于传统的艺术社团管理模式不合理,难以调动学生的自主性和积极性,难以形成社团凝聚力,使得大部分学生逐渐退出艺术社团,到大学三年级的时候,参加社团人数不足 10%。社团缺乏对团员长期的吸引力和约束力。

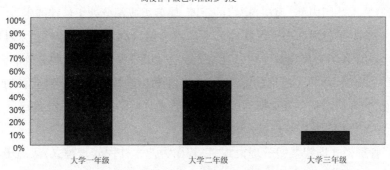

图2 高校各年级艺术社团参与度

(三)各协会之间发展不平衡

尽管艺术社团是高校校园中最为活跃的社团类型,但是艺术社团下设各协会之间发展不平衡,良莠不齐。比如舞蹈协会、歌唱团这些传统协会,学校会在师资配备、资金支持等方面加大培养的力度,而对于一些新兴的社团或者参与人数较少的社团,例如棋牌协会、书法协会则举步维艰,有些甚至名存实亡。协会之间发展不平衡必然会影响艺术社团整体的发展和水平提高。

三、C 管理模式在艺术社团中的应用

(一)艺术社团 C 管理模式的体系构建

高校艺术社团 C 管理模式的体系整体为一个球形,由众多的圈和线构成,大圈代表学生,中间的圈代表各协会,里面的圈代表社团各职能部门,中心代表学院团委;中间的粗线用以区分职能部门;每个扇形中间的线条代表各层之间的纵向沟通;整个学生、协会、社团各部门、团委围成圈组成圆,代表各层之间的横向沟通。团委管理社团联合各职能部门,社团联合会管理各协会,各协会管理协会成员和其他学生,然而他们各层之间横向、纵向又相互联通,学生可以畅通无阻地联通团委,团委对学生的反馈也会迅速做出决策。其任何一个截面都是一个和谐而"灵动"的圆形。如图 3 所示。

以河北医科大学临床学院为例,艺术社团各部门设置:社团联合会各司其职,包括谋篇布局透运筹之能的组策部,规圆矩方显严则修身的自律部,吐舌三寸看铁齿铜牙的外联部,细雨锚铢雕金石妙文的资编部,妙笔生花秀挥毫良笔的宣传部,上传下达助社团交流的秘书处。艺术社团下设的各协会充分发挥主观能动性,开展丰富多彩、特色鲜明的艺术教育活动,艺术类学生社团涉及音乐、舞蹈、戏曲、文学、书法、摄影、语言等诸多门类。艺术类学生社团下设的协会主要有舞动青春、绽放美丽的舞蹈协会、推进中西方文化交流的英语协会、充满激情的街头文化协会、传播公益精神的 130 手语协会、用摇滚的心创造我们音乐的花火吉他协会、集话剧、相声、小品、京剧等为一体的集创演绎社等。在这个球形组织结构的艺术社团中,每个协会独立工作开展活动,一旦遇到超出自身职责范围的事情能迅速反映到子系统的板块系统和作为中央指挥系统的社团职能部门、团委,它们会根据实际情况作出迅速有效沟通和强有力的决策。社团各职能部门之间和与各协会之间都相互沟通、协调、配合默契,充满智慧和能动。

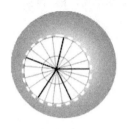

图 3　C 管理模式下高校艺术社团管理体系

（二）C 管理模式在艺术社团管理中的作用

管理模式对社团组织能否健康长远发展起着重要作用,管理模式的创新意味着打破旧的传统模式,改变原有的组织架构及沟通机制。C 管理模式能够有效整合调整内部资源,并根据外部环境,对问题作出快捷、灵活的反应。在高校社团管理中传统的管理模式存在诸多弊端,如表 1 所示,C 管理模式体系与传统的模式体系之间存在着明显区别。

表 1　传统艺术社团管理体系与 C 管理模式体系的区别

	传统艺术社团管理体系	C 管理模式体系
管理理念	以团委为中心的管理	以学生为本的管理
管理行为	安排、指示为主	社团整体是一个"圆",各层之间可以畅通无阻地进行沟通交流
管理模式	层级分明的金字塔式	和谐灵动的球形结构
管理效用	学生缺乏自主性、创新性和积极性	学生具有很强的自主性,充分实现"我自律,我成才"的管理理念
管理策略	以调节学生的外在行为为主	以调动学生内在主动性为主

高校学生艺术社团管理工作是学生社团教育管理的一个重要组成部分,其管理模式的选择与运用决定了艺术社团是否能够健康持久和谐的发展,智慧型 C 管理模式具有的人形的内部组织结构更具有能动性、灵活性和和谐性,使社团整体能够默契运行,协调发展。球形的管理体系更能够适应内部的和谐发展、对外部环境(社会环境、学生思想状态、就业环境等方面)作出快速反应。因此,C 管理模式可以充分调动学生的自主性、积极性和创造性,围绕"我自律,我成才"主题思想,充分发挥学生的主体作用,实现大学生自我管理、自我成长、自我发展的目标,着力培养其良好的艺术修养,逐步养成自信、自强、自尊的心理品质。

再谈务实精神*

摘　要:这个社会之所以会浮躁是因为太现实,而缺乏一种一直在倡导的务实精神。求真务实,告诉我们在务实之前还有求真,真理像阳光,永远是普照大地,温暖人心的。务实是尊重现实而不屈服于现实,不放弃理想,而现实主义是短视的代名词。

关键词:求真务实;务实精神;理想

在一位教授的演讲中,他说道:"研究生的培养不是一个立即解决眼前温饱的问题,而是要解决有关人的全面发展的问题。"这句话让我思考良久,他所说的发展不是立竿见影的,不像高职经过一定时期的培训就能直接创造社会效益,而是在潜移默化中培养人的全面素质。我们反观现在的教育现状,反观自己的思想理念,是不是存在些问题。在学校,教师告诉我们人生要务实,可是有哪个老师把务实的真实意义告诉学生,可能连他们自己都没有搞清楚就开始照本宣科地完成了教学任务。殊不知有多少学生把务实错误地理解成现实,现实要求他们所学的一切知识都是直接获取价值的工具,现实让学生不再有所谓的理想,现实就是实实在在的物质利益。最近,听到最多的一个词语就是现实,读书求学要现实,"上学找不到好工作也是白上"的读书无用论似乎在影响着一些人。谈婚论嫁更要现实,有人说,"现实点吧,所谓干得好不如嫁得好,这样可以让你比别人少奋斗多少年。"这样的一劳永逸的想法让多少人迷失在物质的虚壳中。我不否认学校的教育目的之一是为社会创造经济价值,生产力的进步是社会发展的物质基础,但社会的发展最终是人的发展,没有了人还谈何社会。

所以教育就是在培养真人,是不能急功近利的,如果每所学校都拿就业率来评价大学的好坏,拿培养出多少富豪,走出了多少国家干部来评判大学的优劣,那么我想这样的教育是和当初所设立教育目的是相违背的,大学只能成为制造赚钱

---

　*　苏立宁:河北医科大学临床学院。

工具的工厂。我试问,这样的大学又培养出了多少贪官,培养出了多少唯利是图的资本家呢。学校的教育是不能太现实的,这样的现实是无法形成培养大师的土壤的,就拿中国的名校来说,有多少大师是现代培养的,真正的大师大多出自于民国,我暗暗问自己为什么现在很难培养出像冯友兰、季羡林这样的大师,那是因为那样的大师放在现在的大学里是不能被评为副教授、教授的,因为它们的学术成果不是定期完成的,没有标准的评价体系。

这个社会之所以会浮躁是因为太现实,而缺乏一种一直在倡导的务实精神。一字之差就能让我们在人生路上南辕北辙。王符的《潜夫论》说:"大人不华,君子务实。"王守仁的《传习录》说:"名与实对,务实之心重一分,则务名之心轻一分。"这些思想,就是中国文化崇尚实干精神的体现。它排斥虚妄,拒绝空想,鄙视华而不实,追求充实而有活力的人生,创造了中国古代社会灿烂的文明。务实要求我们一步一个脚印地去实现理想,讲的是实干,讲的是有抱负。可我们少了些理想,多了些现实,所以当抛弃理想的时候,我们也在一步步走向死胡同。富二代这个词大家不会陌生,其中的一些人仰仗富足的家境,横行霸道,玩物丧志甚至漠视法律,但是在批判这些社会现象的同时,有没有去反思一下产生这些现象背后的原因。这是教育的失职,在他们形成世界观、人生观和价值观的过程中,教育没有起到正确引导的作用,只是单纯传授知识、传授技艺。教育少了人情味,就有可能成为制造社会危害的发源地,牛奶中添加三聚氰胺,染色馒头,瘦肉精,这种化学添加剂没有一定的科学技术是无法实现的。试问这些人从哪里培养出来,不是学校吗?在知识经济时代,我们需要有竞争意识,但是前提是要有正确的竞争意识,我曾经看过这样的报道,一个小女孩回来告诉她妈妈说班上有个同学出车祸了,令我非常诧异的是,她毫无同情心地对她妈妈说,我在班上又少了一个竞争对手。我不知道当时母亲的内心活动是怎样的,但我清楚,这是学校教育的失败。"千教万教教人求真,千学万学学做真人。"

求真务实,告诉我们在务实之前还有求真,真理像阳光,永远是普照大地、温暖人心的。务实是尊重现实而不屈服于现实,不放弃理想,而现实主义是短视的代名词。那么,作为当代青年的我们,肩负着祖国的伟大复兴的历史使命,可能有人会说这些和我没关系,如果这样理解真的是大错特错了,有国才有家,只有一个国家强大了,才能有立足之地,我们才会有生存的条件,所以国家的复兴看似遥远而伟大,其实就在我们身边,就体现在我们每个人身上,只有国家安定繁荣才会有个人的前途似锦,所以当为自己未来奋斗的同时其实就是在为祖国的未来奋斗。

我想用习近平总书记在全国高校思想政治工作会议上的讲话中的一段摘录与大家共勉。共同实现教育强国的梦想。"青年一代有理想、有担当,国家就有前途,民族就有希望。今天高校学生的人生黄金期,同'两个一百年'奋斗目标的实现完全吻合。亲自参与这个伟大历史进程,实现几代中国人的夙愿,实乃人生之大幸。当代学生建功立业的舞台空前广阔,梦想成真的前景无限光明。正确认识时代责任和历史使命,用中国梦激扬青春梦,为学生点亮理想的灯、照亮前行的路,激励学生自觉把个人的理想追求融入国家和民族的事业中,勇做走在时代前列的奋进者、开拓者;正确认识远大抱负和脚踏实地,珍惜韶华、脚踏实地,把远大抱负落实到实际行动中,让勤奋学习成为青春飞扬的动力,让增长本领成为青春搏击的能量。"

海阔凭鱼跃,天高任鸟飞。人生路上会有坎坷,会有荆棘,但是只要远处理想灯塔在照耀,我们就会有方向,就会有信心。务实的人生一定会精彩纷呈。

第三篇 03

人文教育篇

唯物史观视域下关于"创新是引领发展的第一动力"的若干思考*

摘 要:创新性实践活动伴随着人类社会产生并呈现出加速发展的态势,其对社会与人的全面发展的价值与功能日益凸显,以至于《中共中央关于制定国民经济和社会发展的第十三个五年规划的建议》把"创新发展"置于五大发展理念之首,上升到一个新的认知高度,凝练为"创新是引领发展的第一动力"的新理念。这一新理念的提出有着迫切的现实必要性与充分的实现可能性。

关键词:唯物史观;创新发展;第一动力

创新是人类所特有的并区别于动物的一种主观能动性以及由此对世界(包括人之外的客观世界与人自身的主观世界)实现改造的实践过程及其所取得的客观结果。创新是人类历史发展进步的动力,一部人类文明史就是人类不断创新的历史。与人类社会产生的任何事物一样,创新产生以后,其发展速度不断加快、社会价值日益凸显,以至于《中共中央关于制定国民经济和社会发展的第十三个五年规划的建议》中把"创新发展"置于五大发展理念之首,提出"创新是引领发展的第一动力"的新理念,这一理念有着丰富的理论内涵与现实指导意义。本文集中探讨两方面的问题:一是创新的现实必要性,即对"创新是引领发展的第一动力"新理念提出的背景进行分析,二是创新的实现可能性,即对"创新是引领发展的第一动力"新理念的实现路径进行分析。

一、创新是人区别于动物的根本所在

人来源于自然界这一事实使人永远要受到自然的约束,这是人的"受动性"所

---

* 刘云章:河北医科大学社科部,河北医科大学医学人文研究中心。基金项目:本文系2016年度河北省高校党建研究课题《"互联网+"高校思想政治理论课建设对策研究》的成果,项目编号:GXDJ2016B25。本文受"河北省高等学校人文社会科学重点研究基地"经费资助,是"河北医科大学医学人文研究中心"的研究成果。

在。但是人与动物的不同之处在于，"动物和它的生命活动是直接同一的。动物不把自己同自己的生命活动区别开来。它就是这种生命活动。人则使自己的生命活动本身变成自己的意志和意识的对象。他的生命活动是有意识的……有意识的生命活动把人同动物的生命活动直接区别开来……仅仅由于这一点，他的活动才是自由的活动。"人通过实践改造和创造对象世界，"正是在改造对象世界中，人才真正地证明自己是类存在物。这种生产是人的能动的类生活。通过这种生产，自然界才表现为他的作品和他的现实。"①人能够意识到自己是受动性存在，进而产生了能动性和超越性。人是一种"尚未被确定的动物"（尼采语），人有自我决定的能力，人能够超越自身的动物性而发展人性，人不仅能够按照"任何一个种的尺度"来进行创造，人还按照自己"内在的尺度"进行创造，在双重"尺度"引导下，人的创造性追求的目标是真、善、美的统一，这个过程是人的创新创造过程。

人借助于创新创造不断超越自然界、超越动物界以及超越人类自身。这种超越过程使人永远也不会变成一个"成人"，他始终渴望打破他的"此时——此地——如此存在"的界限，不断追求超越环绕他的现实，其中包括他自己的当下自我现实。

二、"创新是引领发展的第一动力"的提出背景分析

基于以上分析，人类文明史就是人类不断创新与创造的过程及其成果的历史。人类的这种创新与创造实践活动的速度不断加快，质量迅速提升，其社会功能日益强大，成为社会进步与发展的基础引擎。我党把对这一社会现实的把握凝练为"创新是引领发展的第一动力"新理念，这一新理念的提出有着迫切的现实必要性。

（一）创新发展是实现中华民族伟大复兴的历史启示

中国近代以来的落后除了西方列强的入侵这个外因，一个重要的内因就是自高自大、固步自封，由此社会创新不够，整个社会发展越来越远离了人类文明发展的大趋势。以"康乾盛世"为例，"康乾盛世"是中国两千年封建社会少有的几个盛世之一，但即使如此，"康乾盛世"也只是出现在封建社会内部，而此时的西方国家进入了资本主义社会。乾隆三十年（1765 年）英国发生工业革命，乾隆四十一年（1776 年）美利坚合众国建立，乾隆四十四年（1780 年）俄国建立莫斯科大学，乾隆五十四年（1789 年）法国爆发资产阶级革命。对于世界发生的这些变化，清朝统治者不闻不问，甚至当乾隆五十七年（1792 年）英国马嘎尔尼使团觐见乾隆皇

---

① 马克思.1844 年经济学哲学手稿［M］.北京:人民出版社,1985:53 ~ 54.

帝并要求与清政府进行商业贸易时,乾隆皇帝一口拒绝,他说:"天朝物产丰盈,无所不有,原不借外夷货物以通有无。"这样清王朝的落后以及挨打就在所难免,对此,马克思深刻地揭示到:"一个人口几乎占人类三分之一的大帝国,不顾时势,安于现状,人为地隔绝于世,并因此竭力以天朝尽善尽美的幻想自欺。这样一个帝国注定最后要在一场殊死的战斗中被打垮。"①近 500 年来,世界发生了蒸汽机革命、电气革命和信息技术革命等数次科技革命,一些欧美国家抓住了机遇成为世界大国和世界强国,我国却数次与科技革命失之交臂。历史的经验与教训启示我们,唯有坚持走创新发展之路才能实现中华民族伟大复兴的"中国梦"。

(二)创新发展是迎接当前国际竞争的客观要求

当前国际竞争的一个突出特点是以创新发展为"第一动力"的科技与综合国力的竞争,并由此带动社会其它层面的全面进步。新一轮科技革命与产业革命蓄势待发,信息技术、生物技术、新材料技术、新能源技术快速发展并相互渗透,为此,各个国家都制定了基于本国特点的发展战略,如美国制定了再工业化发展战略,德国推出了工业 4.0 战略,日本发布制造业白皮书,强调"独创力关系到国家兴亡",英国强调"人民的想象力是国家的最大资源"等。前几次工业革命,我国都没有很好的抓住甚至与之失之交臂,错过了发展时机,这次新科技革命为我们提供了良好的发展机遇,我们不能再错过。2015 年 3 月中共中央、国务院制订了《关于深化体制机制改革加快实施创新驱动发展战略的若干意见》,2015 年 5 月国务院制定了《中国制造 2025》,2015 年 7 月国务院制定了《关于积极推进"互联网 +"行动的指导意见》,这些都是我国为了应对新科技革命而制定的国家创新发展战略。

(三)创新发展是我国全面建成小康社会的现实要求

改革开放几十年的快速发展,使我国经济总量跃居世界第二,人均 GDP 接近 800 美元,但同时也存在着许多经济与社会问题,主要是:发展方式粗放,创新能力不强,部分行业产能过剩严重,企业效益下滑,重大安全事故频发;城乡区域发展不平衡;资源约束趋紧,生态环境恶化趋势尚未得到根本扭转;基本公共服务供给不足,收入差距较大,人口老龄化加快,消除贫困任务艰巨;人们文明素质和社会文明程度有待提高;法治建设有待加强;领导干部思想作风和能力水平有待提高,党员、干部先锋模范作用有待强化等。要解决这些问题,保持经济中高速增长,到 2020 年国内生产总值和城乡居民人均收入比 2010 年翻一番,全面建成小康社会,就需要通过创新发展。从国际经验来看,这个阶段国家容易陷入"中等收入陷

---

① 马克思恩格斯选集(第 1 卷)[M]. 北京:人民出版社,1995:716.

阱"。拉美一些国家已在"中等收入陷阱"里受困挣扎长达数十年。那些跨过"中等收入陷阱"的国家和地区的"一条重要经验在于紧紧依靠科技创新打造了竞争的新优势,从而提升了自身在全球价值链中的位势"。① 未来五年是我国全面建成小康社会的决胜阶段,能否成功跨越"中等收入陷阱",关键是能否通过创新发展打造出经济与社会发展新引擎。

(四)创新发展是我党治国理政的经验总结

中国共产党是一个创新型政党,其产生就是马克思主义基本理论与中国革命具体实际相结合的产物。中国共产党在领导中国革命、建设和改革实践过程中,对马克思主义不断进行创新性发展,实现了马克思主义中国化,在这一过程中,取得了毛泽东思想和中国特色社会主义理论体系两大理论成果。

党的十八大以来,以习近平同志为核心的党中央毫不动摇地坚持和发展中国特色社会主义,勇于实践、勇于创新,不断深化对共产党执政规律、社会主义建设规律以及人类社会发展规律的认识,形成了一系列治国理政新理念、新思想与新战略,体现在经济、政治、文化、社会、生态、军事、外交、党的建设等各个领域,如"中国梦"、"四个全面""八项规定"、反"四风"、反腐倡廉、把权力关进制度的笼子、培育和践行社会主义核心价值观、全面推进依法治国、党的群众路线教育、"三严三实"专题教育活动、亚投行、"一带一路""互联网+"、创新驱动发展战略、"新常态""创新、协调、绿色、开放、共享"的五大发展理念、供给侧改革、树立亚洲安全观、构建中美新型大国关系、坚持亲、诚、惠、容的周边外交理念等。② 这些理论和政策的提出与制定都是我党在治国理政实践中经过创新所取得的成果,并推进了中国特色社会主义现代化建设进程,由此观之,不断坚持创造与创新发展是我党实现有效治国理政的一条基本经验。

由此观之,"创新是引领发展的第一动力"理念的提出是中国特色社会主义实践的现实要求。

三、"创新是引领发展的第一动力"的实现路径分析

如何实现"创新是引领发展的第一动力"? 需要探索其实现路径。

① 中共中央关于制定国民经济和社会发展第十三个五年规划的建议辅导读本编委会. 中共中央关于制定国民经济和社会发展第十三个五年规划的建议辅导读本[M]. 北京:人民出版社,2015:35.
② 习近平. 习近平谈治国理政[M]. 北京:外文出版社,2014:296.

（一）创新战略：促使创新成为国家发展全局的核心

创新驱动成为国家发展战略，居于国家发展全局的核心位置，贯穿于党和国家的一切工作之中。从"向科技进军"到"科学技术是第一生产力"，从"科教兴国战略"到"建设创新型国家"，从"创新驱动发展战略"到"创新发展理念"。梳理新中国60多年的脉络，创新始终是发展的关键词。① 实施创新驱动发展战略，就是要使市场在资源配置中起决定性作用和更好发挥政府作用，破除一切制约创新的思想障碍和制度藩篱，激发全社会创新活力和创造潜能。只有崇尚创新，社会才有蓬勃活力，国家才有光明前景。

（二）创新目标：逐步进入创新型国家行列

创新发展的总目标是到2020年基本形成适应创新驱动发展要求的制度环境和政策法律体系，为进入创新型国家行列提供有力保障。这一目标体现在许多层面，如人才、资本、技术、知识等可以自由流动，企业、科研院所、高等学校等实现协同创新，社会各个领域的创新活力竞相迸发，所有创新成果得到社会充分保护，创造者的创新价值得到更大体现，创新资源合理配置并大幅提升其使用效率，创新人才合理分享其创新收益等。

（三）创新体制：构建有利于创新发展的体制机制

为了实施创新战略和创新目标就需要构建有利于创新发展的体制机制。加快形成有利于创新发展的市场机制，切实发挥市场对技术研发方向、路线选择和各类创新资源配置的导向作用。通过投融资体制改革建立金融的助推创新机制，发挥金融创新对技术创新的助推作用，培育壮大创业投资和资本市场。健全创新人才培养与使用机制，按照创新规律培养和吸引人才，按照市场规律让人才自由流动，实现人尽其才、才尽其用、用有所成。完善创新成果转化激励机制，合理制定体现智力劳动价值的分配导向，让科技人员的创新劳动得到合理回报，进一步激发科技人员的创新积极性。

（四）创新主体：科技人员、企业与大众等全员参与的创新人才队伍

创新是一种国家战略，需要科技人员、企业以及大众等全员参与创新。通过构建创新型人才培养模式、建立健全科研人才双向流动机制以及实行更具竞争力的人才吸引制度等形式，激发科技人员的创新积极性与创新能力。通过扩大企业在国家创新决策中话语权、完善企业为主体的产业技术创新机制、提高普惠性财税政策支持力度以及健全优先使用创新产品的采购政策等手段，强化企业创新主体地位和主导作用，形成一批有国际竞争力的创新型领军企业，支持科技型中小

---

① 引领发展的第一动力——如何坚持创新发展［N］. 人民日报,2016－01－29.

企业健康发展。此外,每一个人都蕴含着无限的创新能力,要激发全社会创新活力和创造潜能,中国特色社会主义现代化建设事业需要"大众创业、万众创新"。

(五)创新领域:理论、制度、科技与文化等全方位领域创新

创新不仅是狭义的科技创新,而是包括科技创新在内的理论创新、制度创新、科技创新以及文化创新等全方位领域创新。各个领域的创新都是中国特色社会主义创新实践的有机组成部分。"理论创新是社会发展和变革的先导,是各类创新活动的思想灵魂和方法来源。制度创新是持续创新的保障,是激活各类创新主体活力的关键。科技创新是国家竞争力的核心,是全面创新的主要引领。文化创新是一个民族永葆生命力和富有凝集力的重要基础,是各类创新活动不竭的精神动力。"①通过科技创新带动其他领域的社会创新,其目的是让一切劳动、知识、技术、资本、管理的活力竞相迸发,形成巨大的创新实践活动并转化为推动社会进步的动力。

(六)创新类型:原始创新、集成创新、引进消化吸收再创新等综合创新模式

我国坚持多种创新类型并举的综合创新发展模式。通过加强基础研究,使原始创新、集成创新和引进消化吸收再创新等相互补充与发展,以提升我国的创新能力。原始创新主要集中在基础科学和前沿技术领域,如暗物质与暗能量、量子调控、极端条件下奇异物理现象、干细胞与再生医学、纳米科技、合成生物学、脑科学与认知、全球变化研究等,以及新一代信息通信、新能源、新材料、航空航天、生物医药、智能制造等核心技术领域。原始创新是为未来发展奠定坚实基础的创新,是原创性的第一位的创新。集成创新主要指企业创新,企业从自身发展需要出发,对已经存在的单项技术创新进行整合,创造出全新的工艺或者产品,实现企业自身价值。集成创新不是原始创新,是在原始创新基础上的集成。引进、消化吸收再创新是利用各种引进的技术资源,在消化吸收基础上完成重大创新。它与集成创新没有本质区别,二者都是相对于原始创新而言的。引进消化吸收再创新是各国尤其是发展中国家普遍采取的创新方式。原始创新、集成创新、引进消化吸收再创新三者各有特点,它们在资金投入、创新周期、创新风险以及对技术能力和技术积累的要求等方面都不相同,对于我国的创新发展战略实施而言,三者都不可偏废,要根据实际情况具体实施。

---

① 中共中央关于制定国民经济和社会发展第十三个五年规划的建议辅导读本编委会. 中共中央关于制定国民经济和社会发展第十三个五年规划的建议辅导读本[M]. 北京:人民出版社,2015:39.

（七）创新氛围：形成崇尚创新的良好社会风尚

国家创新战略的实施需要有浓郁的社会创新氛围。创新发展是全民参与、全民推动的宏伟事业，要倡导敢于创新、善于创新的精神气质与价值导向，形成社会崇尚创新、包容失败的社会风尚。激发全社会创新活力和创造潜能，使劳动、信息、知识、技术、管理、资本等要素竞相迸发出创新活力与潜能，营造出"大众创业、万众创新"的良好社会风尚。

四、"创新是引领发展的第一动力"是唯物史观的当代发展

"创新是引领发展的第一动力"不仅是经济发展理念，更是一个广泛的社会发展理念，是在对历史唯物主义关于社会历史发展动力理论继承与发展基础上作出的新概括与新表述。

关于社会历史发展的动力，在马克思主义基本原理中概括为几个层面①："社会基本矛盾是社会发展的根本动力""阶级斗争和社会革命在阶级社会发展中的作用""改革在社会发展中的作用""科学技术在社会发展中的作用""人民群众是历史的创造者"以及"个人在社会历史中的作用"。这些对社会历史发展动力的理论概括中既有马克思主义的基本原理也有中国化马克思主义的理论成就。而"创新是引领发展的第一动力"的新理念就是在继承这些基本理论基础上作出的最新理论概括，同时又把这些基本理论在"创新"基础上统一起来，是对历史唯物主义关于历史发展动力理论的进一步发展。

---

① 马克思主义基本原理概论编写组．马克思主义基本原理概论［M］．北京：高等教育出版社，2015：93～137.

新时期白求恩式医学教育模式的探索与实践[*]

摘　要：探索构建新时期白求恩式医学教育模式，要切实加强专业基础教育，稳步推进质量工程建设，提高医学生临床操作技能，多渠道推进教学改革，精心培养创新型医学人才；要切实加强人文精神教育，加强人文社会科学教育，提高医学生人文精神，加强专业法律知识和职业道德规范教育，提高医学生法治精神和道德水平；要切实加强社会责任感教育，深入社会基层开展社会服务，引导医学生关注民生，切实抓好临床技能培养，提高医学生服务能力。

关键词：白求恩式医学教育模式；专业基础教育；人文精神教育；社会责任感教育

高等医科院校面向 21 世纪培养高素质的白求恩式医务工作者，不仅要培养学生扎实的医学知识和娴熟的专业技能，使学生真正掌握好为人民服务的本领，还要培养学生宽厚博大的人文精神和感恩仁爱的社会责任感，引导学生继承和弘扬白求恩同志毫不利己、专门利人、对工作极端负责、对人民满腔热忱、对技术精益求精的精神，以高尚的道德修养和高超的专业技术，塑造新时期白求恩式医务工作者。

探索构建新时期白求恩式医学教育模式，目的在于把白求恩精神的培养放在医学生成长成才的重要位置，把白求恩精神渗透到日常的教学工作和教学环节中，从医学生的思想实际出发，尊重医学生的成长规律和思想特点，不断促进医学生的全面发展，满足医学生不断增长的知识需求和精神需求，从夯实专业基础、提高人文修养、培养服务意识等方面入手，培养新时期白求恩式医务工作者。

＊ 李晓玲，刘学民，马梦瑶：河北医科大学党委宣传部。基金项目：河北省高等学校人文社会科学研究项目"医学院校服务基层实践育人机制研究"（项目编号：SD171069）。

一、切实加强专业基础教育，夯实医学生专业知识

（一）稳步推进质量工程建设，提高医学生临床操作技能

河北医科大学结合学校实际，全面实施本科教学质量和教学改革工程，规范日常教学管理准则，细化执行标准，经过几年的探索，形成了一套完整的质量监控体系。为进一步规范临床教学质量监控过程，加强临床教学管理督导，学校每年定期组织召开临床教学质量监控专家督导组会议，聘请校内外专家对学校的教学质量进行全程督导，在"求精"上提要求、下功夫。在临床教学中，学校坚持实施各专业主干课程及毕业考试由学校统一命题、统一组织考核和统一阅卷的统一考试制度。为进一步完善对毕业生的质量控制，突出对实践动手能力的培养，引导学生树立临床操作技能与临床理论知识并重的学习观，学校还改革了毕业考试方案，把技能考核成绩单独列项，将技能考核与毕业理论考试并列，不断强化学生理论联系实际能力和动手能力的培养。

（二）多渠道推进教学改革，精心培养创新型医学人才

在基础学习阶段，学校积极推动教育教学改革，探索实施了"临床实验技能大赛制度""生物化学春苗奖评选制度""本科生科研专项基金制度""实验室开放制度""学生讲台制度""科研活动兴趣小组制度""PBL教学制度"等教育教学机制，构建学生创新能力培育体系，开展早期科研训练，坚持课堂教学与实验教学相结合，实现实践能力与创新能力双突破，取得了较好的育人效果。近年来，学生科研取得多项成果，学生在国内外学术刊物上发表论文数十篇，并多次在全国和河北省大学生"挑战杯"课外学术科技作品竞赛中获奖。

二、切实加强人文精神教育，提高医学生综合素养

（一）加强人文社会科学教育，提高医学生人文精神

1. 完善人文社会科学课程体系，打造人文社会科学教育队伍

学校坚持将人文社会科学教育融入医学教育体系，通过开设人文社会科学必修课和选修课，开展领悟生命本质、珍爱生命教育，培养学生的人文社会科学素养和爱心奉献精神。学校结合实际情况，在各专业和相关专业中开设了《大学生心理健康教育》《医学伦理学》《医学心理学》《护理伦理学》《护理心理学》《人际沟通及护理管理》《护士礼仪与美学》等必修人文科学类课程和《卫生法规概论》《大学生职业发展与就业指导》《中国医学史》《预防艾滋病知识讲座》等必修社会科学类课程。在选修课程方面，学校搭建了一个涵盖理论类课程、赏析类课程、实践类课程等三种课程类别的人文社科选修课程体系，内容涉及历史文化、文学艺术、

职业防护、文献检索、信息技术、军事理论、语言规范、健身体育、饮食营养、中医中药等多种科目。无论选修课还是必修课,学校均纳入教学计划,并计入学分,严格管理,规范教学,不断提高学校文化艺术育人水平,受到学生普遍欢迎,对陶冶学生的高尚情操、提升学生的审美素养、增强学生艺术实践能力起到了不可替代的作用。

通过多年发展与探索,学校不断提高对医学生人文社会科学教育重要性的认识,不断加强人文社会科学教育队伍建设,建立了党委统一领导,宣传部、学生处、团委、教务处、社科部分工合作、密切配合的工作机制,组建了一支以人文社会科学课程专职教师、学生社团指导教师、相关部门人文社会科学教育工作管理人员、各学院学生工作人员为骨干的人文社会科学教育、管理队伍。

2. 积极开展人文社科类学生活动,营造良好的人文氛围

学校结合医学院校的特点,在校园内长期开展人文社会科学学生活动,形成了一批品牌活动,形成了浓厚的校园文化氛围。学校通过组织名医名家,面向学生举办"医术人生"现场访谈节目、"医学生成才之路""青年论坛"系列讲座活动,用身边医学大家和模范人物的先进事迹为大学生成长导航。同时,学校多次邀请国家京剧院、河北交响乐团、河北省话剧院等文化艺术团体,长期开展"高雅艺术进校园"等活动。此外,学校高度重视和支持人文社科类学生社团建设,建立了涉及文学、艺术、学习、公益、心理、体育、军事等多个领域的多元化学生社团60多个。在临床实习阶段,各教学医院也坚持举办人文社科类讲座,省第三医院、省第四医院、石油中心医院等医院的很多医院领导更是率先垂范,亲自举办"创新人才和创新思维培养""医学诺贝尔奖获得者回顾""医学生成才之路""临床医学生素质的培养"等讲座,推进医学生人文精神塑造和综合素质培育。

(二)加强专业法律知识和职业道德规范教育,提高医学生法治精神和道德水平

1. 充分发挥法制宣传教育工作的道德规范认知价值,构建专业法律知识与职业道德伦理相结合的规则认知机制

学校坚持开展法制宣传教育工作,提高医学生法治素养,充分发挥"两课"教学的主渠道作用,保证教学计划、教材、师资、课时、考核"五落实",使学校法制教育逐步走向制度化、规范化。在进行普通法律常识的一般教育工作的同时,学校大力开展医药卫生专业法律知识,并与职业道德伦理教育和医德医风教育相结合。学校充分发挥医疗卫生法律规范对职业道德伦理的确认性、融合性特点和专业性、针对性、技术性特点,在讲授"法律基础""卫生法规概论"等课程时,有效结合医德、医风教育和医学伦理、生命伦理、护理伦理等内容,构建起了专业法律知

识与职业道德伦理相结合的规则认知机制,使医学生通过学习,形成完整的职业规则体系。

2. 充分发挥法制宣传教育工作的道德意识优化价值,构建法治理念教育与道德素质培育相结合的人格发展机制

学校坚持把法制意识作为医学生人文精神和综合素质的重要组成部分,通过增强医学生法治观念,不断提高学生道德水平,优化学生道德意识。学校多年来坚持开展"法制宣传月"等活动,通过法律知识讲座、法律知识竞赛、法律咨询会、模拟法庭、普法文艺节目汇演、法律法规培训、法制光盘收看、普法志愿者宣誓和签字活动等一系列学生喜闻乐见活动形式,大力培育医学生的法治意识,增强其学法、知法、守法、用法的自觉性,形成法律至上的良好氛围。学校在活动中坚持法治理念培育与道德素质养成相结合,从不同维度出发,将现代社会所需要的法治精神与中国传统社会提倡的德行修养共同融入医学生培育工作之中,促进医学生健全人格的完善和道德素养、综合素质的提高。

3. 充分发挥法制宣传教育工作的道德行为导向价值,构建法律生活体验与道德规则实践相结合的行为养成机制

学校从法律规范对社会道德的引导作用入手,不断丰富医学生接触法律生活的方式和途径,避免仅仅局限于枯燥的法律文本讲授,通过鲜活的体验式、实践性的法律教育方式,促进医学生良好行为习惯的养成。学校在法制宣传教育中,科学设计可接触、可参与的法律实践性活动。一是可接触式法律实践活动。学校举办现场法律咨询会、邀请律师、公证员等法律界人士做专题报告等,加强医学生对司法实践和法律实施具体环节的了解。二是可参与性的法律实践活动。学校组织举办了模拟法庭、法制主题班会、法制文艺节目汇演、法律知识竞赛等活动,引导医学生就学法用法守法问题和社会热点问题展开讨论,提高医学生分析现实法律问题的能力。同时,学校在医学生中广泛开展基础文明养成活动,引导医学生在生活中切实践行道德规范,从最基本的"诚信考试""文明乘梯""感恩回报""尊重他人"等做起,促进道德规范的内化过程,使之成为医学生的自然行为。①

---

① 刘学民,李晓玲. 高校法制宣传教育工作的德育价值及实现途径,载温进坤. 高校德育创新与发展成果选编(河北医科大学卷)[M]. 北京:人民出版社,2012:48~56.

三、切实加强社会责任感教育,培养医学生服务意识

(一)深入社会基层开展社会服务,引导医学生关注民生

学校多年来一直坚持到贫困地区和基层社区义诊,强化医学生治病救人的意识,将白求恩救死扶伤的精神落到实处,让学生在实践中体会白求恩精神。学校以"医疗惠民"为重点开展社会实践,已连续 14 年被评为全国大学生暑期社会实践先进单位。学校先后建立了 20 多个志愿者活动基地,大力开展公益服务、绿色环保、社会调查、勤工俭学、送医送药、义诊义卖等各种实践活动,带动医学生走出校园,深入社会。仅 2010 年暑期,学校就组织了包括从本科生到博士生的医疗惠民小分队 200 多个,分赴全省老少边穷山区乡村,诊治疾病 2000 多例,咨询查体4000 多人次,免费赠送药品、医疗器械价值近 3 万元,发放宣传资料 5 万多份。研究生学院社会实践基地——易县紫荆关医院,被团省委命名为首家省级社会实践示范基地,"送医下乡博士服务团""红丝带行动——青少年预防艾滋病服务团"还获得了国家级荣誉称号。

(二)切实抓好临床技能培养,提高医学生服务能力

学校在加强基础理论学习的同时,切实提高医学生临床操作技能,在全校范围内组织开展临床实验技能大赛,促使医学生树立对技术精益求精的意识。学校在临床教学实习工作中秉承"厚基础、高素质、重创新"的人才培养理念,有效融合白求恩精神培育工作,努力为学生搭建能力培养平台。学校在各教学医院坚持遴选医德医风高尚、医术精湛的专家学者带教,让学生耳濡目染大家风范,从开始接触病人时,就让学生体悟医学事业的崇高性和医者仁术的意义。各附属医院均为学生安排政治导师,在学校覆盖全省医疗系统的 60 多个实习基地中,每个实习点均建立了党支部,安排了专职辅导员,强化医德医风教育和白求恩精神教育,受到了良好效果。

四、结语

综上所述,探索构建新时期白求恩式医学教育模式,需要重点做好以下几项工作:一是稳步推进质量工程建设,完善教学质量监控体系和学生创新能力培育体系,改革毕业考试方案,提高医学生临床操作技能,开展早期科研训练,坚持课堂教学与实验教学相结合,实现实践能力与创新能力双突破。二是在医学教育中加强人文精神和职业道德教育,坚持医学人文教育与医学专业教育相结合,职业道德教育与科学精神培育相结合,完善人文社会科学课程体系,打造人文社会科学教育队伍,开展人文社科类学生活动,营造良好的人文氛围,多角度提高医学生

综合素质。三是充分发挥法制宣传教育工作的道德规范认知价值、道德意识优化价值、道德行为导向价值,探索构建专业法律知识与职业道德伦理相结合的规则认知机制、法治理念教育与道德素质培育相结合的人格发展机制、法律生活体验与道德规则实践相结合的行为养成机制,培养医学生健全人格。四是在医学生医德教育过程中,坚持通过社会服务活动来培养医学生医德素养,把服务社会、服务群众作为培养白求恩式医务工作者的出发点和落脚点,培养医学生社会责任感和服务意识。

多元化背景下医学研究生人文素质教育探析*

摘 要：医学研究生是未来生命科学研究和医疗卫生实践的后备军，目前我国医学研究生人文素质教育仍然存在一定问题，这些问题的产生与多元化的时代背景有着一定的关系，在此背景下，高等医学院校如何培养医学研究生的人文素质教育，成了亟待解决的问题。

关键字：多元化背景；医学研究生；人文素质

当前我国处于社会转型和经济转轨的过程中，人们的思想观念呈现出复杂化和多样性，社会中各种价值观念共同存在。高校要想在复杂的形势下，培养出高素质、高层次的医学人才，必须加强医学生的人文素质教育。医学研究生是我国医疗卫生事业高层次的人才后备军，是未来医学领域的中坚力量，其人文素质的培养显得尤为重要，他们不仅要掌握专业医学知识，而且还要具有全方位的人文素质，这是未来医学发展的方向。

一、医学研究生人文素质教育的现状

（一）医学研究生价值观滑坡，社会责任感降低

随着市场经济的建立以及社会思潮和价值观多元化发展，部分医学研究生价值观发生滑坡，自我中心和利己主义倾向严重，社会责任感弱化，这与他们即将要从事的医疗卫生事业所要求的职业道德不相符。

（二）医学课程学科分类越来越细，课程设置不合理

我国高中就将学生分为文理科，医学研究生主要是以理科生为主，理科学生缺少人文素质教育的机会。另一方面，我国医学院校多年来主要是以开设医学基础课和医学专业课为主，人文类课程很少，这就使得我们的医学研究生在学习过

* 柳云：河北医科大学社科部；赵冬云：河北中医学院社科部。基金项目：2011 年度河北省高等学校人文社会科学研究（SZ2011335）。本文曾发表于《文史月刊》2012 年第 11 期。

程中更加注重专业知识和专业技能的学习,从而从根本上忽视了人文素质的培养,由此造成的影响会越来越大,形成的医疗环境也会越来越差。

(三)教学方式落后,学生缺乏实际运用的能力

我国的人文社科类教学大多是采取课堂灌输的方式为主,比较侧重于理论知识的讲授,这样的教学方式注重理论体系的完整,但是教学方法比较单一,同时与临床及社会现实问题联系不多,使学生走上工作岗位后不知道如何将理论知识转化为实际应用,这种单一的授课方式不利于大学生素质的拓展及各种人文知识的培养。

二、多元化背景下加强医学研究生人文素质教育的必要性分析

(一)加强医学研究生人文素质教育,是遵循医学自身发展的规律、顺应医学模式转变的需要

医学模式主要是指健康和疾病观。20 世纪以来,特别是五六十年代以后,人类疾病谱和死因谱已经发生很大的变化。医学模式已经从传统的生物医学模式转变为多维度的现代医学模式:生物——心理——社会医学模式。另外,由社会因素、心理因素、环境因素及其行为因素诱发的各种疾病发病率明显上升,如:心脑血管病、精神疾病等,所以人类对健康的定义也发生了很大改变,传统的生物医学模式对我国医学教育的影响非常深远,人文精神曾经与医学脱离了关系,这种医学模式的转换,对医药卫生人才整体素质尤其是人文素质提出了更高的的要求。所以加强医学生人文素质教育,是医学人文性复归的客观要求。

(二)加强医学研究生人文素质教育,是完善大学生人格,增强社会适应能力的需要

医学研究生将来是医疗事业单位的中坚力量,如果他们仅仅具有医学技术而不具备人文素质,有可能他们掌握的医学技术不但不能造福人类,反而会对社会造成更大的危害。多元化的社会背景下,人们的物质财富极大地丰富了,但是人们的价值取向、道德意识也出现了一些问题,一些医学生和医务人员出现了重物质利益轻精神思想的扭曲价值取向,加强医学研究生人文素质教育,有利于提高其综合素质,提高自身的竞争力,只有这样才能为我国培养出能够正确处理国家、集体、个人三者之间的利益关系的高素质的医务工作者,才能避免在行医过程中发生不守医德的行为,可以充分贯彻救死扶伤的精神。

(三)加强医学研究生人文素质教育,是社会发展的需要

随着生产的发展和生活质量的提高,人们对健康的认识发生了深刻变化,人们的保健需求也发生了很大变化,人们已经不满足于有病治病,而是进一步要求

提高生命质量,延长寿命,保持身心的完好状态,对卫生保健、身心素质的要求越来越高,这些愿望要求医学服务范围扩大。满足民众对生命质量的追求,满足社会发展的需要,就必须加强医学生人文素质的培养,使其具有良好的人文精神和人文素养,使他们走向工作岗位之后始终能保持"仁爱之心",能体会患者的疾苦,为患者提供情感的、文化的、精神的服务,以满足患者的各方面需求。

三、医学研究生人文素质教育的途径

加强医学研究生人文素质教育是医学人才培养模式的重大改革,是培养大量高素质医学人才的必要条件,要想改变目前的现状,除了有关部门的重视外,还必须从以下几个方面探索有效的培养途径。

(一)从医疗实践出发,改革教学模式,构建合理的人文素质教育课程体系

医学人文教育课程的内容应以实用型为主,把人文教育课程整合到医疗实践中去,达到医学与人文教育课程一体化,体现出"以患者为中心""密切联系实际"的思想,避免以往医学职业道德教育中注重理论,普遍侧重于范畴、体系的传授,而对适用性、实效性关注不够的问题。① 改革单一的授课方法,采用讨论式、启发式、影片赏析等多元化的教学方法,将学生置于主体地位,教师以原来的授课为主转为以指导为主,学生由被动学习转为主动学习。教学过程中,以问题意识为主,提出问题并穿插讨论,这样既能提高学生的认知水平,又能增强学生的人文体验,对加强医学研究生的人文素质培养可以起到行之有效的作用。

(二)加强医学院校师资队伍人文素质的建设

教师是实施教育目标的主要承担者,一支高素质的教师队伍对推动学校建设能起到极大的作用,提高学生的人文素质,是所有任课老师的责任。要努力发挥专业课教师及研究生导师在提高研究生的人文素质教育上的渗透作用,要处处注意言传身教,不仅在道德、修养、人品学时上成为医学研究生的表率,还要在仪表、风度、气质等方面成为学生的典范。其次,在讲授专业知识的同时,还要把课程所蕴含的科学精神和人文精神融合起来,积极培养医学研究生的人文素质。

(三)转变教育思想观念,树立人文教育与科学教育并重的教育理念

科学教育和人文教育是医学教育不可分割的两个方面。医学的学科性质是既具自然科学属性,又具有社会科学属性。所以加强医学研究生人文素质教育,转变教育思想观念是关键。医学是救死扶伤的职业,因其专业的特殊性,我们要

---

① 杨勇,李玲君,和新颖. 大学附属医院的医学生人文素质教育模式的探讨[J]. 西北医学教育,2010(6):1200～1202.

加强学生良好的道德素质、文化素质、科学素质。要极力扭转医学生人文素质偏低和传统教育对人文精神忽视的现实,尤其是在医学研究生的医学见习和临床实习阶段教育过程中,教育工作者更应当根据临床发生的实际案例,不断启发学生医德原则,逐渐提高他们的人文素质。

(四)加强校园文化建设,给医学研究生营造良好的人文氛围

良好的校园文化是学生陶冶情操、塑造自我等性格品质的重要途径,因此,我们应该大力加强校园文化建设,营造人文社会学科教育的文化氛围。加强校园自然景观、人文景观的建设,突出大学的大学精神和理念,融人文社会科学知识于校园文化建设中。通过一系列的校园文化活动营造精术济世、救死扶伤的人文素质教育氛围;开展健康向上、格调高雅、内容丰富的校园文化生活,从校园的整体氛围与同学们间的群体心理两个维度强化人文素质教育的重要意义。

高等医学院校人文素质教育现状及对策探索*

摘　要:高等医学院校普遍存在对人文教育重视程度不够,学生人文素质基础薄弱,人文素质教育课程比重少、方式较单一的情况。本文围绕我国高等医学院校大学生人文素质教育现状,探索了在日常思政教育中加强人文素质教育的对策。

关键词:医学生;人文素质教育;教育模式

医学以保护公民健康权为根本宗旨,医务人员肩负着"健康所系,性命相托"的重任,优秀的医学生不仅要有精湛的医术,还要具备高尚的医德。在医学教育过程中,不仅要重视学生的临床技能培养,还要重视医学生的德育教育。伴随现代医学模式的转变,人才市场竞争的激烈,对医学生的知识结构提出了新的标准,对医学生的素质也提出了更高要求,这就使得对医学生人文素质的培养成为现代医学教育中最重要的组成部分之一。高等医学院校要适应这些变化和要求,培养高质量的医药卫生人才,必须更新观念,加强医学生人文素质教育。本文围绕我国高等医学院校大学生人文素质教育现状,以及相关对策进行阐述。

一、医学院校人文素质教育现状

(一)部分高校教师对人文素质教育重视不够

我国高等医学院校对于医学生的教育过于偏重专业教育,一方面许多教育工作者仍然抱着"重专业、轻素质"的陈旧教育观念,这造成了他们对人文素质教育主观上的不重视。另一方面,医学院校里专业课教师工作繁重,很多老师在精力上难以顾及人文素质教育,这就造成了人文素质教育客观上的不被重视。

(二)我国医学生人文素质基础较弱

多年来在应试教育思想指导下,学生在中学阶段就进行了文理分科,文科成

---

　* 张桓,王恒草,王丹:河北医科大学教务处。

了理科学不好的学生的被动选择,理科生由此更加轻视哲学、文学、历史、艺术等人文社会学科领域知识的学习,这使得理工医科背景的学生文科基础知识相对贫乏。相当一部分学生可能专业水平较高,但人文素质基础薄弱。在学习中偏重专业知识,而很少去主动学习人文精神、科学精神这些不能直接转化为生产力的知识。

(三)人文素质教育课程比重少,方式单一

与西方医学专业相比,我国高等医学专业学制较短,如五年制临床医学专业的学生,在校学习时间仅有三年。医学生除了学习大量专业课程之外,还要学习政治、外语、计算机等其他课程,留给人文课程的课时很少,学校和学生的重视度均不够。从授课形式上看,人文素质教育课程仍然以课堂讲授法为主,教学手段相对单一;从课程考核的手段上看,人文素质教育课程通常以论文考核的方式为主,由于多方面的原因,学生论文抄袭的情况十分普遍,没有办法有效衡量教学效果,也无法为今后的教学改革积累反馈意见。因此我国医学生的人文素质教育,无论是在知识的传授上还是精神的培养上,都没有达到预期的效果。

二、改变医学生人文素质教育的对策

(一)加强对人文素质教育的重视

树立科学人文并重的医学教育思想,加强对医学生人文素质教育的重视。现代医学本身就是集科学性、伦理性、艺术性为一体的学科。人文素质教育可以提升医护人员了解和体察病人的能力,使他们更能体会病人的苦境,触动哲学思考,变得更加温和、隐忍、宽厚,更加注重伦理和道德自律,因此,医学教育要转变单一的专业教育观和过重的功利主义色彩,形成培养创新能力、提高综合素质为目的的教育理念,树立科学人文并重的医学教育观。观念转变的关键在于学校管理层,学校管理人员要充分认识到人文素质教育的重要性和紧迫性,树立促进医学生全面发展的教育观念,从而制定科学的规划,把人文素质教育渗透到医学生培养目标中去;专业课程老师也要摆脱狭隘的专业教育观,在进行医学专业知识和技能传授的同时,加强他们对人文社科知识的学习和引导,真正做到既教书又育人,引导医学生思考人生,自觉成才。

(二)转变医学生人文素质教育模式

1. 促进学生由被动性人格向主体性人格转变

马克思主义认为:"现代人与传统人之间最本质的区别就在于现代人主体意识的觉醒和创造精神的发展。"因此,思政教育应该着重去促进学生自我意识的觉醒,培养他们自我教育、自我发展,自我完善的能力,同时树立正确的世界观、人生观和社会主义核心价值观。因此,人文素质教育要转变传统的灌输式教育观念,要为受教育者提供自我教育、自我成长、自我完善的空间,"授之以渔"比"坐空论道"更能使学生获得心理上的震撼与认同。

2. 由以教师为中心向以学生为主体转变

在帮助学生将人文知识内化为人文素质的过程中,要注重改变以教师讲授为中心的传统教育模式,避免知识、概念的直接灌输,力求发挥学生的主观能动性。要积极尝试在教学中引入以学生为中心、以问题为中心的教学方法,融合启发、讨论、交互、游戏等多种教学法的优点,把课程从概念、知识的灌输转变为任务导向的促进和提高,最大限度地提升学生学习的主观能动性和积极性。

(三)改革教育方法,强化医学生人文素质教育效果

1. 借鉴互联网思维,搭建开放的平台

近年来兴起应用互联网对大学生进行思想政治教育的热潮,不少高校开始通过 QQ、微博、微信、主题网站等网络平台实施思政教育。这提升了思想政治工作的效率、扩展了思想政治工作的领域,但应用互联网作为传播工具只是互联网思维的一种呈现方式,绝对不是互联网思维的全部。互联网不单单是手段,还是一种新思维,不仅适用于互联网企业,也适用于教育机构。互联网思维的核心就是信息的无边界,即每个人都有平等的权力去获取信息。以前教师通过告诉学生未知的信息就可以完成教学任务,但是在互联网时代,信息的获得变得越来越简单,再靠灌输式的贩卖知识已经很难吸引到学生的注意力。因此教师必须重新定位自己在互联网时代的价值,与简单的信息传递者相比,信息的整合者或信息平台的构建者,更符合新时期教师的身份定位。互联网的实质是将有共同需求的群体作为一个个节点相互联系起来,它对于医学生人文素质教育的借鉴意义就是,建设人文素质教育的课外实践平台,规划成若干模块,不同学生根据需要选择不同模块。例如,可以划分为"文学修养""艺术欣赏""心理健康""职业素质"等模块。

由学生组成团队,形成一套科学规范的管理制度,定期开展人文素质自我教育课堂。学生自选主题、自发推荐讲授者、自设活动形式、自愿报名参加。鼓励通过社交网站建立起学习者之间的学习群组。群组内部可以举行聚会等线下活动,从而实现相互分享学习经验、交流学习心得的目标。开放的平台,阳光下的制度,有利于学生的相互监督与促进,进而形成良好的学风、教风和校风。一旦给了学生展示自我的平台,学生的潜力就可以被释放出来,形成正性关系网络。在这种关系中,让学生相互影响,相互促进,这样的氛围更有利于医学生综合素质的提高。开放、互享、共赢是互联网最大的特色。通过开放平台,学生自发分享传播人文知识,从而达到师生共赢的局面。翻转课堂等都是利用互联网思维进行本科教

育的典型成功案例。

2. 教师引导监督,学生全程参与

把传统的说服与教化转为教育对象的自我选择与提升,仅仅依靠建立开放的平台是不够的。必须把学生带入素材收集、活动组织、分享传播的各个环节,让学生有深度参与感、创造感,成为人文素质教育的主体,进而促进人文知识的学习,让学生由单一的知识的接受者变为创造者、传播者,深度参与到教育工作中。思政工作者负责引导和监督,高校提供资金、场地、课外学分奖励等资助,这样能够更好地贴近学生,根据学生需求来设计教学内容,也可以让人文素质教育更符合学生的需求,更能俘获学生的心。

(四)改革评价体系,促进学生人文素质提高

要保障人文素质教育的效果,必须建立科学有效的考核评价机制。一是要确定人文素质教育的考评覆盖,凡是在考核范围内的内容都要得到重点关注和积极引导。二是要探讨考核方式,可以将量化评价与质性评价相结合、形成性评价与终结性评价相结合。这样,结合新的考评范围和方式,建立起一个完整的评价体系,反过来再促进教师教学方式和学生学习方式的转变,最终达成促进学生人文素质提高的目的。

以社会主义核心价值观为引导培养新时期护理专业学生的职业价值观*

　　摘　要：护理专业学生的职业价值观是护理实践的基础，引导护理生与患者、其他医务工作人员和公众之间互动的过程，是护理人员为患者提供高质量护理服务的基石。护理人员的职业价值观和积极的职业态度在护理工作中起到决定性和导向的作用。本文通过研究如何以社会主义核心价值观为引导，塑造和培育新时期护士职业价值观，对于帮助在校护理专业学生形成坚定的医德信念和明确的价值取向，提高护理人员素质，满足社会对优质护理服务需求具有很重要的意义。同时也帮助护理专业学生提高对职业的觉悟，促进学生完善职业生涯规划，在以后的职业发展中实现个人有效成长。

　　关键词：护理学；社会主义核心价值观；职业价值观

　　现阶段医学快速发展，医疗环境日渐更新，人们对健康需求在不断提高。护理人员工作所涉及的范围比医疗要更加广泛，医生面对的是疾病的诊断和治疗，而护理工作者面对的则是人群健康问题，考虑患者的整体情况，要从心理、社会性及环境等更多方面评估病人，为其创造良好的治疗、心理、社会环境，以充分调动患者的主观能动性，发挥治疗和康复的最大效能。而目前我国临床护士普遍存在职业价值观矛盾的现状。一方面是社会需求对护理工作提出了更高的标准，而另一方面我国护理队伍呈现缺编现状，人力资源配置欠完善，使得大多护士超负荷工作，与其它职业相比职业倦怠现象较为普遍。这样不但会对护理质量的安全造成隐患，还会导致护理队伍不稳定，人力资源流失，从而影响护理工作的质量。

　　通过研究如何以社会主义核心价值观为引导，塑造和培育新时期护士职业价值观，对于帮助在校护理专业学生形成坚定的医德信念和明确的价值取向，提高护理人员素质，满足社会对优质护理服务需求具有很重要的意义。与此同时，也

---

　　* 王烨：河北医科大学护理学院。

帮助护理专业学生提高对职业的觉悟,促进学生完善职业生涯规划,在以后的职业发展中实现个人有效成长。

一、新时期护理专业大学生职业价值观的培育内容

护理的职业价值观是被护理专业人员所公认的、通过训练学习而内化形成的行为准则。它指导专业人员的决策和行为,是护理实践的基础,引导护理人员与病人、同事、其他专业人员和公众之间互动的过程是护理人员提供高质量护理服务的基石。护士积极的职业态度和职业价值观是其整体素质的核心,在护理工作中起到决定性和导向的作用。

大学生是一个重要的社会群体,他们是构筑未来社会的最核心力量,护理专业大学生是医疗事业发展的重要人力资源。护理专业大学生价值观的好坏在很大程度上关系到个人的未来命运。因此,对护理专业大学生进行社会主义核心价值观教育就显得分外重要。在校的护理专业大学生正处于职业探索的开始阶段。在这个阶段的学生努力尝试了解自我,并作出初期的职业决策。从心理上讲,在这个阶段学生的认知能力、情感和人格的发展也都日趋完善,开始形成稳定的人生观和价值观,所以这个关键时期专业教育应当在灌输医学教育自身所倡导的主流意识形态的同时,也要结合学科发展的时弊,在继承优秀的传统文化的基础之上,结合时下的新元素对护理专业的大学生价值观进行更进一步的培养和强化。

党的十八大报告中指出:"要倡导富强、民主、文明、和谐;倡导自由、平等、公正、法治;倡导爱国、敬业、诚信、友善,积极培养和践行社会主义核心价值观。"报告指明了当下大学生社会主义核心价值观的培育方向,明确了当下大学生核心价值观的培育目标。2013 年 11 月,中央办公厅印发的《关于培育和践行社会主义核心价值观的意见》,分别从指导思想、国民教育、实践促成、宣传组织、实践活动、组织领导等六个方面对怎样具体培养和践行社会主义核心价值观进行了详尽描述,丰富了当今大学生社会主义核心价值观的培育内容。

二、发挥社会主义核心价值观在护理专业大学生职业发展过程中的引导作用

由于本身专业的特殊性,加上社会转型,教育体制与理念变化和独生子女自身个性等多种因素的影响,护理专业学生在职业发展过程中容易表现出或多或少的偏激行为。职业目标模糊,责任感缺失,职业转换易冲动和情绪化,这些又加剧了职业倦怠心理和职业叛逆行为。从表面上看新时期的护理专业学生职业价值观是由于青年学生较早地面对各种压力,追求物质享受,逃避社会责任。从本质上来讲,是由于社会主流文化正确引导的缺失,使得青年护士的职业价值观游离

于社会主流价值观之外。新时期社会主义核心价值观为护理专业大学生职业价值观建设和培育指引了方向，为护理专业学生在职业决策过程中正确处理国家，社会和个人的关系提供了方法，更为护理专业学生提供了强大思想武器和精神动力。在社会主义核心价值观的思想意识引导下，护理专业学生可以清醒地认识到自我价值的实现必须与社会价值相结合，自我发展必须顺应社会发展趋势，自我独立必须获得有效的社会支撑。

三、以社会公民的基本道德规范为准则，预测和把握就业行为内外因素的关系

在全球化变革和社会快速变迁的背景下，护士的职业发展更容易受到外部环境的制约。有调查显示，超过半数比例的护理专业学生在毕业三年内会更换工作，工作变动的原因主要集中在工资待遇低，工作压力大，人际环境复杂等外部环境因素。要做到科学、理性决策，必须要以社会公民的基本道德规范为准则，预测和把握就业行为内外因素的关系。护理专业学生对护理专业的价值观决定了其今后职业发展的决策，把护理视为一门科学，认为护理是保护和增进人类健康事业的高尚职业者，其价值观高，相应的工作积极性就大。相反，则价值观低，工作就消极。爱国、敬业、诚信、友善是新时期党在社会主义荣辱观基础上对公民基本道德规范的总结概括，是党领导中国人民在市场经济条件下，经过长期的实践磨合逐渐形成的一系列符合社会发展规律的行为规范。在今后相当长的一段时期内，这种基本道德规范必将得到广大人民和社会的广泛践行。因此，通过加强对社会主义公民基本道德规范的学习和践行，把热爱祖国，敬业奉献，坚守诚信和友善待人内化为做人做事的行为准则，并以此为指导积极转变就业观念，积极投身社会实践，就能始终走在时代前列，树立积极、健康、正向的就业价值观，从而通过提高自身调节能力和适应能力做出合理的职业选择。

护理专业学生是未来的医疗护理服务提供者，其核心价值观的构成不仅关系到学生的人格、品质、修养、学术水平和护理技能，也将直接影响中国护理行业整体水平和质量，关系到国内卫生事业的发展。在当代社会处于转型时期，价值观呈现出多元化的趋势下，如何充分发挥社会主义核心价值观的引领作用，将是高等学院职业教育的重要任务。

从危机管理视角谈医学生的职业素质培养*

摘　要:以医患关系中的危机事件为对象,将危机管理的原理——4R 模型运用到医学生职业素养的培养过程中,针对涉医暴力事件,从危机缩减、危机预备、危机反应和危机恢复全方位出发,通过多种形式的教育,使当代中国医学生了解在未来的执业过程中可能会面对的危机,并能够作出积极、有效的反应。

关键词:危机管理;涉医暴力;职业素质培养;情景模拟

医务人员在行医过程中会在意想不到的时间、地点,遇到各种危机事件,例如涉医暴力,若想在此类危机中"转危为安",就要求医务人员有过硬的职业素养特别是危机干预与处理的能力。要能在短时间内识别危机、降低危机,在高风险及高度不确定性的状况下掌握并控制情势,这是医务人员必备的重要能力。

然而纵观当今医学院校的教育情况,多数医学院校把大部分精力放在专业课的教育上,对职业素质教育缺乏热情。所学课程中 90% 为专业课,10% 为选修课,在全部课程安排中有极少数的人文课程,针对的大多是时事政治,[1]很少有针对医患纠纷而开展的职业素质培养课程。这也就造成培养出来的医务人员专业技术过硬,但是在面对医患纠纷特别是恶性暴力事件时,往往手足无措,且心理、生理都受到重大影响,这不仅损伤了医生的职业荣誉感,而且也挫伤了他们的从业信心。[2]

---

* 杜莹:河北医科大学公共卫生学院;王晶晶、赵金萍:河北医科大学社科部。基金项目:2015年度河北省教育厅人文社会科学研究项目青年基金项目"依法治国视阈下涉医暴力的防范与治理对策研究"(项目编号:SQ151146);2015 年度河北省高等教育学会高等教育科学研究课题"情景扮演——任务教学法在医学伦理学教学中的应用研究"(项目编号:GJXH2015 – 361)。

① 刘磊,孟婧,吕世军. 90 后医科学生医德教育现状及对策研究[J]. 广东微量元素科学,2014(5):22～25.

② 杨春燕,李志超,刘伟莎. 当前医患矛盾对医学生德育教育的影响与对策[J]. 现代生物医学进展,2014(32):6349～6351,6335.

笔者认为,医学不仅仅是一门自然科学,更是一门社会科学,良好的人文素养特别是应对医患纠纷以及涉医暴力这类危机事件的能力是一名合格医务人员不可或缺的基本素养,也是当代医学生亟需提高的素质。因此树立危机防控意识,建立完善的危机管理制度,掌握危机管理技巧在当前医学教育中具有十分重要的现实意义。

一、危机及危机管理

(一)危机

从广义上讲,危机是对于一个社会系统及其组成单员会引起潜在负面影响的大事件,如果不能及时地清除,将危害到系统的基本价值和各方面的目标。危机是组织发生转机和进一步恶化的分水岭,而事态会向哪个方向发展则主要取决于管理主体的能力,由此便可以看出危机管理的重要性。

(二)危机管理

20世纪60年代危机管理在美国兴起,作为现代管理学中的一种管理方法,是一种非程序化决策。在不同的学科背景下,危机管理有着不同的表述。为了成功地解决危机,各国学者们侧重于过程或者侧重于结果,也有的学者立足于组织角度或者行为角度,对管理危机做出了分析研究,继而出现了"危机管理"的概念。①

在公共管理领域,危机管理是一种有组织、有机会、持续动态的管理过程,公共部门针对潜在的或者当前的危机,在危机发展的不同阶段采取一系列的控制行动,以有效地预防、处理和消弭危机,它包括准备与预防、控制与回应、恢复与重建这一系列宏观的、动态的管理过程。②

从危机发展过程的动态角度来看,危机具有一定的演变过程,一般有危险潜伏期、危险爆发期、危险恢复期,各阶段相互衔接,而危机管理就是基于这个过程建立的应对机制和管理体系。

危机管理可分为四部分,包括危机缩减、危机预备、危机反应、危机恢复,也就是说,管理者在危机处理中把管理工作分为四个子模块,即危机管理的"4R模型理论",包括减少危机对组织的冲击力和影响力,组织需要做好危机应对的准备工作,对已经发生的危机做到科学应对处理,在危机发生后组织要迅速从中恢复,并

---

① 张宇,周绿林. 基于危机管理理论的医疗纠纷危机沟通策略[J]. 中国卫生事业管理,2011(2):112~113,127.
② 朱晓斌. 职业学校危机管理的理念和策略[J]. 职业技术教育,2004(16):34~36.

化危机为机遇,有效改善组织管理。①

二、危机管理与医学生职业素质培养

我们将危机管理中"4R 模型理论"应用于医学生职业素质培养计划中,具体表现为:依据医疗安全的原则,分析医疗纠纷的现状,找出医疗纠纷发生的原因和发展规律,制定相应的防范措施,对医患纠纷进行分期控制,减少医疗纠纷的发生及由医疗纠纷所带来的经济和荣誉损失,缓解医患矛盾,保证医患双方的权利。

(一)危机缩减——培养医学生的危机防范意识

危机缩减管理是危机管理的核心内容,如果危机的发生风险被有效控制,医生就不会受到影响和损害,所以危机管理的核心不在于怎样去处理,而在于怎样有效控制和预防。开展医疗风险防范教育就是危机缩减的重要内容,也是提高医疗质量的根本,这里我们尤其强调医疗文书的记录。规范病历书写,加强病案质量管理,及时、准确、科学、细致、全面地完成所有门诊病历、住院病历的记录并保管好相关资料;做好知情同意,选择适当时机和方式,将患者病情、治疗方案利弊、风险、预后及相关费用等情况告知患方,尊重患者及其家属的选择,一旦选择,医患双方履行书面的签字手续。②

这些都需要我们从医学生教育过程中不断强调,强化学生的职业责任感,注意医疗安全,加强医疗纠纷的防范意识以及危机防控意识。可以通过讲授医患纠纷及其对策开展相关教育,我国医疗风险成因分析方法及常见风险因素、医疗事故的认定和法律责任、《医师法》《侵权责任法》解读、医疗文书书写和医疗风险防范、知情同意等内容。③

(二)危机预备——提高医学生的危机预测能力

危机发生具有突发性和不确定性,如果医生能够提前做好应对预案和准备工作,那么危机的出路将被最大程度做到科学、有序。也就是说,医学生对于医患纠纷危机良好的预测能力可使其从业后及时意识到危险的发生,从而有效避免医患纠纷,更能大大降低涉医暴力事件的发生频次与烈度。但是,良好的预测能力需要医学生对医务工作专业内涵有较高认识,拥有敏锐的观察力和换位思考的能

---

① 胡月. 公立医院应对暴力伤医的危机管理研究[D]. 北京理工大学 2015 年硕士学位论文:66.

② 徐飞鸿. 基于危机管理视角的医疗纠纷处理研究[D]. 华东理工大学 2011 年硕士学位论文:47.

③ 张海邻等. 医学生医疗风险防范和医患关系认识的调查与改进尝试[J]. 浙江医学教育,2012(2):7~9,12.

力,使其在工作中能体会医务人员、病人、家属的心情与需求,也更容易获得信任与支持。① 这就需要在平时的教学过程中,有意识地为学生创设贴近工作实际的情境,来训练并提高其预测、防范危机的能力。

为此,我校进行了许多尝试,特别是从 2009 年开始在医学伦理学教学中开展的情景模拟教学法,在提高医学生的危机预测、处理能力方面取得了确切的效果。

情景模拟教学法是指创设教学内容所需的接近实际工作或生活的场景,由医学生在这种场景中分别担任不同的角色,去应对和处理可能出现的各种问题,教师在一旁进行指导分析,并作出最后总结的一种虚拟实践性培训方法。② 结合备受社会关注的涉医暴力事件,例如,广东陈仲伟主任遇袭身亡案例,教师引导学生对该案例发生发展情况进行详尽了解,由学生分组对案例中的危机进行自主性的、有针对性的剖析,并且通过角色扮演将对危机事件的理解与分析表现出来。该种教学方法有效地帮助了医学生更加直观地预测、发现危机,能更加真切地换位思考,并将所学理论与实践相结合,提高对医患冲突的敏感性和预测能力,为将来走到工作岗位提供重要的实践平台与锻炼机会。

(三)危机反应——提高医学生的危机处理能力

当危机出现之后,医学生需要迅速反应,科学决策从而针对性地解决危机,由于危机处理的紧迫性,医学生要迅速掌握真实全面的信息从而制定决策,做好内部、外部的协调,推动危机事件的顺利解决。在涉医暴力事件中,医患沟通问题,贯穿于整个医疗过程,不仅影响医患关系、医疗质量、治疗效果,而且涉及医疗纠纷的发生和激化③,因此,加强医学生医患沟通技巧在医学生职业素质培养中尤为重要。一方面,树立广大医学生“以病人为中心”的观念,能耐心倾听病人的主诉,尊重患者的想法,尊重生命,尊重尊严,把医学人文精神落实到为患者提供优质服务中,体现在医疗服务的流程中;另一方面,丰富医患沟通形式,延伸沟通内涵,综合运用语言沟通技巧和非语言沟通技巧,个体沟通与群体沟通并重。

在医学生职业素养的培养中,要坚持通过针对性、长期性、有效性的职业素质和职业精神教育,增强医学生的服务意识,树立良好的职业道德,提高语言沟通技巧,在治疗、护理操作前给患者讲清治疗的目的、药物的作用以及可能出现的问题,使患者对自己的疾病、治疗和护理有一个全面的了解,争取到患者及家属的配

① 朱斌,李文斌等. 医学生的医疗纠纷防范意识和措施的教学体会[J]. 首都医科大学学报(社科版),2009(1):416~417.
② 赵金萍. 在医学伦理学教学中应用情景模拟教学法的设想[J]. 中国医学伦理学,2011(3):291~292,336.
③ 朱开梅. 医患沟通在防范和解决医疗纠纷中的作用[J]. 医学与社会,2010(10):54~56.

合、理解、信任,减少医疗护理纠纷的发生。①

　　沟通能力的提高,可以通过实习观摩教学等措施得以实现。增加学生临床见习、实习的机会,在医院相关部门设立教学点,让广大医学生看到真实的行医过程,直接接触医患冲突的处理现场。既可以弥补课堂教学的不足,在实习过程中也能找到改进的方法。

　　(四)危机恢复——提高医学生从危机中恢复的能力

　　危机得到有效控制之后,需要尽快恢复组织的正常秩序和状态,需要对危机造成的影响进行分析回顾,总结反馈。要知道,危机事件的发生,是医生当前存在问题或不足的体现,从而提醒医生进行自我反省,为日后的危机管理提供经验。加强医学生法治教育,使他们具有正确的法治观念和较强的法律意识,一手拿医学,一手拿法律,这已然成为当代医学生职业素质教育的必然要求,也是危机恢复的重要内容。面对日益复杂的医患关系,应对缺乏医疗法律制度的行医环境远远不够,有时不仅伤害了病人还没有保护好自己,不少医学生是在以后的工作过程中,以自己的切身教训和代价,逐步学会如何维护病人合法权益和保护自身合法权益的。②

　　所以把《执业医师法》《医疗机构管理条例》《医疗事故处理条例》《药品管理法》《传染病防治法》等医疗卫生法律法规等融入到医学生的日常学习中去十分重要,逐步培养医学生的法律意识,并以此来规范他们的诊疗行为。与此同时,医学生也需要清楚医师在执业活动中享有的权利,如疾病诊治权、特殊干涉权、隔离患者权等,当自己的人格尊严、人身安全受到侵犯时,通过法律途径保护自己的合法权益。

三、展望

　　医学生是人民健康事业的未来与希望,提高医学生职业素养特别是危机防范意识与应对能力,是保障未来医务人员人身安全与医患关系和谐发展的基础工程。

---

①　陈嫣妍,龚林美. 如何正确地处理好医疗纠纷[J]. 中国卫生事业管理,2011(12):43～45.

②　刘凌. 当前医患关系矛盾与医学生医德医风教育的改革与创新[D]. 华东师范大学 2009 年硕士学位论文:50.

新时期加强医疗卫生职业精神建设的几点思考*

摘 要：当前医改进入攻坚阶段，医患矛盾丛生，医患关系亟待改善。新时期加强医疗卫生职业精神建设，应在传承优秀历史文化的基础上，以最具时代精神的社会主义核心价值观为引领，始终坚持群众路线，以实践作为检验思想认识的有效路径，并在实践中以人为本，不断创新。

关键词：新时期；医疗卫生职业精神

随着医改步入深水区、攻坚期，体制性矛盾和深层次问题不断凸显叠加。医患矛盾丛生，加上大众媒体报道上客观的放大效应，使得医务人员整体形象在群众心中被妖魔化。因此，正如全国人大常委会副委员长陈竺所说，寻找"大医精神"、重塑职业荣誉无比重要。新时期加强医疗卫生职业精神建设，应与时俱进，以人为本，在历史传承的基础上，更加注重时代精神和民意诉求，更加注重实践性和首创精神。笔者结合在医疗机构工作实际情况，浅谈几点新时期加强医疗卫生职业精神建设的粗浅看法。

一、社会主义核心价值观是弘扬医疗卫生职业精神的统领

社会主义核心价值观具有鲜明的时代精神。就个体层面来看，倡导"爱国、敬业、诚信、友善"四大理念，体现了中国特色社会主义对当前中国人的发展诉求的科学判断和准确把握，反映了人们对社会主义在个人生活方面满怀期许。① 当前，在多种文化思潮影响下，一些医务工作者产生了信仰危机，逐渐抛弃了传统医学中"医乃仁术"的医德思想，逐渐丧失对患者的人文关怀。因此，在新时期构建、

---

* 任少辉：河北医科大学第三医院。

① 张健. 社会主义核心价值观的时代诉求[N]. 学习时报，2013 - 8 - 12，(3).

培育和弘扬以社会主义核心价值观为统领的医疗卫生职业精神非常及时和必要。①

以社会主义核心价值观为统领,弘扬医疗卫生职业精神,就要在实际工作中,坚持爱岗敬业、恪尽职守,在医疗实践中以高度的责任感和使命感,尊重科学,精勤不倦;坚持以人为本,诚实守信,实事求是,坚守职业道德和良心;坚持至真至善,崇德尚义,常怀悲悯之心,以德立身。

二、群众路线是医疗卫生职业精神建设的出发点和落脚点

群众观点是马克思主义的基本观点,群众路线是我们党的根本工作路线。医疗卫生职业精神建设是社会主义精神文明建设的重要组成部分,关系千万人民群众健康幸福。只有坚持贯彻群众路线,着力解决医疗卫生服务中群众最关心、最直接、最现实的利益问题,医疗卫生职业精神建设才有最广泛的群众基础。

河北医科大学第三医院在加强医疗卫生职业精神建设过程中,贯彻群众路线主要遵循并体现三方面,一是以群众反映强烈和突出的问题为切入点,二是以群众满意作为检验活动成效的标准,三是群众参与范围广泛。医院自 2015 年以来开展的急救知识和技能普及公益活动,瞄准群众对急救常识的所需所盼,在市区居民、学校师生、公交司机、老年公寓护理人员、监狱警察及服刑人员以及基层医师中间广泛开展,涉及群众上千人,无论是近 40 度的酷暑,还是飘雪的严冬,都能见到医务人员手把手传授急救常识和技能的身影。此活动极大弘扬了广大医务工作者勇于奉献、不求回报的医疗卫生职业精神,赢得了较高的社会评价。

三、实践性是医疗卫生职业精神建设的根本特性

加强医疗卫生职业精神建设,一是通过宣传教育和自我提升,不断强化广大医务工作者的思想认识;二是通过社会实践,把无形化有形,精神变物质。这是让群众感受到医疗卫生职业精神建设成果的有效路径,也是检验广大医务人员思想认识的重要途径。因此,医疗卫生职业精神建设,不仅是"务虚"的思想工程,更是"务实"的社会工程。注重实践性,应是新时期加强医疗卫生职业精神建设的重要特征和努力方向。

要把这项关系百姓健康和幸福的社会工程做好,就必须在社会实践中,在医患关系互动中,更多关注当地群众就医特征,注重群众就医感受,不断改善医疗服

---

① 刘翠,徐玉梅. 临床医学教育综合改革中的医学生职业精神培养研究内容[J]. 中国医学伦理学,2014(1):48~50.

务质量。河北医大三院坚持多年开展"讲病"活动，医生在耐心、细心为患者讲解疾病起因、治疗及注意事项的过程中，展现了职业道德和情操，得到了广大患者由衷的尊重，推动医患关系更加和谐。同时，在医疗卫生职业精神建设过程中，也要同步培养和不断提高群众对医学科学和医务人员职业特性的认识，从而使医务人员在为广大群众提供医疗服务的过程中，医患之间能更多理解和包容。

四、创新是医疗卫生职业精神建设的生命力

医疗卫生职业精神建设根本上是为了患者，为了广大人民群众根本利益最大化。弘扬医疗卫生职业精神，就要时刻关注和捕捉人民群众反映最强烈的呼声和愿望、反映最突出的问题和瓶颈。以问题为导向，有的放矢加强医疗卫生职业精神建设，才能保证建设成果的科学性和有效性，才能避免活动沦为走形式、走过场。

人民群众不同阶段的利益诉求正是医疗卫生职业精神建设的创新源泉。从形式到载体，从服务模式到体制机制，都可以作为创新的切入点。河北医大三院融合媒体、交警、社会等多方资源构建紧急救援平台即是通过创新医疗服务模式弘扬医疗卫生职业精神的案例。自2014年起，医院借助石家庄广播电视台946交通广播平台，第一时间获取急危重症患者信息，为患者开通绿色通道，制定个性化急救方案。交通广播将患者求助信息及时通知交警，交警为患者开辟城市绿色通道，极大缩短了急危重症患者的院外抢救时间。患者被送往医院后，社会志愿者协助120急救人员进行搬运和帮助检查。灵寿患者李淑芹原本需要一个半小时的路程，在电台和交警的协助下，28分钟即被送往医院，医院相关科室全力配合，及时制定手术方案。经过九个小时的手术，不仅把患者从死亡的边缘挽救回来，而且保全了患者肢体，创造了生命的奇迹。

总之，新时期重建医疗卫生职业精神，应在传承优秀历史文化的基础上，适应时代所需，关切群众所盼，将广大医务工作者形而上的思想认识化为关注民生的生动的社会实践，推进新时期医疗卫生职业精神建设落到群众的切身利益中，落到群众的心坎上，从而最大程度为广大群众释放新医改红利。

生命伦理视域下人类辅助生殖技术临床
管理问题探析 *

摘　要：由于人类辅助生殖技术在具体实践中的临床管理缺乏有效性,导致了患者逆向选择、医方诱导需求、道德风险以及市场异化四方面的严重缺陷。因此从生命伦理视域审视人类辅助生殖技术的临床管理问题具有十分重要的意义。

关键词：逆向选择；诱导需求；道德风险；市场异化；生命伦理视域

由于受到生物、心理、环境等诸多因素的影响,人类的不孕症发病率呈现逐年上升的趋势。不孕症不仅严重影响到个人及家庭的正常生育问题,继而会对生育关涉的所有方面产生影响,比如生育技术、生育文化、生育伦理、生育法律乃至社会的和谐安定等。当代生命科学技术的发展使得人类辅助生殖技术(ART)在生物和社会各个层面都逐渐走向成熟,为解决具有社会意义的生育问题提供了重要选项,人类辅助生殖技术被誉为是"20世纪发展起来的最为激动人心的技术之一"。① 但由于ART具有科技含量高、投入成本大、手术风险高、伦理问题敏感等特点,使其在生命、社会、道德、法律、医院管理等多维度引发了一系列的复杂问题。尤其是该技术在具体应用中临床管理缺乏有效性,导致了多个层面的管理难题和缺陷。具体分析如下：

一、逆向选择——患者的利益严重受损

ART市场的"逆向选择"问题是较为严重的。根据中国卫计委《人类辅助生殖技术管理办法》和《人类精子库管理办法》的相关规定,ART行业的准入门槛非常高,这让很多技术实力、资金实力差的医院望而却步。然而不孕症在我国的发

---

* 戴晓晖：河北医科大学社科部。基金项目：河北省教育厅人文社科项目"人类辅助生殖技术的临床管理问题研究"(sq121014)。本文曾发表于《青春岁月》2016年第11期。

① 翟晓梅,邱仁宗. 生命伦理学导论[M]. 北京：清华大学出版社,2005：126.

病率约为 10% 左右,据不完全统计,约有超过一千万对夫妇存在生殖障碍,其中近百万对夫妇愿意借助试管婴儿等技术实现生子梦想。我国不孕不育市场的总利润超过两千亿。利润如此巨大的市场,致使很多没有资质的医院因利驱使违规进入,竞相瓜分利润。近年来媒体相继报道的医疗纠纷事件显示,由于医患双方信息不对称,加之一些医院隐瞒真相,虚假宣传,导致很多患者选择了没有资质的医院接受治疗,不但损害健康,而且在经济和精神上遭到双重打击,如新闻《女子两次人工授精失败告医院经查医院无资质》中反映的情况。在多家违规开展辅助生殖该技术的医院被严肃处理后,新近披露的一些事件表明,这种违法违规操作又有了新的变化,2013 年 3 月一条名为《美容诊所违法违规跨界开展辅助生殖技术被查处》的新闻相继被各大网站转载,引发热议。这种非医疗机构跨界违法开展 ART 的行为更是给整个行业带来了无数隐患,加之医疗行业信息不对称的特性以及患者分辨能力低的特点,虚假广告和不实信息得到了巨大生存空间。最终受损的必然是处于弱势的患者群体,而且这种临床管理困境给患者带来的消极影响是深远的。

二、诱导需求——医院的道德风险问题严重

"诱导需求"是在医疗信息不对称、医院运营的自身目标与社会目标相矛盾等因素共同作用下的结果。很多资料显示医疗行业中诱导需求现象明显,尤其是在与高额医疗费用相关联的环节中,往往会发生诱导需求,ART 领域也不例外。ART 各类的医疗费用都相对昂贵,决定了该领域诱导需求的空间巨大。首先是促排卵药物价格不菲。进口和国产药物的不同,致使药价在几千至数万元不等。其次是手术及实验室操作费用昂贵。一般来讲,做一次常规的试管婴儿(IVF - ET)要花费三万元左右,做一次胚胎植入前产前诊断(PGD)则需要花费约五万元。医生本应根据患者的病情制定合理的医疗方案,但在强大的利润导向下,有些职业精神薄弱的医院或医生对利润的考虑远远超出对患者病情的关切,因此,那些与患者病情相关但又可有可无的检查被过度应用成为常态。信息不对称使专业知识匮乏的患者常被医生以病情的不确定性为由,增加检查项目,在 ART 治疗中,PGD 并不是针对普通遗传病的诊疗手段,但医生会利用患者的谨慎心理,诱导其使用。另外存在一些医疗机构为获取利益不负责任地开展 ART,诱导不符合适应症的患者采用 ART 生育后代,甚至是诱导正常人群采用 ART 生育双胞胎的现象,造成该技术的滥用,这种行为无异于一场人类和上帝的游戏,长期下去,必然会带来民族素质、遗传疾病、社会伦理等一系列复杂问题。

三、道德风险——临床管理结构性问题凸显

2014年3月的新闻:《33岁单身女人工授精当妈妈》报道了因找不到合适对象,又不想勉强嫁人的大龄单身女性,担心老无所依,用人工授精怀孕的事件。《"借精生子"背后的伦理困境》中的情况类似但更为复杂,患者竟然使用伪造的结婚证在某医院人工授精成功,顺利产女。该医院依据伪造的结婚证在未加核实的情况下,实质上是为单身女性做了人工授精,而这恰恰是卫生部严令禁止的。上述案例,显现出临床管理存在结构性漏洞,卫计委出台的《人类辅助生殖技术规范》中明确规定,禁止给单身妇女实施ART技术。因此不孕症患者在就医时,按规定必须要身份证、结婚证、生育证三证齐全,经审查核准通过后才能实施ART。然而医疗机构的主要职责是开展医疗服务,对于患者证件的真伪缺乏甄别能力。且因利驱动,有医院对此审核并不负责,致使这类问题频发,产生一系列伦理法律难题。

四、市场变异——代孕现象屡禁不止

中国法律对于代孕的规定比较复杂,2015年12月第十二届全国人大常委会第十八次会议表决通过了新版《人口与计划生育法》,虽然新版删除了此前讨论稿中"禁止买卖精子、卵子、受精卵和胚胎;禁止以任何形式实施代孕"的内容。但对于代孕技术并没有做出任何支持的倾向。而《人类辅助生殖技术管理办法》及《人类辅助生殖技术规范》对于代孕仍然明令禁止。尤其是2015年4月,国家卫计委等12部委联合印发《关于印发开展打击代孕专项行动工作方案的通知》,再度将打击非法代孕行为列为专项打击行动,在全国范围对开展代孕行为的医疗机构、医护人员、社会中介机构等进行查处。在如此强力的打击下,仍有一些不法人员因利驱使,专门从事代孕及相关行业的工作,以此牟利。此类现象在2016年8月的一篇名为:《上海地下代孕调查:68万包成功 手术民宅里完成》的报道中可见一斑。自这类重金代孕现象的背后,能明显感觉到旺盛的市场需求和已经完整成型的灰色产业链存在。因此,对于代孕这一涉及非常复杂而广泛社会问题的技术而言,法律法规的细微调整和不甚一致给了很多违法违规的代孕中介、医疗机构以及其他相关人员以可乘之机,也有可能成为其开展违法违规活动的有力借口。代孕问题的临床管理目前亦处于相当混乱的状况,变异的代孕市场如此兴盛不衰,也有医院管理存在结构性漏洞的原因。

综上所述,人类辅助生殖技术应用中的逆向选择、诱导需求、道德风险以及市场异化的诸多临床管理难题错综复杂。医方败德行为的发生与医患双方信息不

对称程度的加深以及医方对患者缺乏总体的人文关怀密切相关,生命伦理观念的淡薄以及人文管理意识的缺失导致了 ART 临床管理的混乱局面,从而致使患者就医逆向选择的必然发生,其基本权益得不到切实保障,医方有违不伤害和有利原则的道德风险问题突显,代孕现象屡禁不止。辅助生殖行业的这种混乱状况不但损害患者的基本利益,也使自己的行业形象蒙受损失。更深层的后果是给整个社会带来的负面影响难以平复,这种现状透射出医疗行业对于开展 ART 技术缺乏责任感,缺乏对生命道德责任最基本的认知。这也是该技术临床管理难题的症结所在。

应对如此复杂的局面,加强医院人文管理具有十分重要的作用,其形势相当紧迫。而医院人文管理包含多方面的内容,生命伦理以及生命道德亦属于人文管理需要重点加强的关键领域。而 ART 技术作为一种生命科学技术,针对的是罹患不孕不育顽疾的特殊人群,又因生育问题具有十分重要的社会意义,决定了该技术在实践应用中必须贯彻生命伦理的基本原则,符合生命道德的基本要求。该技术临床管理效果的优劣与生命伦理理念的渗透直接相关,需要多角度的生命伦理理论的支持。因此从生命伦理视域审视 ART 技术的临床管理问题具有十分重要的意义。

法律传播视域下的高校普法工作策略*

摘　要:在法律传播视域下,高校普法工作是人的法律化的重要途径。一般来说,在高校普法工作中,法律传播最重要的类型主要是大众传播和组织传播。有效开展大众传播,要提高法律传播者的大众媒介使用能力,要提高受众的媒介素养;有效开展组织传播,要形成良好传播氛围,注重传播的连续性。在法律传播中存在一些共性的传播策略,在高校的普法工作中同样适用,即要激发受众需求,创新编码形式,适度分众传播。

关键词:法律传播;高校;普法工作;法治宣传教育;校园法治文化

党的十八大以来,党中央对全面依法治国、建设"法治中国"等问题愈加重视,党的十八大和十八届三中、四中、五中、六中全会、党的十九大以及习近平总书记系列重要讲话分别从不同角度对推进依法治国、建设"法治中国"这一重大命题进行了部署。2014 年 10 月 23 日,十八届四中全会通过的《中共中央关于全面推进依法治国若干重大问题的决定》指出,"必须弘扬社会主义法治精神,建设社会主义法治文化"。《中央宣传部、司法部关于在公民中开展法治宣传教育的第七个五年规划(2016 ~ 2020 年)》指出,"按照全面依法治国新要求,深入开展法治宣传教育,扎实推进依法治理和法治创建,弘扬社会主义法治精神,建设社会主义法治文化,推进法治宣传教育与法治实践相结合,健全普法宣传教育机制,推动工作创新,充分发挥法治宣传教育在全面依法治国中的基础作用"。如何贯彻落实中央新要求、新部署,加强高校普法工作,建设校园法治文化,是一项系统工程。

在依法治国的进程中,在八十年代我国引入传播学学科的背景下,近年来,国内学者陆续开展了"法律传播学"研究。法律传播学产生于我国有组织地开展全国普法的国情和背景之下。在全面依法治国、普法工作也已走入"七五普法"时期

---

* 刘学民:河北医科大学党委宣传部。基金项目:河北省高等学校人文社会科学研究项目"'法治河北'建设中的法律传播机制研究"(项目编号:SQ171116)。

的背景下,如何利用"法律传播学"视角重新审视高校普法工作,积极利用传播规律,创新普法工作思路,推进校园法治文化建设,是一个值得深入研究、仔细思考的问题。

一、法律传播视域下高校普法工作的目的

传播学中的"传播",简而言之,就是信息的流动过程,①是人类通过符号和媒介交流信息,以期发生相应变化的活动。② 法律传播,就是法律信息的流动过程,是法律传播者通过特定符号、特定媒介向受众传播法律信息的过程。法律传播以法律信息作为研究载体,目的在于研究"人的法律化"过程,并以分析"媒介、信息如何作用于人,促成其法律化过程"这一理论作为基本的学术范畴。③

人的成长可分为两种过程:自然成长过程和社会化过程。前者发展人的自然性(即生理性、生物性),后者发展人的社会性。人的社会化,就是指社会通过各种形式的教化,使自然人(又称生物人)成长为能够适应社会、参与社会生活的社会人的过程。简单地说,就是由自然人到社会人的过程。④ 其中,人的法律化是人的社会化的重要内容。人的法律化,就是人在成长过程中,对法律这一社会规则逐步了解,对现代法律生活逐步适应,对法治理念逐步认同的过程,是法律习惯逐步养成,最终成为现代社会公民的过程。

人的法律化是法律传播的应有效果之一,⑤高校普法工作,或者说法律传播,是人的法律化的重要途径。法治意识、法治理念,是现代社会公民的基本素养。法律教育也是一种公民教育,可以培养受教育者的主体意识、权利意识、参与意识、平等意识、宽容态度、法治观念、义务(责任)观念、理性精神、人本观念、全球意识,使受教育者明确认识到自己是社会政治生活和公共生活的主体,自己享有与生俱来的作为人应当享有的权利,同时清晰地理解权利的正当性、可行性和界限性,意识到自己与他人一样,在法律面前平等地享有权利,也平等地承担义务,具备宽容与民主的精神,并意识到人是制度的主体,人的尊严、幸福和全面发展应当成为社会和政府的终极关怀。⑥ 在法律传播视域中,正是法律传播者将法律信息有效传递给受众,从个人成长的法律维度,将现代社会所需之法治精神融入高校

① 胡正荣,段鹏,张磊. 传播学总论[M]. 北京:清华大学出版社,2008:52.
② 邵培仁. 传播学[M]. 北京:高等教育出版社,2000:30.
③ 庹继光,李缨. 法律传播导论[D]. 长沙:西南交通大学出版社,2006:24.
④ 吴方桐. 社会学教程[M]. 华中师范大学出版社,2007:32.
⑤ 刘徐州. 法律传播学[M]. 长沙:湖南人民出版社,2010:159~160.
⑥ 张文显. 法理学[M]. 北京:高等教育出版社,2007:16~17.

育人工作中,使受教育者形成适应现代社会生活方式的健全人格。

二、法律传播视域下高校普法工作的传播类型

严格来说,法律传播的主要类型也像其他传播现象一样,包括大众传播、组织传播、人际传播、内向传播等。但在高校普法工作中,法律传播的主要类型是大众传播和组织传播。大众传播是指传播者通过大众传播媒介(如报纸、书刊、广播、电视、电影、网络等)向大众提供信息、知识、观念、娱乐等的过程;组织传播是指组织成员之间或组织与组织之间的信息交流行为;人际传播指的是两个或两个以上的人之间借助语言和非语言符号互通信息、交流思想感情的活动;内向传播是指"主我"(I)同"客我"(Me)之间的信息交流活动,如自言自语、自我推敲、自我反省、自我克制、沉思默想、内心矛盾等。① 在高校中,法律传播者通过校报校刊、宣传册、宣传页、校园广播、校园网、微信、微博、展板等载体,面向广大师生员工宣传法律知识,属于大众传播;法律传播者通过举办报告会、讲座、法制教育基地参观学习等途径开展法治宣传教育,是发生在高校这一组织内部的、具有组织目的、遵循组织规范进行的传播活动,这种按照组织的权力关系、职能结构、等级系统和交流渠道进行传播的活动,严格来说,属于"正规的组织传播"。② 在高校中,法律的人际传播有两种形式:一种形式是具有法律知识的个体之间进行的法律传播,这种情况一般发生在法学专业师生之中,或双方同时具有法律知识的场合;第二种形式是在传播中获得法律知识的个人向其他个人进行的"二级传播"。由此可见,一般来说,在高校的普法工作中,法律传播最重要的类型主要是大众传播和组织传播。故此,在高校中,弘扬法治精神,建设法治文化,要研究并遵循大众传播和组织传播的规律。

(一)高校法律传播中的"大众传播"

大众传播具有传播信息、引导舆论、教育大众、提供娱乐等功能,③法律传播应当充分发挥这些功能,通过校报校刊、宣传册、宣传页、校园广播、校园网、微信、微博、展板等校园传播媒介(设有电视台的高校还可以通过电视媒介),及时传递立法、司法等法律动态和法律知识,传递法治理念,结合社会法律热点问题,通过积极设定法律议题,引导师生员工形成健康舆论,并注重寓教于乐,满足师生员工的休闲娱乐需求。为实现高校中法律大众传播的这四项功能,需要注意以下

---

① 邵培仁.传播学[M].北京:高等教育出版社,2000:33~35.
② 胡正荣,段鹏,张磊.传播学总论[M].北京:清华大学出版社,2008:106.
③ 胡正荣,段鹏,张磊.传播学总论[M].北京:清华大学出版社,2008:114~116.

几点：

一是要提高法律传播者的大众媒介使用能力。具体来说，法律传播者要研究分析各类校园媒介的传播特点、传播规律，尤其是新媒体时代来临后，要及时掌握微信、微博等新兴媒体的传播技能，适应大众媒介多样化发展趋势，积极跟进，主动因应，提高自身传播能力；在传播不同的法律信息时，法律传播者要能够合理选用适当媒介，从报刊、广播、网络、展板等上述各种校园大众媒介中选择最能发挥其优势的传播媒介；在面对师生员工中的不同群体时，法律传播者要能够选用不同的传播方法，结合师生员工的群体特点，瞄准特定法律信息的潜在受众群众，有效采用多种传播策略。

二是要提高受众的媒介素养。作为法律传播的受众，师生员工要了解基础的媒介知识，掌握使用媒介的基本能力；要正确判断媒介信息的意义和价值；要具有通过媒介促进自我发展的意识和能力，学会主动查询、寻找并掌握自己需要的信息。

(二)高校法律传播中的"组织传播"

组织对成员具有约束力，组织传播大多具有指令性、教导性和劝服性，①可以建立起组织内部成员的联系协作，以实现组织目标。② 为使高校中的法律组织传播达到较好效果，需要注意以下几点：

一是要形成良好传播氛围。有学者指出，组织传播是在一定的"传播气候"下进行的，适宜的传播气候有助于组织传播的顺利进行。传播气候指传播期间传播双方所持的态度、传播的微观情境以及外在环境等因素的总合。③ 因此，在高校普法中进行组织传播时，要营造公开公平公正的传播氛围，在传播的微观情境方面，要营造坦诚、有序、融洽、协调、互相尊重的传播场合，在传播的宏观环境方面，要形成依法办事、依法治校、作风良好、风清气正的校园环境。否则，法律组织传播难以实现应有效果。

二是要注重传播的连续性。作为一个稳定的社会组织，组织内部和外部都不断地有新信息产生。只有随时将新信息投入传播过程，才能使受众对组织的现状有清醒的认识，并使自己的行为同组织的当前目标保持一致。因此，组织传播应该是一个连续的、不间断的过程。④ 在高校普法工作中，法律的组织传播也需要

---

① 戴元光，金冠军．传播学通论[M]．上海：海交通大学出版社，2007：50.
② 胡正荣，段鹏，张磊．传播学总论[M]．北京：清华大学出版社，2008：108.
③ 高洁，李琳．信息传播学[M]．洽尔滨：哈尔滨工程大学出版社，1997：188.
④ 段京肃．传播学基础理论[M]．北京：新华出版社，2003：73.

保持连续性,因为法律信息是不断涌现的,尤其随着近些年全面依法治国的不断深化,我国社会主义法律体系不断完善,中央对法治建设提出了新的要求,立法、司法、执法、法治理念等方面新的法律信息也纷至沓来。为了更好建设校园法治文化,做好高校普法工作,高校需要建立法律传播的固定渠道,打造品牌活动,形成长效机制,与外界进行持续的信息交换,从外部环境引入法律信息,向内部成员传递法律信息,向外部环境反馈法律信息,保证组织健康发展。

三、法律传播视域下高校普法工作的传播策略

虽然高校普法工作中,法律传播的主要类型是大众传播和组织传播,并各有其要求,但是,要保证法律传播的效果,还有其他一些共性的传播策略需要研究。

(一)激发受众需求

法律传播学注重受众分析和受众研究,主张传播者树立"受众意识",传播者应当深入了解受众,知道他们的所思所想,只有针对不同受众的不同需求做出恰当的选择,才可能使传播有的放矢。[1] "使用与满足"理论认为,受众是有着特定"需求"的个人,他们接触媒介的活动是基于特定的需求动机,从而使自己的特定需求得到"满足"。[2] 因此,为了达到传播效果,吸引受众,法律传播者应当从受众的需求出发设置传播内容,选取传播方式。

但是,有的时候受众的需求是需要被激发的,其中包括受众的法律需求,因为很多受众没有意识到法律知识的重要性。其实,法律是一种重要的社会资源,它为每个社会成员提供了权利保障机制,为社会公众提供了纠纷解决机制,为社会运行提供了行为方式和秩序范本。通过学习法律知识,受众可以进一步了解自己的权利的内容和范围,同时明确自己行使权利的限制,即对他人权利的尊重。因此,在高校普法工作中,要从师生员工的实际生活出发,以师生员工可能遇到包括大学生毕业后可能遇到的法律问题为切入点,引导师生员工产生法律兴趣,激发其法律需求,强化其了解法律知识的心理动机。这样,对于法律传播的效果将大有裨益。

(二)创新编码形式

"编码和译码"是传播学的重要理论,"编码"指的是传播者对所要传播的信息进行处理,使之转化成便于媒介载送、便于受众接受的符号的过程,即信息的符

---

① 廖梦君. 现代传媒的价值取向[M]. 长沙:湖南人民出版社,2005:9.
② 胡正荣,段鹏,张磊. 传播学总论[M]. 北京:清华大学出版社,2008:226.

号化,①"译码"指的是受传者将接收到的符号还原为传播者所要传达的信息的过程。为了受众能够方便、快捷、准确地译码,首先要科学合理地编码。

在高校法律传播中,同样存在编码这一重要问题。看似枯燥的法律条文通过何种方式传递给师生员工?陌生的法律知识通过哪种"符号"才能更直观地呈现于受众面前?编码是对信息的符号化处理,符号包括语言符号和非语言符号,语言符号包括有声语言、无声语言,非语言符号包括视觉性非语言符号(人的体态、动作等)和听觉性非语言符号(音调、音量、音速以及口哨、乐声等)。② 因此,法律传播者可以选用文字、声音、图片、影像、漫画等各种符号来传播法律知识。报刊、广播、网络、影视、展板、讲座等不同的传播途径,对符号的要求各不相同,限于篇幅无法展开。总之,需要法律传播者在传播时创新编码形式,结合传播内容、传播媒介、传播场合等因素,选择合适的符号,进行有效编码。

在传播过程包括法律传播过程中,编码的首要要求是符号的"易读性"(Readability)。为了便于译码,具有"易读性"的符号需要符合很多条件。例如,在字词的形式方面,要慎用专业术语;在句子的形式方面,要少用长句、复合句和被动语态;在行段的形式方面,要控制每个段落的行数。③ 从总体上看,要将法律语言转化为日常语言,使法律语言回到具体的生活形式。④

当然,在提高易读性的同时,还要兼顾法律的严谨性。法律的严谨逻辑性和高度抽象性是法律语言的本质特征,一个法律规范调整某一类社会现象,一个法律规范覆盖某一个生活领域,是法律的基本任务。因此,法律传播要做到易读性与严谨性兼顾。

(三)适度分众传播

法律信息十分庞杂,涉及社会的方方面面,对于高校师生员工来说,需要掌握一般性的法律知识,例如宪法、民法、刑法、诉讼法等法律知识,这些法律知识可以称之为普通法律常识;同时,师生员工也可以了解自己感兴趣的其他任何法律知识,其中,有一些法律知识对师生员工的成长、发展大有裨益,即与自己所学专业、所在岗位、所属行业直接相关的法律知识,可以称之为专业法律知识。⑤ 因此,对于师生员工这一受众群体可以进行细分,实施"分众化传播"。区分依据有多种,

① 庹继光,李缨. 法律传播导论[M]. 成都:西南交通大学出版社,2006:191.
② 胡正荣,段鹏,张磊. 传播学总论[M]. 北京:清华大学出版社,2008:86~89.
③ 邵培仁. 传播学[M]. 北京:高等教育出版社,2000:131~132.
④ 郑金雄. 易读性传播:法律传播中的语言解读与理解[J]. 政法论坛,2011(6):24~36.
⑤ 刘学民,李晓玲. 高校法制宣传教育工作的德育价值及实现途径,载温进坤主编. 高校德育创新与发展成果选编(河北医科大学卷). 北京:人民出版社,2012:48~56.

首先,可以以专业、岗位、行业等为区分根据,例如,对不同的师生员工有所侧重地进行医事法、药事法、广告法、体育法、科技法等方面法律知识的传播,这种传播策略有利于师生员工正确认知所属领域的法律规则,更好地适应相关行业的工作规范和工作要求;①此外,还可以以性别、年龄、年级等为区分依据,开展有针对性的法律传播。"分众化传播"是当今传播的一个发展趋势,②有利于明确传播对象,突出传播重点。当然,完全的法律分化传播,并不能代替一般性法律知识的普及,分众传播应当适度进行。

总之,法治素养是现代公民应当具备的基本素质,高校普法工作或者说法律传播是人的法律化的重要途径。通过有效法律传播,可以引导受众培养并践行契约精神、诚信意识、规则意识、程序意识、主体意识、权利(义务)意识等法治精神。一般来说,在高校普法工作中,法律传播最重要的类型主要是大众传播和组织传播。有效开展大众传播,要提高法律传播者的大众媒介使用能力,提高受众的媒介素养;有效开展组织传播,要形成良好传播氛围,注重传播的连续性。在法律传播中存在一些共性的传播策略,在高校的普法工作中同样适用,即要激发受众需求,创新编码形式,适度分众传播。通过有效法律传播,可以引导师生员工树立正确的法治观,培养师生员工良好的法治素养、理性的法治意识、科学的法治理念,促进师生员工成为遵守基本社会规则、熟悉法律运行过程、具备法律思维方式、善用法律行为规范,拥有规则意识、底线思维、尚法精神,拥有契约精神、诚信意识、程序观念,自觉践行法治理念和法治精神的现代社会公民,从而更好地促进法治中国建设。

---

① 李晓玲,刘学民. 医学院校法治文化建设新模式的探索与实践,教育部高等学校社会科学发展研究中心主编. 大学文化传承创新研究(第4辑)[M]. 北京:新华出版社,2015:304~311.

② 廖梦君. 现代传媒的价值取向[M]. 长沙:湖南人民出版社,2005:139~140.

试论高校法治文化及其培植的基本路径*

摘 要:高校法治文化是高校法治建设的灵魂和精神动力,是高校校园文化建设的一项不可或缺的内容,它的培植不仅关系到高校文化建设水平,同时也关系到依法治校的实现。笔者选择从深刻理解法治文化的概念、准确把握高校法治文化的内涵和特点、找准培植高校法治文化的基点出发,研究多途径、多角度培育高校法治文化,以期更好地推动高校依法治校的进程和水平,推进高校文化建设的深入展开。

关键词:高校;法治文化;培植;基本路径

一、法治文化的内涵

(一)法治

自"法治"一词被提出以来,历代学者都未曾停止对这一命题的研究,对法治的理解也产生了巨大分歧,奥卢费米·特里塔伊沃在《法治:新利维坦》(*The Rule of Law:The New Leviathan*)中写道:"有多少人在捍卫法治,几乎就有多少法治观。"①可见,直接、准确地对"法治"进行定义是多么困难。但是,这不妨我们从其渊源和流变中管窥一二。

"法治"一词起源于公元前六世纪的古希腊地区,由亚里士多德首先明确其概念以及一般观点。与柏拉图等学者追求的"贤政正义"理想不同,亚里士多德看到了人的感性情感特征对公义的干扰,秉承并实施由城邦中由多数人制定的法律好过凭借感情因素统治国家的一人力量。因此,他在总结古希腊不同地域法律实施情况的基础上提出了"法治正义",认为"法治应当是优于一人之治"。② 古罗马学

---

* 王鹏,温瑞:河北医科大学纪委。

① Olufemi Taiwo, *The Rule of Law:The New Leviathan*,12 Canadian Journal of Law & Jurisprudence 1999;151~152.

② 亚里士多德. 政治学[M]. 吴寿彭,译. 北京:商务印书馆,1965:167~168.

者西塞罗进一步提出法治三理论,即人人都是法律的臣民,"罪罚一致"原则以及法律是治国的基础。近代西方革命中涌现的启蒙思想家也提出了自己的法治主张,使得法治理论和法治思想不断发展壮大。

总体而言,法治作为治理国家的方略,①更多的是作为"人治"的对立面而产生和发展的,是对"人治"的全盘否定。"人治"是由统治者个人或者少数人处于最高地位,凭借个人意愿治理国家的政治模式,"法治"是法律在国家政治中处于最高地位,凭借法律规范国家生活和个人行为的政治模式;"人治"是事后之治,追求特权、专制和等级,"法治"是事前之治,追求公义和权责。可以说,法治的概念应当至少包含两层含义:法治既是以法的手段进行社会治理的模式,同时也是人们对法的信仰和对公平、正义以及秩序价值的精神追求。

(二)法治文化

学者钱穆曾经在《文化学大义》中指出:"一切问题,由文化问题产生。一切问题,由文化问题解决。"②我们在社会主义现代化建设中面临的问题,是制度的问题,同样也是文化的问题,要实现中国特色社会主义就必须正视文化的建设,文化的重要性毋庸置疑。大体而言,文化的概念大体有广义、狭义两种说法。广义的文化是人们生活活动的种种类型和形式,以及人们所创造的物质和精神财富③,即"文化之本意,应在经济、政治,乃至一切无所不包。"④狭义的文化专指以语言、字体、符号为表现形式的精神内涵。

以此出发,法治文化的含义也可分为两种,广义上的法治文化是一个包含社会、政治、经济等内容在内的一体化的体系形态,不仅有法治的物质载体、制度规范、精神内涵,还包括法治的思维方式和行为方式。狭义的法治文化则仅指的是法治的精神内涵,包括法治精神意识、法治的价值追求等。虽然范围不同,但两者也有着共同之处:均承认法治文化针对的是人治文化,是符合社会进步需求的先进文化,是以公平正义、民主自由、平等自由等理念为价值取向的进步文化。由于法治和文化两个基础性构词内涵特征,决定了法治文化同样具有多样的内容和因素。那么,应当建设怎样内涵的法治文化应当取决于我国的国情现实。

目前,我国正在以社会主义先进文化为导向,以高度的文化自觉和文化自信为指引,朝着社会主义文化强国的目标迈进。以此为基础的文化建设必然是全面

---

① 李林. 依法治国与和谐社会建设[M]. 北京:中国法制出版社,2007:58.
② 钱穆. 文化学大义载钱宾四先生全集(第37册). 台北:联经出版事业公司,1998:3.
③ 邓红学,熊伟业. 中国传统文化概观[M]. 上海:复旦大学出版社,2011:3.
④ 梁漱溟. 中国文化要义[M]. 上海:上海人民出版社,2007:6.

性、立体性、协调性的,作为社会主义文化建设主要组成部门的法治文化也应当以此为基础进行构建,即广泛意义上的法治文化,具体可分为三个层面:法治的制度规范,包括一系列的法律法规、规章制度等;法治的精神意识,包括法治的观念心理、价值追求、思想体系等;法治的物质载体,即法治的教育场所、文化遗产等。

二、高校法治文化的特点

(一)高校法治文化的概念

高校法治文化是有关高校法律法规、规章制度的制度规范法治文化;高校师生自觉执法、守法、用法等行为方式共同构成的一种文化现象和法治状态。[①] 高校法治文化作为高等教育的重要组成部分,兼具法治文化和校园文化双重特点,同时承担着构筑依法治国和依法治校的双重任务。这就要求高校的师生员工增强对法治地位、性质、特点和功能的认识,提升高校师生员工的法治文化素养,通过校园教育的熏陶感染以及师生个体内在的认同及实践,让法治文化内化于心、外化于形,使高校校园充满民主法治、公平正义的理念和氛围,各方合法权益得到法律的充分保护,各种冲突矛盾得到法律的及时调解,最终实现高校整体积极、有序、健康的发展目标。

(二)高校法治文化的特点

1. 高校法治文化建设的主体具有层级性

高校法治文化建设活动的参与主体可分为三个层次:学生、教师和管理者。学生是高校所有活动的核心,学校的管理、运营和发展都是紧紧围绕学生群体来进行的,学生理应成为高校法治文化建设中最为关键的主体。一,学生是教育的直接对象,法治文化教育作为校园文化教育的重要内容应当由学生参与进来;二,学生的可塑性、依赖性和向师性特征使得学生更容易成为法治文化的吸纳者,"染于苍则苍,染于黄则黄";三,学生是自我教育的主体,学生的主体作用不仅仅存在于校园之中,作为未来的社会建设者有发挥更大建设作用的潜能。承担着为学生传道授业解惑功能的教师,可以对学生群体发挥言传身教的作用,在潜移默化中影响、感染他们的行为。高校的管理者作为学校规章制度的制定和执行人员,他们引领着整个高校校园文化建设的方向,决定着校园文化建设发展的程度和水平。

2. 高校法治文化建设的历程具有传承性

高校法治文化作为校园文化的一部分,体现了整个校园的精神文化风貌,既

---

① 王金霞. 论当代中国的法治文化概念[N]. 中国政法大学学报,2014(1).

反映了社会主义文化强国建设的时代特色,又要继承本地区、本学校优良的法治文化建设传统,并有所扬弃,从而使其形成独特而持久的建设传统。这些法治文化建设的思维模式和建设方式的形成,要经历几代学校师生员工的共同努力,在自觉或是不自觉的过程中缔造形成,并且逐渐传承,包括高校法治文化在内的各种校园文化一经形成之后,就会逐渐固定,虽然有所损益,但不会因为学校主体的变更而消失,其方式方法还有精神实质会一直传承下去并随着主体的更替而播撒到社会中。

3. 高校法治文化建设的内容具有特殊性

高校法治文化建设还应当尊重因层次、形式、规模、地域等因素所引起的校间差异。例如,我国普通高等院校虽然综合化趋势日益明显,但高校间特色差异依然存在,无论是理工类院校和综合类院校,师范类院校和非师范类院校,还有医学类院校、军事类院校等区别,任何一所院校都可以根据自己独特的办学特色、学校历史、办学规模等特点开展适合本院校的法治文化建设。

三、培植高校法治文化的必要性

(一)培植高校法治文化是依法治校的必然选择

党的十五大报告中明确提出了依法治国的基本方略,高校作为传播文明的主阵地、培养社会人才的摇篮、社会整体的有机构成部分理应贯彻依法治国的建设要求,将办学法治化、管理法治化作为基本的办学理念,真正实现依法治校的办学目标。依法治校,不仅仅是指师生员工依照法律的各项规定,综合运用各种手段参与到学校事务中,而是有着更为深刻的内涵:一是治理高校的法律规范应当为良法;二是以法律至上的精神治理学校;三是高校主体(即学生、教师和管理者)的权利能得到充分的尊重和切实的保障,即以法的手段进行高校管理,同时高校主体对法是信仰的,对公平、正义以及秩序价值有着不懈的精神追求,此即依法治校所崇尚的法治的精神和理念,也是高校法治文化培植的目标所在。

(二)培植高校法治文化是提升法治信仰的迫切需要

"最重要的法律,既不是铭刻在大理石上,也不是铭刻在铜表上,而是铭刻在公民们的内心里"①,法治的权威同样如此,它离不开人们衷心的拥护,也离不开真诚的信仰,否则法治就会成为无本之木、无根之花、无源之水,法虽立而难行。②近年来,人们的法治观念和意识得到了总体增强,但是也有些人在拜金主义等错

① 卢梭.社会契约论[M].何兆武,译.北京:商务印书馆,1980:21.
② 臧丽红.构筑法治社会建设的基础[J].辽宁省社会主义学院学报,2015(2).

误思潮的影响下不再相信法治的力量,这种迷茫状态在高校也有一些表现,如学术道德败坏、丧失公平正义、信仰金钱权力等,可以说高校法治文化建设有着迫切的现实需要。当然法治的信仰不会自发产生,只有把培育法治信仰、弘扬法治文化、建设法治校园、树立法治观念摆上高校校园文化建设的重要位置,持续发力,久久为功,才能让法治在高校师生员工的心中生根发芽,在高校的运行发展中成为动力支持。①

(三)培植高校法治文化是建设社会主义文化强国的重要内容

党的十八大报告中把"文化软实力显著增强"列为全面建设小康社会的五大目标之一,并为该目标的实现提出了三点要求,其中之一就是社会主义核心价值观深入人心。2014 年,习近平总书记在中共中央政治局集体学习时也曾指出"核心价值观是文化软实力的灵魂、文化软实力建设的重点。这是决定文化性质和方向的最深层次要求",并提出"大力培育和弘扬核心价值观"。高校校园文化是社会主义先进文化的有机组成部分,校园文化的建设和提升将有助于实现社会主义现代化建设中文化软实力的显著增强。法治,作为社会主义核心价值观的要素之一,体现了社会主义的核心价值追求。全面推进依法治国,加快建设社会主义法治国家,对于培育和践行社会主义核心价值观无疑具有战略作用。高校法治文化兼具校园文化和法治建设双重任务目标,高校法治文化的培植和建设不仅对于推动社会主义核心价值观有着重要意义,同时也是建设社会主义文化强国的题中应有之义。

四、培植高校法治文化的基点

(一)高校法治文化的培植需以当下高校的类型及人文传统为基本脉络

法治的渊源可以追溯到古希腊时期的良法善治思想,当时法治的雏形已经形成,并展现出类似近现代法治城邦法治。当然,这种城邦法治并不是完全按照着亚里士多德等先贤的法治思想设置而成的,而更多的是在城邦人文传统的基础上,由政治、经济、社会等多维度因素共同影响构建成形。在法治模式的构建过程中,对于人文传统的尊重是人们在文化层面形成对法治认同的基本前提,这也是中西方形成不同法治文化、法治理念的决定性因素,有学者称之为区域法治文化,即:在良法善治的统一性追求中,不同国家或地区所具有的不同类型的法治文化是基于其不同的人文传统脉络而产生的。不同社会环境下的法治文化虽体现出共同的价值取向却显示出了不同的发展形态,而这种状态受到了区域内多重因素

---

① 王亦鸣. 让法治精神深入人心[J]. 法律与生活,2014(24).

的制约,如:人文环境、群体素养等,因此,高校法治文化也要以高校的类型及人文传统为基本脉络为基准进行培植。

(二)高校法治文化的培植需以当下整体社会文化需求为基点

政治、经济具有易动性,而文化相对稳定。我国虽然在经济上取得了巨大的成就,但文化发展却相对滞后,社会发展仍受"人治""官本位"的思想影响,最终导致法治文化尤其落后。① 因此革旧创新,传播法治文化成了社会、经济发展的共同的要求。但是需要强调的是:法治文化培植的根本在于立足本土。无疑,法治文化的灵魂在于"科学、民主、自由",但历史是无法抛弃的,文化是割不断的,我国培植法治文化的起点也必须根植于中国国情。

在社会主义法治文化建设中,高校法治文化建设肩负着开展法治理念教育、培养法律信仰、开展法治实践的作用,同时又担负着培养、输出高等教育人才的重任。高校法治文化建设作为社会主义法治文化建设的重要环节,②法治文化又具有着社会文化的属性特征,因此,高校法治文化的培植应当以整体社会文化需求为基点。

五、培植高校法治文化的基本路径

(一)高校制度规范性法治文化的培植

1. 加强高校制度体系建设

高校制度是指高等学校按照一定的程序依法制定,要求其成员共同遵守的规程。③ 高校制度建设不仅是高校赖以存在和发展的基础,而且决定着学生的全面发展和进步。具体来看,高校制度不仅包括具有整体性指导作用的学校章程,还包含着众多具体的规章制度,例如导师遴选制度、公共用房管理制度等。这些制度之间既有联系,又有区别,只有确立统一、健全且规范的高校制度体系,才能够保障高校实现法治文化的培植。总体而言,高校制度体系建设应当把握三个特点:一是人本性,高校是智力资源密集型组织,发展人的智力、通过人的智力创造知识,是高校的特质,④这一切都是以人为核心的。二是复杂性,随着高校规模的扩张,无论是高校的行政职能部门,还是教学科层组织都呈现出膨胀的态势,高校的这一矩阵结构特征使得高校制度建设同样十分复杂。三是开放性。高校的主

---

① 李罡,廖四平,康丹. 试论校园法治文化培植的两种途径[J]. 中国大学生就业,2012(5).

② 吴艳. 高校法治文化建设问题与对策探析[J]. 云南农业大学学报(社会科学版),2011(5).

③ 刘献君. 论高等学校制度建设[J]. 高等教育研究,2010(3).

④ 同上.

要任务是实现人的发展,无论是个体人发展的内容程度、水平程度,还是支撑个体人的知识的发展水平都是开放的。在把握上述特征的同时,加强高校制度体系建设应当注意以下几个方面:

(1)建立健全高校的章程

章程作为法律在高校内的延伸,为法律规范和高校具体实际的结合提供了实现的可能,不仅能够成为高校依法治校的重要依据,而且能够成为高校各项具体制度制定的基础。同时,高校的发展要经历漫长的周期,应当以科学的发展理念和正确的发展方向为指引,以稳定的发展路径为保障才能够实现高校持久而稳定的发展,章程能够担当此重任。

健全的高校章程应当具备三个特点:一是章程的制定应当遵循《教育法》《教师法》《高等教育法》《民办教育促进法》等教育法律规范的规定,不得违反法律规定的相关的基本原则;①二是章程中应当明确规定高校主体(学生、教师、管理者)各方的权利、义务和责任,做到权利明晰,责任明确,对于各方的投诉、申诉、维权也应当设立合理途径;三是坚持民主的原则,畅通并且保障高校内各个主体表达以及参与的途径和权利,在现代高等教育中更能够确保理性且合法的方式沟通解决问题,例如高校校务公开制度、高校重大决策听证制度、学术事务自决制度等,这样不仅能够节约高校资源,提升运行效率,同时能够减少"人治"的可能性。

(2)不断规范决策形成机制

高校决策是高校管理工作的核心,贯穿高校管理的整个过程,决定着高校管理工作的成效。高校决策形成机制是高校管理机构为了实现高校持续、稳定发展,根据客观条件,作出抉择并付诸实施的过程。在新的发展时期,高校决策形成机制需要做到几个转变:由少数人的决策机制向多数人的决策机制转变;静态的、封闭的决策机制向动态的、开放的决策机制转变;经验决策机制向科学决策机制转变等,简言之,科学而公平的决策形成机制应当具备公开化、程序化、合法化三个特征。所谓公开化是指决策主体的决策过程等必须公开,尽到相应的说明责任,同时保证其他主体,特别是利益相关主体的知情权;程序化主要是指决策的过程应当遵循依据科学、公平等原则预先设定的流程进行,它尊重的是教职工代表大会等形式制度化,以规范重大决策的制定;合法化是指凡重大决策作出前须进行合法性审查,特别是是否合乎学校章程,凡针对特定主体所制定的、具有普遍约束力的决定须以规范性文件作出。

---

① 丁琼. 大学章程研究综述[J]. 高等教育管理,2011(5).

（3）不断强化高校内部监督机制

监督是为了制约权力以及实现权利,绝对的权力最终会导致腐败,对于高校的权力(高校行政权力、学术权力等)亦是如此。这就需要不断强化高校内部监督机制,形成决策——执行——监督互相制约互相协调的权力运行机制。笔者认为高校内部监督机制可分为监督主体、权利救济、责任追究等部分。监督主体主要指负有监督职权的高校职能机构,即学校纪委、监察处,专司高校党内监督以及监察职权,对学校机构和个人具有调查权、建议权和处分权,同时应当明确学校师生员工对学校工作的知情权、参与权以及监督权。"无救济便无权利",权利救济作为高校内权利受损后的个体维护自身合法权益的内容,是程序正义的体现之一。主要包括陈述意见制度、申辩抗辩制度,申请赔偿制度等。"有权必有责"是权力运行的必然要求,法治文化制度建设中同样适用,高校内部监督机制应当以法定、公开为原则,建立准确、客观的责任追究机制。

（二）高校精神意识性法治文化的培植

1. 精神意识性法治文化

精神意识性法治文化是文化建设的核心要素。由于贫瘠的法治土壤、盛行的"权力至上"观念以及根深蒂固的人治文化传统等因素①的影响,我国法治文化存在着先天不足,这不仅造成了公平正义、权利义务、民主人权等传统法治观念的严重匮乏,而且根深蒂固的"权力本位""权大于法"的思想还严重延缓了法治建设。近代以来,虽然"法治观念""法治理念""法治精神"随同"法治社会"被提上了议程,但却弥漫着"工具主义"的味道,由此产生的法治文化必然是"伪文化"。②

真正的精神意识性法治文化是指融入人们习惯和行为的,对法治意识、法治观念、法治原则、法治精神等法治价值观的追求,是一个法治国度的法律制度、法律组织、法律设施所具有的文化内涵,③是人们在生活和工作里以法治的方式思考和行为,是法言法语、法律作品、规范文书反映的精神风貌。它至少包含四部分内容:尊崇的意识、遵守的意识、运用的意识以及维护的意识。但是,精神意识性法治文化真正的目标并不限于此,而是通过法治思维和法治行为的引导以及培植,让分辨善恶美丑的能力永植人们心中,从而激发人们对真诚、美好生活发自内心的向往和追求。

---

① 田小平. 论我国高校校园法治文化的构建[J]. 西安财经学院学报,2013(6).
② 李罡,廖四平,康丹. 试论校园法治文化培植的两种途径[J]. 中国大学生就业,2012(5).
③ 刘斌. 法治文化三题[N]. 中国政法大学学报,2011(3).

2. 高校精神意识性法治文化的培植

(1)法治情感的培育

依据亚氏对法治的经典理解,法治的核心要义就是已制定的法律得到人们普遍的服从,然而人们能够真正参与到构筑法治社会中,所依赖的并不仅仅是法律本身的理性合乎,还需要通过对法律的逐渐认知、运用直至熟悉,逐步培养出对认同法律、尊重法律、敬畏法律等法治的社会治理模式强烈的情感,最终促使人们的行为选择趋向法治化。可见,法治是理性与感性的结合,其中法治的情感是法治的基础。如果仅仅依靠理性说服的力量,而不注重培养人们认同法治的情感,法治最终将会成为泡影。在高校内部培养法治情感主要方式有三:

一是创建符合时代精神和高校特色的法治文化。

当前,新的科技革命正在蓬勃兴起,信息化浪潮已经深刻改变了人类社会发展进程,我国现代化建设事业也日新月异。高校肩负着两个文明建设的重任,只有适应新形势变革要求,以符合时代精神和社会进步的眼光发掘传统文化,结合法治文明发展法治文化,才能够增加精神意识性法治文化的可接受程度。而"千校一面"的办学理念并不符合高等教育发展的规律,只有不同层次和领域的高校形成各自特色,才是提升自身办学实力和影响力的关键所在,因此,法治文化的创建也应当符合本校的特色定位。

二是丰富学法路径,优化普法内容。

拓宽法律知识学习和传授的路径。① 法治思维的养成需要以一定法律知识的掌握作为基础,法律知识的教育作为向学生传授知识的主要方式,是引导学生领会法治精神、确立法治思维的重要途径。高校应当开设多种类型的法律类型选修课程,并不断改革授课方式,活跃课堂氛围,使得非法律专业的学生也能够更容易了解、学习和掌握法律知识。同时,还应当积极开设"第二课堂",通过举办法学类型讲座、座谈会、报告会、知识竞赛、辩论赛、演讲等形式的活动丰富学法、用法途径。要把法律知识的传统灌输与法律实务相结合,通过开展案例分析、法规宣传等方式,让学生在充分交流中学习法律知识,培养法治观念。

强化普法针对性,丰富法制内容。高校作为教学和科研的机构,同时也具有社会组织和法人双重角色,有着行政管理系统和学术管理系统双重组织结构。学生、教师以及管理者三大主体又可以细分为行政管理人员、科研人员、教师、教辅人员等,他们肩负着不同的角色,承担着不同的工作,根据工作属性和工作角色的不同,对于法律知识的需求也就不同。可以说,普法在内容上看有既有共性也有

① 李正关. 推进高校法治文化建设,提升法制宣传教育实效[J]. 法制与经济,2010(7).

个性。共性内容应当包括《法律基础》《思想道德修养》等基础性法律内容,同时还有《宪法》知识,以及与社会日常生活密切相关的特定领域的法律法规,如《婚姻法》《合同法》《刑法》等知识的普及。个性内容应当依据主体性质不同进行细分,如管理人员要加强学习廉政法规、行政法规、教育法规等。

三是依法治校与以德治校相结合。

道德和法治作为上层建筑的主要组成部门,都是影响人们思想和行为的重要手段。道德以其扬善抑恶、宣扬榜样、抵制恶行等方式形成说服力、劝导力和社会舆论进而影响人们的行为。法治作为治理国家和社会的重要手段,主要以强制性、稳定性、权威性等特征规范人们的行为。如果德治不举,社会不稳、正义不彰,法治就没有实施的环境;如果法治不行,则罪恶横行、社会失衡,德治也会软弱无力。因此,法治和德治二者相互促进,共同发挥作用,①在提倡法治的同时,也要重视德治,在思想道德建设进行的同时,也要注意加强法治建设。切不可顾此失彼,避重就轻。对于高校来说,就是要坚持依法治校和以德治校相结合。只有这样才能在依靠法律规范调整行为的同时,培养出积极向上的道德情感,从而形成人们的观念意识和自觉行为。需要注意的是,我们一方面要努力克服德治和法治对立的倾向,另一方面也不能一味追求道德程序对法治理性的排斥,高校法治文化建设需要正确把握、磨合法治与德治的关系。

(2)法治理念在高校管理工作中的渗透

根据管理方式的不同,高校一般可以分为以行政权力为中心的管理模式、以学术权力为中心的模式和两种权力相结合的模式三类。从我国目前实际情况看,绝大多数高校仍采用以行政权力为中心进行管理,这种模式最大的弊端就是忽视学术权力的存在,使高校行政组织化,官本位倾向严重,产生"不重教学重行政、不讲实效讲形式"的工作作风,严重阻碍了高校法治文化建设的开展。因此,为了让法治理念在高校管理工作中逐步扎根,就需要做好以下两点:

第一,逐步加强校园廉政建设。近年来,高校中滥用公共权力谋取私利的行为导致产生了一系列问题,突出表现在招生、收费和管理、高校经济活动等三个方面,且呈现出显著特点:一是腐败案件上升趋势明显,且大案、要案增多,涉案人员级别越来越高;②二是窝案、串案较为集中,集体腐败现象严重;三是腐败发生领域较为集中,多集中在招生工作、教育收费、基建工程、科研经费、校办产业等方面。高校腐败滋生蔓延除了社会环境的不良影响外,也跟高校教职员工思想上对

---

① 赵博. 高校法治文化建设路径创新思考[J]. 法制与社会,2014(33).

② 翟志席,周燕. 教育系统廉政探索(第二卷)[M]. 北京:中国农业大学出版社,2010:324.

腐败问题缺乏清醒认识和足够重视有关,要根治高校腐败问题,需要注重高校廉政建设,采取多种形式推进廉政文化进校园工作,增强高校相关主体法律意识,筑牢拒腐防变的法治理念防线,规范主体间权责关系,坚持权利本位。

第二,不断提升高校诚信管理水平。诚信是社会主义核心价值观的重要基点,培育诚信的理念和精神已经成为民主法治建设进程的重要内容。诚信管理的起点应该是让高校全部主体都能参加到学校的管理中,①特别是对于行使管理职责的高校管理机构和人员来说更是如此,高校诚信管理首先体现在理念中,体现在校训校风等的文化;其次,诚信管理体现在制度构建中,制度作为学校成文规范,贯穿着高校的价值标准和行为理念,不仅应当在内容中鼓励诚实信用文化的实现,而且体现诚信的制度应当被执行;最后,诚信应当体现在学校的行为文化中,教人以诚还应待人以诚。

(3)高校管理机构对法治文化建设的指导

高校管理部门肩负着制定规章制度、实施工作计划、统筹资源设备等多种职责,完成法治文化建设任务也应当是其中一项内容,高校管理部门应当本着公平、自由的原则完成对高校法治文化建设的指导。首先,高校管理部门应当从宏观政策的制定过程中重视法治文化建设的内容,以切实提升高校主体的法治意识和法律素质,以培养符合现代社会需求的法治公民为原则,明确法治文化建设的建设思想、建设目标、建设原则、建设主体等基本内容,做到法治文化建设有规划。其次,在日常管理中密切关注法治文化建设的进程。一方面,高校的管理机构和人员应当率先垂范,成立专门的部门负责法治文化建设具体工作,进行法治文化的理论探索和研究,并在实践中积极引导法治文化建设向着积极、健康的方向发展,做到具体工作有部署,工作过程有建设,工作实现有负责。另一方面,高校管理机构作为高校与社会联结的纽带,应当作为高校与外界的沟通、协调工作,相关部门和人员应当系统的学习法律法规,提高预防和化解矛盾风险的能力。最后,在高校法治宣传中传播法治精神。法制宣传教育是提升全民素质,推进依法治国方略的基础性工作,传播的不仅仅是法律制度、法律规则等法律知识,更重要的是弘扬法治文化,提升全社会的法治观念水平,为社会经济发展提供优良的法治环境和保障。高校管理机构在校园的法制宣传教育应当注重法治文化宣传教育平台的搭建,以营造良好的普法氛围,主要是在发挥高校法治宣传部门带头示范作用引领下,将法治文化的传播与各学院部门日常工作结合起来,形成以点带面,从线到面的整体局面。

---

① 刘剑涛. 万川教育[M]. 北京:中国戏剧出版社,2010:138.

（三）高校法治文化物质载体的培植

高校法治文化物质载体，即以物质为高校法治文化建设载体之意，高校法治文化建设者充分利用各种物质产品并将高校法治文化的内容寓于校园文化建设当中，借此对高校主体进行教育，从而达到提高人们法治文化水平的目的。物质载体对于校园文化建设所具有的意义逐渐凸显，是高校法治文化建设的重要载体。高校法治文化建设的各个环节，包括文化建设内容的展开、活动的进行、目的的达成，均离不开一定的物质载体。物质载体为高校法治文化建设提供了便利，在物质载体的具体运用中，需要注意以下方面事项：

第一，高校法治文化硬件环境的构建及优化。高校法治文化载体硬件环境主要是指具备法治文化教育功能的教学设施、生活设施、教学设施、美化设施、文化场地等物化的传统物质载体，这些载体通过外形、内容等方式向高校主体传达法治的内涵，如张贴警示标语、布置宣传栏目、悬挂格言名句等，这些设施能够在潜移默化中促进高校主体法治观念的培养和形成。高校在抓好日常教学工作的同时，应当重视法治文化硬件环境的构建，并不断进行优化完善，最终形成辐射范围广、环境特色多、亮点充足的法治文化硬件环境教育体系，真正起到"环境育人"的作用。

第二，高校法治文化物质载体隐性功能充分发挥。高校法治文化在通过课堂教学、课余设施等硬件环境的显性教育之外的环境和内容运载、传递法治文化，从而起到隐形的法治教育作用，具体如校风学风、学术氛围、人文环境等。高校法治文化建设也应当充分重视法治文化载体的隐性功能，强化隐性功能对受教育者的启迪、教育和导向的作用，着重培养教师端正认真的教学风气、高校管理者廉洁实干的工作风气以及学生励志勤学的学习风气。

此外，高校还应注重推动法治文化传播形式的多样化。法治文化内涵是较为固定的，但是作为法治文化传播的载体，应当与时俱进，不断实现载体的发展创新。不但可以利用展板、宣传栏、报刊等传统设施，还可以通过新媒体，发挥官微、校园广播、校园网络等无线端宣传平台。除了静态的实物展示，还可以采用举办法治文化节、法治文化专项教育等动态的方式。只有多管齐下，多措并举才能够保持法治文化载体勃勃生机和旺盛活力。

浅谈当代高校法制教育的问题与对策*

摘　要:法制教育是思想政治教育的一项重要内容,它关系到学生是否能依法维权,是推进素质教育的关键,并且有利于法治国家的建设。由于现在在高校法制教育中存在着重视程度不够、教学的内容和方法不完善、师资队伍不够优化等诸多问题,因此我们需要采取多种有效的途径解决这些问题,以加强高校的法制教育工作。

关键词:法制教育;问题;对策

思想政治教育工作是我国社会主义精神文明建设的一项重要组成部分,而高校又是我国社会主义建设伟大事业的人才输出地,为了使我国的高素质人才具备正确的价值观、政治观,高校中思想政治教育工作日益重要,也越来越引起人们的重视。在当代,由于时代条件的变化,要求思想政治教育的内容更加全面、更加完善,着重侧重点的变化。我国是民主法制的社会主义国家,思想政治教育中的一个重要组成部分——法制教育,就显得尤为重要,再加上青少年犯罪的情况愈加严重,这就更需要我们抓好法制教育这一思想政治教育的重要任务。

一、思想政治教育的主要内容

(一)世界观教育

世界观是人们对整个世界的总体的和根本的观点。它是人们对世界本质、人与周围世界的关系、人在世界中的地位和生存价值等一系列基本观点的总和,是人们在实践中对世界本质问题探索的思想结晶。世界观决定人们观察问题、分析问题、处理问题、立身处世的基本态度,决定着人们的人生观、政治观、道德观、法制观。马克思主义世界观是思想政治教育的核心内容。马克思主义世界观教育主要包括辩证唯物主义教育、马克思主义认识论教育和历史唯物主义教育。

---

* 纪元:河北医科大学社科部;张桓:河北医科大学教务处。

（二）人生观教育

人生观是指对人生的看法,也就是对人类生存目的、价值和意义的看法。其核心问题是如何认识和处理个人发展与社会进步的关系,即私与公的关系。无产阶级人生观的特点是集体主义,把大公无私、舍己为人、全心全意为人民服务视为人生的根本意义和价值,把实现共产主义理想视为人生最高目标。人生观教育包括人生理想教育、人生目的教育、人生价值教育和人生态度教育。

（三）政治观教育

政治观是指人们对以国家为中心的政治关系和政治问题的根本看法和态度。就我国现阶段而言,政治观是指人们对党和国家的路线、方针和政策的根本立场、根本态度和根本看法。政治观教育具体包括基本国情教育、党的基本路线教育、形势政策教育和爱国主义教育。

（四）道德观教育

道德是以意识形态为基础的人们在共同生活中的行为准则和规范。那么道德观就是对这种意识形态规则的认识和立场,即人们对社会道德现象和道德关系的整体认识和系统看法,与世界观、人生观紧紧相连、相辅相成。道德观教育包括集体主义教育、社会公德教育、职业道德教育以及家庭美德教育。

（五）法制教育

法制观是人们对于一定社会的法律制度和社会秩序的根本看法和态度。法制教育主要包括社会主义民主教育、社会主义法制教育、社会主义纪律教育。

在高校的思想政治教育实践中,关于世界观、人生观、政治观、道德观教育的重视程度、具体内容的丰富程度以及课程设置的时间等方面都要比法制教育优先许多,但是随着我国法制的健全、依法治国的实施,法制教育的地位也应相应的提高,投入的精力也应加大。本文就是探讨思想政治教育中的法制教育的现状以及完善措施。

二、法制教育的相关概念界定

（一）法制

“法制”一词,我国古代已有之。然而直到现代,人们对于法制概念的理解和使用还是各有不同。其一,广义的法制,认为法制即法律制度。详细来说,是指掌握政权的社会集团按照自己的意志、通过国家政权建立起来的法律和制度。其二,狭义的法制,是指一切社会关系的参加者严格地、平等地执行和遵守法律,依法办事的原则和制度。其三,法制是一个多层次的概念,它不仅包括法律制度,而且包括法律实施和法律监督等一系列活动和过程。

（二）法制观

法制观就是人们对法制的观点和态度。其核心是对依法办事的态度。法制观的实质是指法律至上、依法治国的理念、意识与精神。在法律文化中，最重要的因素就是法律意识或称为法制观念，中国共产党的领导集体在法制观念上有四大转变，这就是：革命法制观、"大民主"法制观、制约法制观和"依法治国，建设社会主义法治国家"的法治观。这四种法制（治）观代表了不同历史时期党的领导集体对法制的不同看法。

（三）法制教育

法制教育实质上就是对公民进行法制观的教育，就是在全体公民中反复进行社会主义法制的宣传教育，社会主义法制是社会主义国家按照工人阶级和广大人民的意志建立起来的法律制度，其基本内容是有法可依、有法必依、执法必严、违法必究。法制教育的目标是努力使每个公民知法守法，树立科学的法制观，并运用法律武器维护自己的合法权益，同一切漠视法律尊严、破坏社会主义法制的现象作斗争。

高校进行法制教育，当务之急是要在全体学生中进行遵守宪法和法律的教育，普及法律常识，增强民主法制观念，使他们懂得公民的权利和义务，懂得与自己学习、生活和工作相关的法律，依法办事、依法律己、依法维护自身的合法权益，善于运用法律武器同违法犯罪行为做斗争。

三、当代高校法制教育的现状

依法治国、建设社会主义法治国家，已成为我国社会历史发展的必然趋势。当代大学生作为中国特色社会主义事业的建设者和接班人，是实施依法治国的重要生力军。努力培养和塑造大学生的法律意识，成为高校思想政治教育内容不可或缺的有机组成部分。但是由于各种原因，在看似平静的大学校园里，马加爵事件、刘海洋硫酸泼熊与生物技术学院农学系学生周一超凶杀公务员案等案件频频发生，面对这些触目惊心的大学生违法犯罪现象，给予最恰当的解释只能是：现行高校法制教育模式，没有从根本上解决大学生知法懂法问题。

（一）大学生的法律知识缺乏，违法犯罪现象呈上升趋势

1. 法律知识缺乏，法律信仰难以确立

当前大学生的法律知识水平较低，法律知识薄弱，部分大学生对法律的实现持怀疑、不信任的态度。调查显示，我国高校大多数学生坚信法律的公平和正义，但也有相当一部分学生对法律的地位和作用表示怀疑，虽然他们掌握基本的法律知识，但是并没有真正从心里认可法律的崇高地位，因此，在一些不良风气的影响

下,很容易丧失对法律的信心。超过90%的学生认为知法可以在一定程度上防止违法和犯罪;近80%的学生具备维权的意识,遇到法律问题,73%的学生选择"寻求法律咨询和援助,请专业人士帮忙"或"查找相关资料,通过法律途径解决"。这表明大学生普遍认可了学法、知法的重要性。但也有17%的学生认为通过法律途径维权的过程付出的代价很大,可能得不偿失;6%的学生认为通过法律途径解决问题太麻烦了,能私了就私了。

2. 大学生违法犯罪行为呈上升趋势

大学生作为素质较高的一个群体,其遵纪守法的可能性比社会其他成员高是必然的。但这并不意味着大学生就没有违法犯罪行为。随着社会主义市场经济的发展,受其负面因素的消极影响,高校青年学生的违法犯罪行为呈上升的趋势。导致这一现象的原因虽然是多方面的,但学生的法制观念淡薄与学校对法制教育重视不够则是一个非常重要的原因。据中国犯罪学会会长、北京大学法学教授康树华的一项调查显示:1965年大学生犯罪占整个社会刑事犯罪的1%,"文革"期间占整个刑事犯罪的2.5%,而近几年,占整个社会的17%。

(二)当前高校法制教育中存在的主要问题

1. 对法制教育的重视程度不够

我国目前的学校法制教育从性质上讲是从属于德育教育的,高校设置了统一规范的德育课程体系:统一的大纲、统一的课程设置、统一的教材(国家和省两级)、统一的课时要求,并作为各类专业学生的必修课。课程设置分两类:即马克思主义理论课和思想品德课,简称"两课"。1998年4月,党中央最终审定的新"两课"课程设置方案大体分为三个层面:一是以马克思主义基本原理教育为主体的课程设置,如"马克思主义哲学原理""马克思主义政治经济学原理",属于基础理论教育的内容;二是以马克思主义与中国实际相结合过程中两次理论飞跃的成果为主题的课程设置,如"毛泽东思想概论""邓小平理论概论",体现马克思主义理论的发展性和时代性;三是运用马克思主义的立场、观点和方法认识当代世界和人生,树立正确的人生观和价值观为主题的课程设置,如"当代世界经济与政治""思想道德修养"和"法律基础"。由此可见,法制教育目前事实上的定位是"树立人生观和价值观"的德育教育的第三层。触目惊心的大学生犯罪数据足以说明:现行的高校"法制教育"课,既没有让学生真正懂法,更没有达到对学生予以"观念改造"的效果。所以,我们认为:"高校法制教育的教育性发挥,需要构建一个属于法制教育本身的体系完整且地位独立的法制教育安排。"

2. 法制教育的方式不恰当

法律是一门实践性极强的学科,没有经过实践是无法真正学好的。有的教师无法使学生认识到法制教育的重要性,并且方法死板,致使法制教育变得非常枯燥无味,只知道照本宣科,不知道理论联系实际,更不能够使学生对法制教育产生浓厚的兴趣。学生不能做到把法律知识活学活用,在出现问题时,首先想到的解决问题的方法仍然是感性的,使法制宣传教育起不到实际的作用。在教学过程中应多开展案例教学,辅之法律条文体系的讲解,以提高学生的法律实践能力,同时也要注重运用现代教学技术手段增强教学的形象性、生动性。

3. 法制教育的内容设置不合理

高校法制教育内容的设置,仅仅是在《思想道德修养与法律基础》一门课中,3个学分,48学时。由于课时少,所学内容却庞杂繁多,教授者往往只能是简单地进行一系列知识罗列和堆积;而学习者,往往应付过关考试,师生都苦不堪言。对于众多高校在校学生来说,即便是在大学一年级的课堂上认真学习了《思想道德修养与法律基础》,有限的时间和内容也难以培养学生的懂法和守法意识。当几年后他们步入社会就业时,社会经验的匮乏足以抵消他们有限的法律常识。法制教育的内容选择上,应该在不同类别的学校开设不同层次的法制教育课。根据学生所在的学校类别、所学的专业及各校的侧重点需要,除进行《宪法》《刑法》《民法》等大法的一般性普及外,还应开设一些与各校专业(行业)相关、与各类学生受体相通的法律课程,使"法制教育"贴近大学生的生活,融入大学生内在性需要。"法律基础"课应该紧紧围绕培养和提高大学生的法律信仰、法制观念这一中心目的,重点传授法律的原则和精神。

4. 法制观教学队伍不够优化

对我国高校法律基础课任课教师的调查显示,担任"法律基础"课教学的教师学历构成为:本科24.3%、硕士49.2%、博士26.5%,与其他专业教师的学历构成有很大的差距。29.6%的教师担任"法律基础"课教学的时间不足一年,40%的教师担任此课的教龄为1~3年。32%的教师认为目前掌握的法律知识能够满足教学需要,53.3%的教师认为基本满足教学需要,13.9%的教师觉得需要补充某些方面的法律知识,还有0.8%的教师需要全面学习法律知识。法制教育是一项政治性、理论性、知识性、实践性很强的综合性教育,不仅要有明确的目标、规范的内容和相对稳定的教育渠道,而且必须有受过正规培训、具有一定理论水平和实践经验的法律教师队伍。高校应该从培养合格人才的高度对"法律基础"教学和教师给予足够的重视,应根据自身条件,转变思想,更新观念,术业有专攻,培养骨干专业教师,提高教师自身素质,提高教学质量。

四、高校法制教育的必要性

大学生具备一定的法律素质,不仅是出于自身的需要,更是时代赋予大学生的强烈要求和崇高的历史使命,其意义十分深远。

（一）加强大学生的法制教育有助于大学生更好地合法维权

随着社会的发展、时代的进步,人之所以为人所应当享有的各种权益越来越得到社会的普遍尊重,法律的全面确认,是人类走向更加文明的标志。所以,作为大学生来讲,首先应当知晓法律赋予每一个人的各种权益,学会如何正确行使自己的权利和尊重他人的权利。面对不法侵害时,逆来顺受、忍气吞声不足以取,采取非法手段进行打击报复明显不当,唯一正确的方法是运用法律手段维护自己的合法权益。当前在高校发生的许多违法犯罪行为多数是由于大学生不懂法造成的,这就需要我们进一步加强大学生的法制教育。

（二）加强大学生的法制教育是推进素质教育的关键

素质教育的基本要求是把学生培养成为在德、智、体、美、劳等方面全面发展的社会主义建设者和接班人。遵守法律是一个最基本的要求。如果连遵守法律都成问题,那么又何谈其他方面的素质呢？法律素质在思想政治素质中起到了一个基础性的作用,这就需要我们青年学生加强和提高法律素养。从另一个方面来讲,遵纪守法观念与习惯的养成,是社会个体进行价值判断和进行价值取向的一个过程。一个合格的法制化的人,其价值观必然符合社会主义的法制和道德。良好的法律素质是促使正确的价值观形成的一个动力基础。

（三）加强大学生的法制教育是市场经济的发展要求

市场经济是法制经济,在市场经济的各个领域都有形形色色的法律调整。我们青年学生无论是在学校还是将来走向社会,都将成为一个市场化的"人"。作为市场主体的单个的人来讲,要了解市场经济,要推进市场经济的发展,不掌握相当的法律知识是不行的。尽管在道理上可以说有专门的法律工作者从事这方面的工作就可以了,但可以断定的是,在市场经济中,你不懂法或懂法而不会用,是不能适应市场经济发展要求的。我们每个人在经济生活中将处处受到法律规范的调整,怎样使我们的行为合乎规范要求,使我们的行为能适应市场经济发展和法制社会的要求,加强法制教育是至关重要的。

（四）加强大学生的法制教育有利于推动我国法制建设的顺利开展

我国的法制建设存在许多问题,诸如法律不健全,人们学法、守法、护法意识淡薄等,都与人们的法律素质水平普遍不高有关。因为法律既需要人来制定,同时也依靠人来实施。然而,培养全民法律意识,是一个十分复杂而艰巨的系统工程,需要投入大量的人力、物力和财力。如果仅凭现有的综合国力,恐难以开展,但如果我们能充分利用大学生对其家庭和所在区域的潜移默化的影响,问题可能会变得简单、容易得多。因为大学生无论是文化水平,还是思想觉悟以及接受新生事物的能力等方面都较一般的普通群众略胜一筹。因而,大学生的一言一行或多或少地会对其家人、邻里、周边群众产生一定的影响,他们的学识、思想也将不断地向世人渗透和辐射。所以培养和提高大学生法律意识,有利于推动我国法制建设的顺利开展。

五、加强高校法制教育的具体途径

(一)切实提高对高校法制教育的认识,加强法制教育的地位

加强法制教育,培养大学生的法律意识,提高其法律素质是一项系统工程。在高校学生教育教学中,应当始终把法制教育摆在重要的位置。各级教育行政主管部门和高校领导应提高对法制教育重要性的认识,学校应成立法律教育领导小组,确定专门机构和专职人员负责法制教育工作,建立和健全法制宣传教育的各项规章制度,做到有计划、有保证、分工明确、责任到人。加强对学生进行法制教育意识的引导,重视对整个教师队伍的普法教育,使广大教师在学法、守法、用法等方面都能为人师表,提高高校法制教育效果。

(二)创建有利于强化大学生现代法律意识的社会舆论、道德环境

大众传播媒体和各种社会力量在大学生现代法律意识的塑造方面起着特殊的作用。大众传播媒体和各种社会力量应利用典型案例,进行生动的法治宣传,在全社会形成"守法光荣,违法可耻"的社会舆论环境,营造良好的法治氛围。加强公民道德规范教育,为强化大学生现代法律意识提供适宜的土壤。一般来讲,社会成员道德水平越高,守法意识就会越强,要培养大学生的现代法律观念,就离不开道德教育。

(三)创新教育内容和方法,实现法制教育的主渠道作用

一是在教学内容上,要及时编写与市场经济发展需要相适应的法律课教材,增加有关法律知识的内容,并且要注意与中学阶段法律常识课内容的衔接,防止简单重复。同时要根据各类学校的特点和专业特点,增加与专业相关的法律、法规教育。二是在教育方法上要不断创新形式,提高教育效果。如在系统讲授法律条文的同时,组织课堂讨论、课堂辩论、模拟法庭等。同时,还可以采取走出去、请进来的方式,组织法庭旁听,聘请有丰富经验的法律专家担任法律顾问定期讲学等,增强大学生学法、守法、用法、护法的自觉性,切实提高法制意识水平。将法律学习和司法实践结合教学,增强学生对法律的亲近感,可以运用角色扮演、案件模

拟等多样化方式,对真实或模拟的案例进行课堂分析和讨论,让更多的同学通过观察、评论、角色转换和辩论等方式参与到对案件的分析中,在讨论和分析中让其发现自身问题的所在,并及时予以指导,进而培养正确的法律意识。通过这样的教学方式,最大的好处就是可以促进大学生将掌握到的具体法律知识内化为自己的法律意识,促进大学生将这种意识外化成为他们自觉的行为习惯,让他们感到学法、用法就是身边的事,离自己并不遥远。

(四)提高教师队伍的整体素质,把法制教育落到实处

建立一支高水平和强有力的师资队伍,是切实提高法律课程教学效果的根本保证。从目前高校思想政治课教师的队伍结构看,一是专任教师的水平和能力有待提升;二是兼任教师人数不足。高校要通过专、兼、聘等形式,形成一支以精干的专职教师为骨干,以有一定水平的兼职教师为主体,同时聘请部分长期从事政法工作和青少年法制教育工作的同志,形成法制教育教师队伍,实实在在地解决大学生们在日常学习和社会生活中遇到的法律问题,从而有效提高法制教育的实效。

新时期要求思想政治理论课教师立场坚定、知识渊博、经验丰富、能与学生沟通等。所以,高校法制教育工作者尤其是法律课教师必须提高自身素质,在教法、守法、用法过程中以身作则,充分发挥自己的人格魅力,影响感染学生。高校应该从培养合格人才的高度对"法律基础"教学和教师给予足够的重视,应根据自身条件,转变思想,更新观念,术业有专攻,培养骨干专业教师,提高教师自身素质,采取灵活多样的方式丰富教学方法,提高教学质量。

(五)丰富和发展校园文化载体,提高法制教育的实效性

除了课堂授课以外,高校要充分利用校园文化这个载体,加强对大学生的法制教育宣传。如党团组织的有关部门通过校园网和广播电台等,开设法制宣传网页、开展专题广播、举办法律知识有奖竞答,通过学工部门组织有奖征文、组织"模拟法庭"、印发普法手册、开展法律知识咨询活动,通过宣传部门播放法制教育电视录像、组织参观监狱,旁听有关刑事、民事、经济、行政案件审判活动,请法官、检察官、律师和司法工作者来校开设法制讲座等。在教育过程中,要特别注意利用发生在大学生身边的典型事例进行教育,促使大学生把增强法律意识与转变思想道德观念结合起来,从而增强他们在法律学习进程中的目的性和针对性,发挥学习的主动性,真正达到良好的学习效果。

(六)实行依法治校,努力建设良好的法制教育校园环境

依法治校既是依法治国方略的一种生动体现,同时也是学校得以稳定发展的重要保证。实行依法治校,健全学校各项规章制度,并严格按章办事,就能在校园

内形成讲求民主、积极参与学校管理、自觉维护校规校纪的良好氛围,这是一种强大的隐性课程,它能使置身于其中的全体学生,在潜移默化当中,不知不觉地养成认真学法、自觉守法、善于用法、勇于护法的思想观念和行为习惯,使法制教育事半功倍,最终实现学校法制教育培养目标。

高校校史思想政治教育作用探析[*]

　　摘　要:校史教育是大学思想政治教育中的重要组成部分,校史教育应首先明晰校史中的思想政治教育元素,主要包括历史沿革、大学精神、办学经验、优良传统、名人典故、珍贵史料等。校史教育相比较其他形式的思想政治教育有自身的特点:更贴近广大师生学习生活实际、更直观生动鲜活形象、更符合情感认知规律,更容易为师生所接受。以校史为内容开展思想政治教育,有利于坚定广大师生的理想信念、激发爱国情感、培养社会责任意识、培养追求真理的科学精神、培养顽强拼搏的意志品质。

　　关键词:高校;校史;思想政治教育

　　高校校史,简单来说,就是高校形成发展的历史,它是高校从无到有、从有到兴整个变化过程的真实记录,是大学精神的承载、是办学经验的积累、是优良传统的沉淀、是精神面貌的映照。充分挖掘和利用校史资源,开展思想政治教育,对于鼓励当代师生追随先人的足迹、继承光荣的传统,立志高等教育、献身祖国建设事业具有十分重要的意义。

一、校史中的思想政治教育元素

　　"人的文化的一个要素就是其历史性知识的陶冶。陶冶是交流、唤醒和自我实现的中介,是传承式直观规则的呈现"①,所以,对人的思想政治教育不能缺少历史教育,以文化传承为主要内容的校史教育应该成为思想政治教育的重要组成部分。以校史为内容开展思想政治教育,首先要明晰校史的主要内容,找到思想政治教育元素。不同的高校有不同的发展历程,利用校史也要考虑到每所学校的具体情况,但从普遍性的角度来讲,高校校史中的思想政治教育元素一般包含以

---

　　*　温瑞:河北医科大学纪委;潘莹:河北医科大学校长办公室;曹亮:河北医科大学人事处。

　　①　(德)雅斯贝尔斯. 什么是教育[M]. 北京:生活·读书·新知三联书店,1991:103～104.

下几个方面：

（一）历史沿革

"我国现代高等教育肇始于晚清时期"①，基本经历了洋务运动、甲午中日战争、戊戌变法、八国联军侵华、清末新政、辛亥革命、军阀混战、抗日战争、解放战争、新中国成立、社会主义建设时期、改革开放时期，见证了国家由半殖民地半封建社会到独立自主、民主富强整个过程的历史变迁，可以说，高校校史是中国近现代历史的一个缩影。通过对高校历史的了解，可以管窥中国近现代史的云谲波诡、感知无数仁人志士的爱国情怀、感受先人艰苦创业、拼搏进取的奋斗精神。"读史使人明智"②，"以史为鉴，可以知兴替"③，校史中包含了学校历史的兴衰荣辱，为继往开来者探索建立现代化大学提供了借鉴。研究校史沿革，应注意收集"校名更迭、校址变迁、隶属关系调整、重要人事任免、机构设置、专业发展"④，以及每一阶段时间节点、重要人物、重要事件、代表性成就等有关资料，梳理出学校清晰的发展脉络。

（二）大学精神

"形""神"兼备构成一所完整意义上的大学，"形"是指办学的物质条件，有具体的办学场所、具体的坐落位置，教室、实验室、图书馆、操场、宿舍、餐厅等，"神"则指大学精神，"是大学自身存在和发展中形成的具有独特气质的精神形式的文明成果"⑤，具体包括办学宗旨、办学方针、办学理念、学风、教风、校风、校训、校徽、校歌、发展愿景等。大学精神不是一朝一夕设定创造出来的，而是经过了历史的洗礼，经多年的沉淀累积、总结凝练而成的。大学精神是全校师生共同的理想追求，也应该成为全校师生各种行为规范的价值引导。因此，在思想政治教育中需不断强化大学精神教育，让大学精神内化于心、外化于行，成为推动学校进一步发展的内在力量。

（三）办学经验和优良传统

"培养人才、发展科学、服务社会是当今大学的三大职能"，⑥一所大学的成果、经验和优良传统也主要体现在这三个方面，校史教育必然要求广大师生了解

---

① 季卫兵,刘德胜. 高校校史教育的功能、内容与途径探析[J]. 现代教育科学,2014(4):62～64.

② （英）培根. 培根随笔[M]. 北京:中国华侨出版社,2013:52.

③ 赵克尧,许道勋. 唐太宗传[M]. 北京:人民出版社,2015:313.

④ 许俊生. 高职院校校史教育研究与实践[J]. 学校党建与思想教育,2015(8):70～71.

⑤ 张忠华. 高等教育专题新论[M]. 北京:光明日报出版社,2013:244.

⑥ 金伟良. 大学的内涵建设[M]. 杭州:浙江大学出版社,2015:124.

并熟知学校历史上的重要贡献。办学经验应包括对于学校来说有标志性意义的事件、成果，如学校进入省部共建序列、学位授权获批、学科和专业建设获批、重点实验室建设获批、重大科研课题立项、师生技能大赛获奖等；办学经验还应包括影响力比较大的好的做法、政策等，如被中央和国家主流媒体关注报道的事件。优良传统包括学校在发展过程中总结提炼形成的一些规章制度，如大学章程、党组织团组织管理规定等；优良传统还应包括历史上形成的、长期坚持的一些做法，如"博士团下乡""定期定点义诊支教"等，这些经典做法的传承有利于扩大学校的影响力，使广大师生进一步融入学校大集体。办学经验和优良传统教育可以有效激发师生爱校荣校的责任感、使命感，从而将更多的精力投入到学校的发展建设之中。

（四）名人典故

"名人"指对学校发展有重要影响的人，这些人往往具有深厚的学术功底、在科研上取得重大成就，同时兼有学校行政职务，在引领学校发展方向上有举足轻重的地位。"典故"是指取得的重要成就，或在教学、实验、科研、学习、生活等过程中发生的有代表意义的事件、对话等，"典故"集可读性、幽默性、重要性、启发性于一体，是效果非常好的教育体裁。"名人效应"的结果是被模仿，由于工作、生活、学习各方面的贴近性，广大师生萌生崇拜、敬仰之情，自觉将"名人"作为努力奋斗的榜样，所以既感兴趣，又愿意主动去了解，进而激发追究真理、献身科学的精神。教师和学生不能构成学校人员的全部，管理人员、工勤人员都是推动学校发展的重要力量，凡有特殊意义的典故，都应纳入校史教育之中。杰出校友的重要贡献、突出事迹也应包含在校史教育中，供后人学习瞻仰。

（五）珍贵史料

"历史是一种记忆的形式，历史著作的基本任务或最重要的任务，就是保存记忆和传承记忆"[1]，我们研究校史的目的是还校史以本来面目，记忆校史，做好文化的传承。"史料是研究历史的基础"[2]，做好校史研究和校史教育首先要搜集足够的与校史有关的史料。"往事得以流传于后世，主要通过三个途径：文字记录的传递、实物的遗存、口耳相传"[3]，即历史学者研究历史和编纂史书依据的三种史料：文字史料、实物史料和口述史料，校史资料的收集也应该从这三个方面着手。

---

① 于沛. 史学思潮与社会思潮——关于史学社会价值的理论思考[M]. 北京：北京师范大学出版社,2013:397.

② 齐世荣. 史料五讲[M]. 北京：首都师范大学出版社,2014:1.

③ 潘树广. 中国文学史料学（上）[M]. 湖北：黄山书社,1992:3.

文字史料,主要是收集前人关于学校历史的记录,包括书籍、年鉴、校志、地方志、报刊、档案等;实物史料,内容比较丰富,如教材、讲义、手稿、笔记、教具、仪器设备、模型、标本、录取通知书、学生证、毕业证、借阅证、校徽、证书、奖杯、文件、通知、照片、录音、录像等,这些都是校史的见证、校史编纂的佐证,应高度重视起来,做好收集和利用;口述史料,主要包括传述和忆述,当前校史挖掘应注意做好老专家、老教授记忆的收集,可通过访问的形式整理成文,也可以回忆录的形式记载。充足的史料有利于进一步做好校史的考证、有利于进一步丰富校史的内容,实物史料具有直观性特点,更有利于开展思想政治教育。

二、校史在思想政治教育中的优势

(一)更贴近学习生活实际——"接地气"

校史展现的是学校建筑的风貌、学校楼堂馆所的布局、师生工作学习生活科研的情况,只不过时间是在过去,换句话说,就是历史上的今天。一个个似曾相识的人物、一幕幕似曾相识的场景、一处处好像曾来过的地方,这自然而然地增加了广大师生的亲切感、认同感;一位位杰出校友卓越的成绩摆在眼前,想到自己也生活在他曾奋斗过的地方,自豪感、要努力拼搏奋斗的情愫油然而生。榜样的力量是无穷的,校史教育的"接地气"性决定了其更容易转化为广大师生不懈努力奋斗的动力。

(二)更直观生动鲜活形象——"有意思"

校史教育不是政治说教,它以真实发生的人物和事件为依托,具有直观性,这决定了其与生俱来的趣味性。一方面表现在校史内容本身,这里有一个个精彩的故事、一个个鲜活的人物、一幅幅历史的画面,"校史教育的形象讲述可以让前辈们的声音笑貌和精神穿越时空,对学生产生良好的教育效果";[1]另一方面表现在校史教育的形式上,通过现代化的多媒体手段可以将校史内容通过文字、图片、声音、动画、影像甚至建筑、雕塑等多种载体表现出来,可充分利用微信、微博、QQ群等增强宣讲效果,将枯燥的文字变成鲜活的形象,越是大家喜闻乐见的,越是容易深入骨髓的,教育效果也才会越长久。

(三)更符合情感认知规律——"易亲近"

价值观念的形成不是一蹴而就的,通常来讲,人们总是愿意接触和了解自己熟悉的人、事、物。对陌生事物的认知,如果有熟悉的人从中介绍,那接受起来要

---

[1] 孙喆,盖元臣.论校史教育与大学生思想政治教育[N].齐齐哈尔大学学报(哲学社会科学版),2014(5):171~172.

容易得多,"这种从陌生到熟悉再到认同与归属的过程是一般人的情感认知规律"①。校史与广大师生的工作、学习、生活相近,接受起来比较容易。校史教育容易使广大师生产生强烈的归属感,引起与高校共同成长的心理共鸣,从而激发起学习和工作的热情,增强对学校的认可和热爱,不断提高自身行为品质。

三、校史在思想政治教育中的作用

"欲知大道,必先为史"②,是说要通过研究历史来探究社会发展变化的规律。探索和把握高校未来的发展变化也要了解和熟知高校发展变化的历史。"历史是最好的教科书"③,以校史为内容进行思想政治教育具有重要的作用。

(一)坚定理想信念

从某种意义上讲,校史是中国近现代史、中国共产党史、中国高等教育史的一个缩影,校史教育中多处地方闪现着中国共产党为了民族独立、民主团结、国家富强而奋斗的历史:抗日战争中有杰出校友响应中国共产党的号召呼吁"一致对外"、解放战争中有杰出校友呼吁"和平民主"、新中国成立后校史中多处地方显示中国共产党为高等教育事业发展所作出的努力。因此,校史教育可以使广大师生了解中国共产党艰苦奋斗、不懈探索的艰辛过程,增强对中国共产党的情感认同、政治认同、理论认同,坚定中国特色社会主义的理想信念,树立为实现中华民族伟大复兴梦而努力奋斗的崇高理想。

(二)激发爱国情感

高校从清末民初走来,高校生存、发展的历史与中华民族这段历史可以说是惺惺相惜,洋务运动的失败、甲午中日战争的失败、八国联军侵华的教训刺激了一些爱国仁人志士,他们投资筹资建立新式学堂,致力于用科学技术挽救岌岌可危的清朝政府,这是现代高等教育的肇始,这种起点本身就带有爱国性质。抗日战争中,杰出校友以民族利益为重,置个人生命安危于不顾,毅然决然投入战场,为赢得抗战胜利作出一份贡献,这又是爱国主义情感的真实表现。"高校的历史实际上是一代又一代师生员工以高度的使命感和责任感,投身祖国革命和建设,艰

---

① 孙喆.校史在大学生思想政治教育中的功能及其实现路径研究[D].齐齐哈尔大学硕士学位论文,2014.

② 冯契.中国近代哲学史上[M].北京:生活·读书·新知三联书店,2014:64.

③ 本书课题组.习近平总书记系列讲话精神学习问答[M].北京:中共中央党校出版社,2013:106.

苦奋斗、百折不挠的创业史"，①这种理想追求、报效祖国的精神品格能有效激发当代师生的爱国热情，树立爱国、效国的崇高志向，从而为祖国的建设发展作出贡献。

（三）培养社会责任意识

培养社会责任意识是高校思想政治教育的重要任务之一，充分挖掘和利用校史是培养广大师生社会责任意识的重要手段。校史记录了一代又一代人为了推动学校发展、为了推进社会进步而不懈努力的典型事迹和奋斗历程。通过学习了解校史，可以发现前人在教书育人、科学研究、人才培养等方面所取得的成就，特别是对社会所做出的重要贡献，这可以激发广大师生的社会责任意识，自觉以前辈、师长和校友为榜样，树立崇高的理想和远大的目标，提高自身奉献社会、服务社会的认识和水平，强化自身的责任感与使命感，自觉为实现国家富强、民族振兴、人民幸福、社会发展而努力奋斗。

（四）培养追求真理、坚持真理的科学精神

追求真理、坚持真理是科研精神的核心，是高校科研人员优秀品质的体现，是一所高校不断进步的动力源泉。校史中很多废寝忘食、夜以继日的科研工作者，他们不畏条件的艰苦，攻坚克难，始终保持追求真理、坚持真理的那份执着。坚持实事求是的严谨态度、保持求真务实的工作境界，不动摇、不改变，甚至为真理而献身。这些感人的事例是学校历史上一座又一座的精神丰碑，也是激励后人追求真理、坚持真理的动力和源泉。

（五）培养艰苦奋斗、顽强拼搏的意志品质

战争摧毁了办学场所就躲到敌人后方再开辟一个地方继续上课，没有黑板没有粉笔就想办法代替继续开讲，这是真实的历史场景，是某个特定时期学校真实的办学条件，可以说是极其艰苦。诸如这种艰苦奋斗的故事在校史中还有很多，还有很多老前辈不畏辛苦、不惧困难，攻坚克难，表现出了百折不挠、自强不息、顽强拼搏的意志品质。"见贤思齐"的心理特点必将影响广大师生的世界观、人生观、价值观朝着良性的方向发展，激励学习和工作热情，消除和抵制消极负面的思想意识，磨炼个人意志，树立健康向上的精神风貌，进一步增强对学校的责任感、归属感，进而转化成拼搏进取的精神动力。

---

① 王冬梅. 校史在思想政治教育中的育人功能及实现路径探究——以中国农业大学百年校史为例[J]. 陕西教育（高教）,2015(11):19～21.

以通识教育孕创新型医学人才的探索与研究*

摘　要:随着医学由"生物模式"向"生物——心理——社会模式"转变,社会、文化、环境、心理、行为等与健康的关系日益受到重视,与此同时,技术崇拜、技术统治使医学日益非人性化,商业化、经济利益使医院成为谋利机构,医患关系愈加紧张。培养具有良好人文修养的创新型医学人才成为时代发展的必然,医学院校加强实施通识教育,通过转变理念,整合、拓展通识课程,注重师资力量培养及学生规范化管理,大力改善显性及隐性校园文化,创造充满人文气息的通识教育环境,塑造温雅谦和、德技双优的创新型医学人才。

关键词:通识教育;创新型医学人才;举措

近年来,我国医疗条件不断改善,但医患矛盾却不断恶化,主要表现为人民群众日益增长的医疗服务需求与医院及医生相对落后的医疗服务提供之间的矛盾。技术崇拜、技术统治使医学日益非人性化,商业化、经济利益使医疗机构及医生成为牟利工具,医学日益失去了"人学"特质,医患双方均受到不同程度的伤害,甚至对社会和谐产生了不利影响。医患关系日益紧张的局面必须得到遏制和改变,这首先有赖于医患双方互信与妥协的达成。而病人对医生信任的基础是医生作为人的主体,其次才是作为一种职业身份的医生。时代要求医生具有全新的服务理念、工作模式与价值追求,也就是,时代需要崭新面貌或回归传统风貌的创新型医学人才,而饱含人文精神的通识教育则是实现这个目标的有利抓手。

作为医学生,即未来医生的培养单位,医学院校首先负有培育创新型医学人

* 陈飞:河北医科大学外语教学部。基金项目:河北省高等学校人文社会科学研究2015年度青年基金项目(编号:SQ151197);河北省高等教育学会2015年度高等教育科学研究课题(编号:GJXH2015 – 358);河北医科大学2014年度教育科学研究立项课题(编号:2014yb – 15);河北医科大学2016年度人文社科资助项目(编号:SKJC201607);河北省高等学校人文社会科学研究2015年度基金项目(编号:GH151107)。本文曾发表于《河北广播电视大学学报》,2017年第2期。

才的责任,需要不断开拓创新,直面时代挑战。传统医学院校课程设置陈旧落伍,校园文化呆板凝滞。通识教育对改变医学院校现有风貌,培植医学人文精神有着不可或缺的意义和作用,这一点已不太需要有更多的争辩。① 现实问题是,理念或口号虽然基本达成一致,但具体操作或执行则未免莫衷一是,切实可行且效果良好的通识教育体系尚待建立。

一、创新型医学人才培养是时代发展的要求

第二次世界大战以后,由于医学科技的快速发展,医疗水平迅速提高,医疗事业取得跨越式进步,然而凡事皆有利弊,医学过度依赖技术与器械的纯科学技术模式开始占据上风,传统的以“人”为基础的医患关系发生了改变——温情脉脉的身心关怀变为了日渐淡漠的疾病治疗。体现在医学教育中即过分强调医学知识、技能的传授,社会人文因素对健康的影响未能受到普遍重视。20世纪60年代后,基于对过分依赖医疗技术与设备而产生诸多问题的反思,曾被边缘化的医学人文教育在西方发达国家开始兴起。70年代,现代医学由“生物模式”向“生物——心理——社会模式”转变,更加重视社会、文化、环境、心理、行为等与健康的关系。医学院校课程设置基本由自然科学、医学、人文社会科学三分天下,为创新型医学人才培养提供了必要而充足的条件。

反观我国医学教育状况,1952年我国高等教育整体照搬苏联模式进行院系调整后,医学院从传统综合院校剥离出来,课程纯粹集中于医学及理化基础知识,过度专注于专门知识及医疗技能的培训,虽为国家培养了大量一时急需的医学人才,然而人文社会科学受限而边缘化,人文与科技教育分离,造成重医术、轻医德、重治病、轻医人,人文关怀普遍匮乏的后果。世纪之交,我国高等教育再次迎来改革契机,近50所医科院校与综合性大学合并。然而合并初期并未带来预期中的互相促进式的良性发展。陈忠年、吴合曾指出合校后由于师资问题,复旦大学卫生学院、药学院甚至一些基础医学课程也难以开设。② 而一些高校则是“面”合“心”未合,合并后的医学院不过是改为综合大学的二级学院,校园、师资、课程等基本依旧制,教学效果未见明显提高,学科地位反而有所下降。至今仍有一些医学院校以生物医学模式为基础,对通识教育重视不足,尤其是人文课程稀少,英语等学科也只被当作考试过级的工具。单一狭窄的课程导致学生唯科学至上,唯技

---

① 胡涵锦,顾鸣敏,狄文等. 通识教育视域下深化医学人文教育的探索与思考——基于教学理念与教学实践相统一的视角[J]. 中国大学教学,2013(9):24~26.

② 陈忠年,吴合. 医学院校合并,凸显诸多弊病[N]. 科学时报,2010-03-03.

术至上,重"术"而轻"学",重"器"而轻"人",重"利"而轻"德",人文情怀淡漠。与此同时,医患矛盾冲突不断升级,杀医、伤医、辱医事件频出,而复旦大学医学院研究生投毒杀害室友一案,也引起举国讨论与反思。以上所述貌似偶然,实则有众多不可忽视的深层原因,其中极为重要的便是,医学教育以及我国整体教育尤其是高等教育中人文精神的缺失。这一现象和问题逐渐引起有关各方尤其是医学院校的重视,全国医药院校繁荣发展哲学社会科学高层论坛已举办五次,并取得丰硕成果。有识之士大声疾呼:加快建立医学院校通识教育体系、提高医学生人文修养刻不容缓。

时代急需充满人文关怀的高素质创新型医学人才,"必须把提升人力素质放在优先位置,大力培养创新型人才。要逐渐把更多资源投到'人'身上而不是'物'上面。"①因此,医学科学的发展创新,关键在于创新型医学人才的培养。而人才培养主要靠教育来完成,传统的医学教育模式在面对当前层出不穷的医学及相关问题时已经捉襟见肘,遑论培养医学生的创新能力,这就回到问题的原点,即改善医学教育培养模式,完善医学教育课程体系,开展具有中国特色、符合医学教育发展规律的、能够活化医学生思想、激发其灵感、锻炼其思维、培育其科学与人文精神的通识教育。

二、医学院校通识教育现状及面临的问题

针对医疗事业发展面临的困境,20 世纪 80 年代以来,以医学人文教育为核心的通识教育在医学院校陆续开展起来。特别是进入新世纪,与医疗改革伴随而生的诸多问题对医学教育提出了严峻挑战,与此相适应的便是通识教育在更大范围、更深层次得到推广和重视。一些医学院校积极探索,采取多种措施加强通识教育,取得了可喜的成绩。但与此同时,仍存在一些不可忽略的问题。

首先便是对通识教育的理念认识存在误区。"任何讨论之前,命题一定要先搞清楚,"②否则更多的是一呼而起,一哄而上,"使它在实际操作中陷入困境"③,至于实际效果则很难谈起。有观点将通识教育和人文社会科学等同起来,认为只要增加几门人文课程,开阔一下学生视野就达到目的了。这实际上还是将自然、人文、社会科学割裂甚至对立起来,没有充分认识到"通识教育的精神"是"不管是

---

① 李克强. 在国家科学技术奖励大会上的讲话. 2015 – 01 – 09. http://news. xinhuanet. com/ 2015 –01/09/c_1113944748. htm.

② 叶铭汉,戴念祖. 吴大猷论大学教育和高考[J]. 科学,2004(6).

③ 倪胜利. 通识教育:真谛、问题与方法[J]. 教育研究,2011(9):94~97.

人文、社会与自然科学,主要探索的本质内涵是人类精神的自由、心灵的满足、生命的尊严、生活的价值、资源的善用、宇宙的和谐等"。① 而这种精神需要将人文、社会与自然科学三者有机结合起来,一以贯之,最终达到通识教育的目的。另一种观点将通识教育解释为全面教育或者通才教育,强调知识的全面性,试图建立一套覆盖人文、社会、自然科学的完整课程体系,认为只要对学生施以多学科的知识训练便大功告成,万事大吉。且不谈学生对于这种课程体系的接受能力,单思考其培育出的人对于什么都知道一些,而对于一切又都一知半解,这种通才根本谈不上是人才。将大学通识教育看成是专业教育的补充或点缀,认为通识教育听起来很美,但更像海市蜃楼,虚幻而不切实际,这种观点也颇为流行。囿于现实的困难,因为实然与应然的不相称,而把通识教育只当作某种可望不可即的理想。还有观点认为通识教育就是校园文化,包括文娱活动、校园风光、建筑布景等。致力于外在环境的改善或改变总是容易些,只是虽然外观令人耳目一新,实质则没有大的变化。

由于错误理念引导,以及其他因素的制约,实际执行与操作过程中难免产生畸形的结果,"名不正,则言不顺;言不顺,则事不成。"其一,虽然医学院校意识到了通识教育的重要性,但仍囿于偏见和成见,或因为目标的难以企及,对现行课程体系只是小修小补,没有做根本性的改变。医学院校通识教育仍多集中于思想政治课、外语、计算机、数理化和体育等必修课程,约占全部通识教育总学分的70%以上,所占比例较大。② 而这些学科本身在医学院校也多处于边缘地位,以辅助或构成学校课程完整部分的性质和形式而存在,通识教育最终沦为专业教育的"加餐""小甜点"③。近年来,不少医学院校利用周末或晚上以选修课形式开设通识课程,或者通过购买超星、智慧树等网络课程对学生进行通识教育的补充,取得了一定成效。而这种相对任意性的通识课程设置就像杂货铺,虽然琳琅满目,但缺乏系统性、规范性与整合性。而无论校方还是师生,对辅助或者点缀性质的陪衬类"副科"——通识教育,都有不同程度的轻视与忽略,多年来我国大学普遍存在"必修课选逃,选修课必逃"的现象,导致课程效果差强人意。其二,由于未对整体课程结构进行改变和整合,通识课程的开展,一方面势必压缩医学专业课程的学时,导致专业课教学全部内容的展开出现一定困难,而学生基础专业知识的掌

① 黄坤锦. 大学通识教育的基本理念和课程规划[J]. 北京大学教育评论,2006(3):26~37.

② 岳林琳,程乐森. 高等医学院校通识教育课程设计的模式[J]. 教育评论,2014(1):114~116.

③ 张亮. 我国通识教育改革的成就、困境与出路[J]. 清华大学教育研究,2014(6):80~84.

握程度往往决定了其职业技能水平的高低,丝毫不可忽视;而另一方面,学生若只习得了更多的知识,而非本质上的气质、精神与意识的改变,其结果不外乎多了夸夸其谈的资本,世间不过又多了一些博闻广识者,而"人对于自身系统的力,不知善用,对于其意志、理智、情绪、兴趣、欲望,不知如何调度裁节,而但知支配运用身外的种种物质之力,其为运用,必然是一种滥用,滥用的结果必然是伤人实多。"①其三,加强医学通识教育的初衷是提高医学生的人文修养,这一方面是社会发展的时代要求,另一方面是对于社会现实问题的回应。但是仅仅依赖课程结构和校园文化的改造,而不触及医学教育的精神内核,其手段必带有强烈的功利性,其结果也不能尽如人意。吴大猷认为通识教育不是在"文学院加一二科学课程,在理学院加一二人文课程",而是要在思想观念和政策措施上进行重大改革。②如果学校以功利实用的手段推行通识教育,教师以消极应付的心态贯彻通识教育,学生以高分易过的态度选择通识课程,其效果可想而知。这与通过通识教育培养全面发展的人、高贵精神的人、自由理性的人的目的恰恰背道而驰。

三、推进通识教育,培养创新医学人才的举措

推进通识教育绝不是一朝一夕的事,不可一蹴而就,不可操之过急。最困难的问题是转变思想观念,但绝不能因此望而却步,裹足不前。"一定不要把理念看作是幻想,要是因为它实行起来困难重重,就把它只看成是一种黄粱美梦,那就败坏了它的名誉。"③教育是一个培养人的事业,是一个通过培养人,让人类不断走向崇高、生活得更加美好的事业。因此,教育最重要的任务,是塑造美好的人性,培养美好的人格,使学生拥有美好的人生。④然而近代以来,科学主义、功利主义、拜金主义、技术崇拜等无一不侵蚀着大学教育,专业教育大行其道,产生了诸多不利影响,"用专业知识教育人是不够的。通过专业教育,他可以成为一种有用的机器,但是不能成为一个和谐发展的人。要使学生对价值有所理解并且产生热烈的感情,那是最基本的。他必须对美和道德上的善有鲜明的辨别力。"⑤通识教育成为时代发展的必然要求,它旨在提升人的文化,使之成为"富有责任感的公

① 潘乃谷,张海焘. 寻求中国人位育之道——潘光旦文选[M]. 北京:国际文化出版公司,1997:550.

② 智效民. 教育在民国[M]. 广州:广东人民出版社,2014:54.

③ [德]伊曼努尔·康德. 论教育学[M]. 赵鹏,何兆武,译. 上海:上海人民出版社,2005:6.

④ 朱永新. 中国教育评论[M]. 北京:中国人民大学出版社,2012:521.

⑤ 许良英等. 爱因斯坦文集(第三卷)[M]. 北京:商务印书馆,1979:310.

民""有教养的人",甚至就是"使人成为人"①。理念初步达成共识之后,具体实践是更为重要的环节。

　　首先,有效整合医学院校现有课程资源,积极拓展其他课程资源,特别是人文社科课程。大学通识教育不单单是课程的问题,但首要的且能够具体操作的也便是课程问题。而课程的调整需要学校上下联动,齐抓共管。目前我国医学院校多设有医学教育中心,常附设于教务部门,可以在此基础上变通为医学通识教育中心,由主管校领导主抓负责,一方面能够做到真正重视课程规划问题,另一方面也便于组织、调配全校的师资与行政资源。同时可设置顾问委员会,由校内外专家、学者及热心通识教育的相关人士组成,对课程设置、课程效果等提供建议和意见。目前我国医学院校普遍设置的必修类通识课程基本符合国家规定的普通高校公共课程的最低限度,如英语、政治、计算机等,有效整合这些课程可收到较为显著的效果。一些学校在社会科学部的基础上成立了人文学院,在外语教学部的基础上成立了外国语学院,或者将他们二合一为人文社会学院,做出了有益的尝试。但由于学科差异,二者的教学与研究工作基本还是各自为政,缺乏相应的交流与互动。如英语教师基本侧重于学生语言能力的培训、英语教育的研究,而思政教师则重视学生思想的引导、哲学问题的探讨。打破学科界限,共同参与课堂教学、课程讨论、课题研究,现有承担通识课程的教师先有一定的通识知识,才能更好地完成各自领域的通识教学任务。除了业已存在的通识课程外,借鉴国内外医学院校通识课程的已有经验,可持续性开发新的课程,并构建结构合理、分布平衡的"核心通识课程体系""突破科目框架的限制,发展以人类社会重大问题或人类发展的重大主题为核心的跨学科课程"②,如医学法律、医学社会学、医学伦理学、医学史、医生与病人、人类学、教育学、心理学、中外文学、音乐、影视文化等课程,且最好按必修课程设置。鉴于医学院校专业课程繁重等其他因素,可择其要者而设,如医学史、心理学、中外文学等。并且需要重视这些学科之间的有机整合与融合,授课教师之间互相定期定时探讨授课的经验以及存在的问题,并可就此进一步开展科学研究工作。在医学通识教育中心的统筹规划及协调组织下,各门通识课程依各自学理,从不同角度对医学生施以教育及熏染,更注重由外在的知识转化为其内在的精神,使他们从僵化、固化、窄化的"科学"思维中脱离出来,形成全

---

①　王义遒. 文化素质教育与通识教育关系的再认识[J]. 北京大学教育评论,2009(3):99~111.

②　孟卫青,黄葳. 我国大学实施通识教育的制度困境与出路[J]. 清华大学教育研究,2013(4):46~50.

面、综合、理性、客观的思维与宽广、容纳的视野与胸怀。思想得以解放,人生境界得以提升,为医学生创新能力的激发与活化提供先决条件。

其次,注重通识课程师资培养和学生规范化管理。一切教育活动的开展归根结底要靠一线教师在课堂与学生的互动中实现,通识教育更不能例外。我国医学院校通识课程师资力量普遍较为薄弱,不利于通识教育的全面深入展开,加强师资队伍建设是当务之急。医学院校的特殊性决定了医学是主要教学与研究对象,从事通识教育课程的教师多毕业于非医学院校,如师范大学、外国语大学,对医学不甚了解,这就需要对这些教师进行医学知识的培训,变被动为主动。同时对医学专业课程教师进行文史哲等方面的培训,并鼓励他们参与通识课程的教学工作。通识教育的价值更多体现在课堂教学中,而这距离科研稍远。学校可以根据通识课程性质合理提高教师待遇,如职称评定方面的合理规定、津贴方面的合理提高、研读深造的合理支持等。对通识课程教师和以从事科学研究为主的教师进行合理区分,打破唯科研论、甚至以核心期刊论文为主评定职称的"一刀切"的传统,针对通识课程教师建立合理、规范的以教学为主要评定手段的职称机制。近日,中共中央办公厅、国务院办公厅印发了《关于深化职称制度改革的意见》,指出"遵循人才成长规律,以品德、能力、业绩为导向,完善评价标准,创新评价方式,克服唯学历、唯资历、唯论文的倾向,科学客观公正评价专业技术人才,让专业技术人才有更多时间和精力深耕专业,让作出贡献的人才有成就感和获得感。"总之,注重通识课程教师师资培养,切实改善、提高他们的实际待遇才能够提高其地位,如此才能激发其工作热情、积极性与主动性,增强成就感与荣誉感,也才能够吸引更多教师参与到通识教育中来。由于医学是一门实践性较强的专业,多数学生对通识课程的作用及意义认识不足,在学习中存在不同程度的忽视甚至厌倦心理。卓有成效的通识教育课程的展开有赖于师生双方的配合与合作,这就需要加强对学生的规范化管理。一方面,要以合情合理的方式方法增进学生对通识教育的认识,改变学习的功利化倾向,利用课程丰富的素材使他们自觉自愿参与到课堂学习中来,在课内外深入探讨并思考相关问题,使他们于不知不觉间提高对世态人生的观察及思考能力,渐进懂得自律等自我规范是实现自由的前提,努力克服人性弱点,发扬人性优点。另一方面,需要建立健全合理的考评制度,以形成性评价代替终结性评价,注重学生考勤、课堂及课外活动参与度等方面的考察,变传统的"闭卷或开卷考试制"为学生平时课业及综合素质考察,从而在根本上扭转课堂上教师照本宣科、说教灌输,学生低头不语、昏昏欲睡,考试时教师苦心孤诣制造试卷,学生死记硬背疲于应对等局面。加强对学生的规范化管理,保障通识课程良性运行开展,以他律促其自律,从而培养具有相当修养的创新型医学人才。

再次,良好的医学院校校园文化有利于通识教育的开展实施,"甚至从宽泛的意义上讲,大学通识教育就是大学校园文化。"①一方面,要积极拓展并丰富显性的校园文化活动,以改变传统医学院校相对沉闷乏味、严谨刻板的校园文化氛围。尤其是应该根据"95后"医学生的特点,以其喜闻乐见的形式开展生动活泼、寓教于乐的各种校园文化活动。以河北医科大学为例,自2015年学校调整领导班子以来,锐意改革,真抓实干,单在校园文化改善方面就硕果累累,全校师生充分受益的同时更加爱校、爱岗、爱学。如2015年9月10日新生报到时,"据河北医科大学学校党委书记翟海魂介绍,因提前了解到报到日的天气情况,学校提前做好了防雨措施,现场搭设了雨棚,并为新生及其家长准备了近500把雨伞、2000个塑料雨衣。"并且"在广场西侧学校还开展了'我和我的大学'摄影活动,新生可免费拍摄并即刻领取一张全家福照片"②,原本令人扫兴的开学日下雨成了学生与家长温馨的感动与记忆,并对未来学校的美好生活充满更多期待。又如学校隆重举行毕业典礼,由学校领导等主礼教授为所有学位获得者正冠拨苏,颁发学位证书,使他们充分认识到了获得学位的意义、大学教育的价值。学校举办"北大系列"讲座,并邀请军事专家就国内、国际形势做专场报告会,开阔学生视野。并邀请西柏坡纪念馆讲解员艺术团来校举办舞台剧专场演出,陶冶学生精神与情操。此外,学校为广大教师建设了多年未能实际解决的职工食堂问题,为方便职工车辆进出校园配备蓝牙设备,解决职工子女附近就学问题,在全校所有洗手间放置卫生纸等。师生亲身感受到医大的每一个变化,无论细微或巨大,内心深处增强了对学校的热爱,学校的显性文化氛围日益和谐与美好。学校的隐性文化主要体现在教职员工及学生的言谈举止中。学校显性文化活动的日益丰富能够改善师生的精神面貌,促进隐性精神文化的良性发展。教师获得管理层和学生的尊重与认可,对教学与研究充满热情;学生得到全校教职员工的尊重与鼓励,对学习与生活充满热爱。全校形成热爱读书、学思结合、探讨交流、互助合作的良好校园环境,以文化育,以文化人,做到"博学、审问、慎思、明辨、笃行"。通过阅读古今中外经典作品,与大师、先贤神思交游,"储知畜理,扩充眼界,改变气质。读的范围愈广,知识愈丰富,审辨愈经当,胸襟也愈恢阔。"③变粗鄙庸俗为文雅洒脱,变功利势利为豁达包容,从而形成一种清新雅致、充满人性关怀和人文精神的医学院校文化场

① 刘铁芳. 大学通识教育的意蕴极其可能性[J]. 高等教育研究,2012(7):1~5.
② 河北医科大学迎新生看点多,新生立等可取全家福. http://cnews.chinadaily.com.cn/2015-09/11/content_21843460.htm.
③ 朱光潜. 天资与修养——朱光潜谈阅读与欣赏[M]. 沈阳:辽宁教育出版社,2006:6~7.

域。学校所有教职员工的言传固然重要,但身教对学生更能产生潜移默化的影响,教师应该在行动上为学生做出示范和表率,"主教有本,躬行为起化之原;谨教有义,正道为渐摩之益。"①隐性文化不易察觉,但对学生影响却更为深远,对学校显性文化具有不可估量的推动作用。通识教育的意义恰恰在于以促进学生成"人"为培养目标,而不以学生实际技能的"才"为唯一准绳。有灵魂的医学生与有精神的医学院校相互促进,共同发展。医学生日渐养成良好的"人格修养",精神风貌为之一变,其创新才能得到充分释放,既有利于医学科学的发展进步,又有利于日后临床行医时成为"儒医"服务患者,为良好医患关系的形成打下基础铺平道路。

四、小结

优秀医生是全社会的期望,良好医患关系的形成能够促进社会环境的改善。医学院校通识教育的主要目的就是提高医学生即未来医生的培养质量,这也是医学院校培养创新型医学人才的中心任务。医学院校应以切实整合通识教育课程为主要抓手,不断改善校园文化环境,提高育人环境。教师一方面要做好知识的传授者,同时要注重培养学生分析问题、认识问题、解决问题,也就是思考、辨别的能力,还要关注学生的治学态度、做人涵养等问题。总之一切都可以回归到医学生人文精神的培养和道德境界的提高等问题上来,使他们执著于纯粹学术真理的探求,坚持学术自由与自省,超越物质利益与社会功利,继承传统人文精神,容纳外来优秀文明,不断开创医学事业的未来,成为时代发展需要的创新型医学人才。

---

① 王炳照等. 简明中国教育史(第四版)[M]. 北京:北京师范大学出版社,2008:238～239.

中国传统经典文化在培养医学生人文精神和职业道德中的作用*

摘　要:随着现代科学技术的进步,我国的医疗卫生水平也有了不小的进步,但同时经常有医患关系紧张而导致的医患纠纷事件,影响医生及医院的形象与名誉。这样的事件发生大多是由于医生人文精神与职业道德素养水平不高等原因造成的。要想有效地控制这种情况的发生,就要从根本上解决问题,在医学教育阶段培养医学生树立正确的人文精神和职业道德。本文是从传统经典文化的角度出发,来探讨如何发挥我国传统经典文化作用来提高医学生的人文精神和职业道德。

关键词:经典文化;医学生;人文精神;职业道德

近年来,我国一直提倡科学发展与可持续发展战略目标,归根结底都是以人类的发展为中心。就医学的领域来讲就是"以病人为中心,实现医患关系的良性发展"。这就要求医生在诊疗过程中除了具备高超的医学技术,还须具有较高水平的人文素养,不仅能治疗病患的伤痛,还需要给病人以人文关怀。作为未来继承医疗事业的接班人,医学生在学习期间就应该树立起良好的职业道德,培养浓厚的人文素养,这样在医院实际诊疗时就能处理好医患关系,营造良好的就医环境。

一、人文精神和职业道德的内涵

(一)人文精神的内涵

人文精神是在人类对自我关怀下形成的,一般表现为对人格、价值的追求,并且能够对人类历史文明长河所流传下来的各种文化现象都能高度的重视,是对全面人格的不断创新。人文精神其实也是指在人类的思想与意识、思维方式与思维

---

* 王恒草,张桓:河北医科大学教务处;纪元:河北医科大学社科部。

习惯、心理活动中包含的人文主义倾向。人文精神的内涵包括以下几个方面:第一,感性方面,追求广义上的人道主义,以实现人格上的需要与追求;第二,理性方面,对真理的不懈追求,是广义上的科学精神;第三,超现实方面,人对生活的追求不再局限于满足人自身的需要,还要追求生活的意义。

(二)医生职业道德的内涵

所谓职业道德,就是劳动者在参与职业活动的过程中要遵守职业标准以及行为规范标准,是一般社会道德在职业中的具体要求,是能够妥善处理职业与职业之间、职业内部、职业和社会之间关系的依据。职业道德具备以下特点:适用一定的工作范围;所包含的内容相对具体、稳定和短时期内不会发生变化;同时具有多样性与专业性两种特质。

与其他的职业道德相比,医生的职业道德更具特殊性,因为医生在每一次的诊疗中都掌握着病人的健康与生死。医生的职业道德要求医生要时刻以病人为中心,设身处地地为病人解除疼痛;关心爱护每位病患,不能区别对待,不泄露病人的隐私;文明礼貌,同情关心病人;廉洁奉公,不收取病人的红包等。不断钻研与创新,提高自身的医术与诊疗水平,正确处理同事之间的关系,形成良性的学习竞争关系等。不论时代怎样发展,医生的基本职业道德都不会改变。

二、培养医学生人文精神和职业道德的必要性

(一)培养医学生人文精神和职业道德是医学教育永远的课题

医学教育是为了更好地促进医学的发展。而医学同其他的职业不同,要面向的是饱经病痛折磨的病人,医生要比其他的职业更注重去关怀每个病患,提高和培养职业道德。这样才能在每一次的诊疗中严格要求自己,在救治病人的同时,也能给予人文关怀。不论是我国医学的灵魂人物还是西方医学的引领者,都充分意识到培养医学生人文精神和职业道德的重要性。中国自古就有"医乃仁术"的说法,西方医学的奠基人曾说过:"医学不分男女,不分贵贱,要为病人着想的"的医学理论,就可以看出医生是具备良好的医学技术,同时还兼具较高的道德素养和人文关怀。在1988年的《爱丁堡宣言》中也对医生做出了具体的要求:"病人理应指望把医生培养成一个专心的倾听者、仔细的观察者、敏锐的交谈者和有效的临床医师,而不是满足于仅仅治疗某些疾病。"医学的模式发生了转变,医学教育是必须根据实际的需要做出改变,不仅仅局限于培养医学生的专业知识与技能,还要培养他们的人文素养。

(二)医患关系紧张的现状

近年来,医患关系经常出现紧张的局面,医患纠纷事件经常被曝光出来,且医

患纠纷事件的频率、次数以及对医护人员的伤害都有一个上升的趋势。医患关系越来越紧张,据有关部门调查与统计,在医患暴力事件中68%是为了寻找宣泄口或为了索赔,剩余的32%则是来自社会仇医心理,而恶性的医患事件原因30%是因为患者的死亡,剩余的则是由于其他患者非死亡事件。其中大多是行为上的冲突,有的甚至对医务人员的生命安全造成了威胁。究其原因,除了非人为因素导致病人死亡,大多都是医患双方互不信任,未能及时沟通而导致的,因此要求医学生在学习阶段就要不断强化自己的职业技能,培养良好的职业道德与文化素养。在面对病人时,不但可以通过优秀的专业技能进行及时的治疗,也能与病人展开良好的沟通,减少医患之间的摩擦,避免出现医患恶性暴力事件。

三、当代医学生人文精神和职业道德素养现状及原因

(一)当代医学生人文精神和职业道德素养现状

现在进入医学院的学生,深受应试教育与传统教学的影响,目前大多数高中进行文理分科,医学院的学生大多是理科生,在人文素养方面的知识比较欠缺。由于现代社会发展速度较快,出现一些急功近利的学生,导致一部分的医学生心态比较浮躁,职业道德和人文素养都较差。很多的学生都缺乏基本的人文素养与人文关怀精神,有的人甚至不能回答历史中各个朝代的名称,不关心时政与周边的变化,有的学生甚至缺乏基本的道德观念。是因为缺乏人文素养与精神,导致这部分学生在课外常常会觉得空虚、无聊,生活乏味无趣,不能很好地融入社会生活。也有的学生经常阅读各类武侠、言情小说,观看电视影片,对于世界著名的作家、作曲家一问三不知,只顾追求一时的刺激与享受。

(二)医学生人文精神和职业道德素养缺乏的原因

造成医学生人文精神和职业道德素养缺乏的原因较多,但是究其根本,一般包括以下几个方面:

1. 学校在教学上不够重视

在医学院的教学中更加注重对医学技术与技巧上的教学,在课堂教学或者实践练习中更加侧重对专业技能的练习与探讨,而忽略了和学生进行思想上的交流,不注重对学生人文精神和职业道德的培养,所以一部分的医学生在成为医生后,虽然有高明的医术,但是却不具备良好的人文精神和职业道德,在诊疗过程中不断受挫。

2. 教学环境淡化了人文精神和职业道德

因为在学校学习中是借鉴理论的医学案例,没有进行实际操作,学生一开始会害怕然后慢慢转变为麻木甚至冷漠,在学习过程中丧失了作为医生对病患的关

怀。医学生培养起人文精神对提高职业道德也有着很大的影响,具备良好的人文精神和职业道德对医生展开救治工作十分重要,因此要积极地寻找方法培养医学生的人文精神和职业道德。

四、中国传统经典文化是培养医学生人文精神、职业道德的有效途径

中国传统文化具有悠久的历史,经过五千年的沉淀,萃取精华,在应用于培养医学生的人文精神和职业道德方面有着积极意义。

(一)儒家的"仁爱"思想

儒家的主要思想就是"仁",孔子诠释它为"仁者爱人",孟子将其发扬为"老吾老以及人之老,幼吾幼以及人之幼",孔子也有"夫仁者,己欲立而立人,己欲达而达人""己所不欲,勿施于人"的观点,把它们运用到现代社会中就是宽厚仁爱,设身处地为他人着想。培养医生的仁爱之心,以及舍己救人的精神,而且对医者的评价就是"医乃仁术",医生的职业道德就要求医生能够尊重患者,并且以患者为主,一切从患者的利益出发,尽量减少病人的疼痛与费用。医学生在学习阶段就应该加强职业道德与人文素养,渐渐养成良好的诊疗习惯。在以后真正参与到医疗工作时,及时地运用高超的医学技术,做好与患者的沟通工作,不仅有利于病人的痊愈,也能避免医疗事故的发生。

(二)忧患意识以及爱国精神

在传统文化中,具有忧患意识与爱国情怀,例如孟子提出的:"富贵不能淫,贫贱不能移,威武不能屈"以及清朝的学者顾炎武提出的"天下兴亡,匹夫有责"等观点都是出于对祖国山河的热爱而发出的感慨,还有文天祥、陆游等爱国诗人所传达出的忧国忧民精神都值得我们学习。爱国主义是每一个中国人都应该具备的品格,当代的大学生更要培养爱国的精神,在平时的日常生活中就应该树立正确的世界观、价值观、人生观。

(三)促进医学生和谐发展

中国的传统经典文化特别注重对个人的道德修养,注重对人文素养的培养。促使人们养成自强不息,不断完善自身的品格。古人云:"吾日三省吾身——为人谋而不忠乎? 与朋友交而不信乎? 传不习乎?"就是不断地通过反省完善自己,传统当中的一些文化素养同样适用于现代医学教育,以及对医学生的培养,学生能通过对自己每天行为的反省,可以明确自己每天在实践中有哪些不足、缺点,可以不断地完善医学技术,不断地提高职业道德的认知,医学生自身的发展也能全面地提高,而不是仅仅局限于专业技能的提高。

（四）优秀的医学典籍的指导作用

虽然中医在很多方面不如西医，不能及时的发现和诊断病症，尤其是心脑血管等潜伏期比较长的疾病，但是在很多方面，中医的医学典籍仍旧有值得借鉴的地方。《黄帝内经》《伤寒杂病论》《大医精诚》《金匮要略》等医学论著，书中不止讲述了医学知识，同时还包含了大量朴素的道德文化。例如在《黄帝内经》中就强调"天覆地载，万物悉备，莫贵于人"，突出了在中医治疗中将"人"放到了最高的位置，真正诠释了"医者父母心"的概念，这对培养医学生的职业道德也很有帮助。《大医精诚》一文出自唐朝"药王"孙思邈，是我国医学中重要的著作，也是学习医学的必读之作，它被誉为是"东方的希波克拉底誓言"。它明确地说明了作为一名优秀的医生，不光要有精湛的医疗技术，还要拥有良好的医德，每个医生都应秉承"大医精诚之心"。这篇文章广为流传，影响深远，直到现在，我国不少的中医院校将它作为学生的医学誓言。经常朗读背诵这些医学经典著作，不仅可以培养医学生的人文素养，培养更高的审美水平，还能够更好让医生与患者进行沟通交流，全心全意地为患者服务。

五、如何用好中国传统经典文化

认识到我国传统经典文化对培养医学生的人文精神和职业道德的重要性，就要在日常的医学教学中不断渗透传统经典文化，对培养医学生的人文精神和职业道德产生积极影响。具体举措为：

（一）让学生在有条件的情况下阅读、背诵经典的医学书籍，不但可以培养学生的美感，还可以帮助学生了解医疗事业的发展，深入了解病理，在实际进行救治时就不会拘泥于西医的技术，而可以灵活结合中西医技术，最大程度的减轻患者病痛。

（二）教师在教学的时候尽量能够引入我国传统经典文化，引导学生思考，让学生通过自己的思考从而树立正确的人生观、价值观，形成成熟正确的职业道德观，在诊疗时，能够记住自己作为医生的职责，救死扶伤，任劳任怨。

（三）学校不仅要组织多样化的课外生活，更应该重视推广实施，不仅能丰富学生的校园文化生活，也能帮助学生更加积极地参加社会活动，拓宽学生的视野。

当代医学生的专业水平比起以前的学生水平更高，对于专业知识的掌握更加牢固，但是，由于经济和科技的迅速发展和不断变化，也使得医学生在人文素质和职业道德上有所欠缺。通过加强对医学生宣讲传统经典文化，使学生能够提高自身的人文精神，更加重视对待医学事件，也能帮助学生树立正确的职业道德观念，在以后的医学事业中更好地为人民服务。

创新阅读载体 助力校园文化[*]

摘 要:为在大学生中形成"多读书、读好书、好读书"的良好舆论氛围和文明风尚,需要坚持以学生需求为导向,打造线上线下阅读融合体,开展"你选书我买单"活动;营造良好文化学习氛围,提高大学生阅读兴趣,开展"人文素养知识竞赛""推广经典阅读""名家讲座进校园"和"文化沙龙"系列活动;引导学生放飞思想,活跃开放阅读环境,开展"聚焦阅读摄影比赛""光影与书电影展播"和"我让医小图更聪明——微信 Q&A 征集"等活动;创新互动体验方式,提升学生信息素养,开展"凌波微步——图书借阅心体验""数据库之旅"和"书海迷踪——图书馆寻宝"等活动;播撒阅读火种,展现学子医风医德,开展"医者仁心——为盲童读书"和"小学送温暖"等系列活动。

关键词:读书;阅读习惯;阅读环境

校园文化,对于塑造大学生心灵,培养又红又专、德才兼备、全面发展的中国特色社会主义合格建设者和可靠接班人有着重要作用。图书馆是校园文化的载体,在读书育人方面使命光荣,责任重大。它通过自身富有艺术感染力的现代化馆舍建筑、丰富的馆藏文献、科学的管理和优质的服务等吸引读者,特别是以新颖的"悦读"形式,营造美而高尚的校园文化氛围,去熏陶和感染读者,提升大学生人文素养为根本。近年来,我校图书馆在这方面进行了积极探索,为培养医学生良好而崇高的医学人文素养与医风医德发挥了积极作用。

一、读书以学生需求为导向,打造线上线下阅读融合体

为在大学生中形成"多读书、读好书、好读书"的良好舆论氛围和文明风尚,我们在每年 4 月份开展"大学生读书节"活动,创办大家喜闻乐见的活动形式,吸引读者参与。

---

* 马俊政,马岩,林强:河北医科大学图书馆。

"你选书我买单",是学生喜闻乐见的一项荐书活动。在读书节期间,采编部开展了图书推荐和图书现采活动,邀请读者撰写推荐书目和推荐理由,并将数据进行收集、汇总,以指导采书工作。"你选书我买单"活动,是根据馆藏需求,在全校范围内征集志愿者与采编部老师共赴书店进行新书采购工作。目的是帮助读者熟悉馆藏资源,了解工作流程,增进理解和信任。馆里根据大家荐书情况,研究购书侧重点。例如,前年读书节学生推荐的图书中,文学类图书180种,占推荐图书的64%,说明学生读者兴趣爱好较为广泛,在课余时间有较多的文化休闲需求;而另一方面医学类图书荐书少,医学类图书9种,占推荐图书的3.2%,且多以考研为主,说明在校本科生有强烈的考研需求,也表明在校生专业知识的学习多以课本、考试为主,欠缺更系统的专业学习研究,由此,让我们采书有了侧重点。

为激发学生读书兴趣,我们充分发挥微信平台快捷、便利、直接的特点服务阅读。目前,馆读互动形势喜人,微信关注人数达到4400人,移动平台处理读者提问超过2000余条;图书馆资源得到充分利用,电子资源访问量年增长25.3%。为此,馆先后获得"2015年河北省图书馆全民阅读先进单位"和"华北地区高校图书馆2012~2016年度先进集体"荣誉称号,为构建和谐高雅的校园文化,做出了积极的努力和探索。

二、营造良好文化学习氛围,感染学生前来阅读

图书馆典藏着古今中外人类优秀文明成果,凝聚着博大精深的文化精灵之气,是提高大学生人文素养的绝好场所。作为阅读的重要载体,我校图书馆为提升大学生人文素养进行了持久的引导,开展了"人文素养知识竞赛""推广经典阅读""名家讲座进校园"和"文化沙龙(读者交流会)"系列活动,以提高大学生阅读兴趣。

一是"人文素养知识竞赛"。通过多维立体的人文素养问题和趣味性强的比赛形式与内容,激发了读者阅读兴趣。在活动中同学们拓展了视野,提高了人文素养,取得了良好的效果,活动期间,与人文素养问题相关的书籍借阅量有了一定幅度的增加。

二是"名家讲座进校园"。前年,邀请了书香中国的签约作家曾子航先生为医大学子做了一场《爱是一生需要学习的能力》讲座,他以亲身经历诠释了对爱的理解,引导大学生要正确认识爱、表达爱、给予爱和接受爱。也对于学生探究书的海洋,发现读书的无穷乐趣起到了积极的引导作用。

三是推广经典阅读。图书馆开展了"向经典致敬——相关书单阅读征文""我心中的经典图书推荐"和"经典诵读比赛"系列活动。通过征文、经书推荐和朗诵

比赛,展现医大学子丰厚的文化素养,激发学生读经典、爱经典的兴趣和情怀。这对于提升大学生精神素养,乃至塑造高雅校园文化意义深远。

四是培养"金牌导引员"。读书如旅游,旅游者如有导游引领,能节省时间,少走弯路,观赏到美丽景色。阅读也是一样的道理。为此,馆里给工作人员提出要求,要成为经典阅读推广的懂书人,为读者找书,也为书找到合适的读者,努力争当"金牌导引员",快捷地为读者提供图书位置、库存指引。之外,还能根据读者的个性化需求,有能力开展书单的深度服务,使读经典达到事半功倍效果。并能够与专家、学者、教授交朋友,邀请他们前来荐书。每年馆里对馆员进行一次综合业务考核,开展评比先进工作者活动,让有实力的导引员脱颖而出,培养成为"金牌导引员"。

五是文化沙龙活动。与大学生读书协会有机结合是图书馆构建校园文化的特色之一。大学生读书协会依托图书馆的各项资源,在了解读者需求的基础上开展一系列文化沙龙活动,从学习、生活、工作各个方面精心挑选沙龙主题,经指导老师审核后由各组成员分别负责、组织全体读协成员进行文化阅读活动,并且组织者做到先阅读,谈感知、畅见解、说体会,引领示范其他成员,在全校范围内形成了较大的影响,助推了良好的校园阅读风尚。

三、引导学生放飞思想,活跃开放"阅读"环境

"生机勃勃,稳定和谐,健康向上的环境氛围,本身就具有广泛的教育功能。"新媒体的出现将阅读从单纯的"读纸书"扩展到了"声光色影"等更多新的形式。为了开阔读者的文化视野,促进文化的开放性,图书馆也尝试开展了一系列新形式的阅读活动,例如,"聚焦阅读摄影比赛""光影与书电影展播"和"我让医小图更聪明——微信 Q&A 征集"等活动。

阅读场景摄影、欣赏经典小说改编的电影,其产生的文化亲和性使接受者更易受到文化渲染,其文化影响力甚至超过了传统文化媒介书刊,激发了学生的想象力,利于开阔学生视野、放飞创新思想。特别值得一提的是"我让'医小图'更聪明——Q&A 有奖征集"活动,这是阅读推广活动的一次新尝试,是图书馆服务从线上到线下的一次实践,该活动邀请同学们设计快捷回复对话 Q&A,增添到微信公众平台的自动回复语料库中,有效地在学生中间宣传了微信平台,增加了读者的关注度,通过展示读者的才华设计也加强了图书馆与读者之间的联系,更好地在线上与线下引起读者共鸣。对于活跃开放"阅读"环境意义重大。

四、创新互动体验方式,提升学生信息素养

阅读是一种依靠信息素养、知识品质和文化趣味来获得精神品质的一种生活方式。举办读书活动,不仅要激发学生的文化趣味,引导他们感受知识品质,更要提升他们的信息素养,提升他们的利用资源、获取知识的能力。为此,图书馆开展了"凌波微步——图书借阅心体验""数据库之旅"和"书海迷踪——图书馆寻宝"等一系列特色活动。

为解决读者在图书检索方面的问题,开展"图书借阅心体验"活动,由馆员设计检索题目,指导读者检索和借阅,帮助同学们掌握不同的检索方式,熟悉中文图书排架方法和馆藏库本标识,了解借阅规则等,三轮检索体验活动吸引众多读者参加,寓教于乐,有效提升了读者的检索能力和信息利用能力。

"书海迷踪"活动,将有关图书馆利用规则知识的问题分别制成红、黄、绿3种颜色信封,一定时间在书库中投放、回收信封,让读者在娱乐中了解图书馆。这种活动,目的是让读者进一步了解图书馆规章制度、图书分类法、微信平台、移动图书馆等各项内容。参与的馆员热心介绍各项活动内容,在读书活动中,为学校图书馆树立了良好形象,也为学生利用图书馆资源提供了方便,提高了他们的信息素养。

五、播撒阅读火种,展现学子医风医德

校园文化对学生的熏陶不仅仅体现在知识的构建和人文素养的提升方面,学生正确人生观的确立和良好品行的培养也在校园文化中以"润物细无声"的方式进行着。图书馆利用向偏远地区、弱势儿童推广阅读的契机,开展了"医者仁心——为盲童读书"和"王角村乡间小学送温暖"等系列活动,对医学生精神境界的升华、心理品质的培养发挥了积极的导向作用。

为盲童读书是图书馆与社会公益组织合作展开的公益活动,邀请读者为盲童朗读文学作品,将收集来的音频发送给公益机构,希望通过自己的声音为盲人送去关爱和支持,帮助他们感受文学的魅力。2015年1月,我校图书馆"医小图"团队,利用微信平台发出呼吁:为盲胞读书——"我是你的眼睛",活动共收到学校多个社团组织发来的100余条录音材料,切实体现了医大学子"医者仁心"的热情和社会责任感,活动以文学作品为主题,发挥学生们的积极性和创造力,为盲童提供最美声音,实现了图书馆特色阅读推广服务,营造良好的校园阅读氛围。本次活动也有效地宣传了河北医科大学的公益举动,提升了学校的社会影响力。

大学生读书文化节初步探索[*]

摘 要：为了积极开展班级文化建设，营造浓厚的班集体文化艺术氛围，弘扬中华民族的优秀文化与传统美德，以小班为单位，举办了"书香分享""书签大赛""特色笔记"等活动。全体同学积极参与，每个成员都从中获得了乐趣，开阔了视野、提升了精神素养。为培养学生读书习惯，应该进一步增加读书文化节的活动种类，进一步加强学生们的阅读方法指导，实施主题阅读与阅读交流相结合的方式，鼓励学生在读书中学会思考，在思考中获得成长。

关键词：读书；文化建设；文化节

一、引言

为了积极开展我班文化建设，营造浓厚的班集体文化艺术氛围，弘扬中华民族的优秀文化与传统美德，在辅导员的带领下，在全班同学的积极参与下，我班举办了读书文化节活动。让全班同学能够在阅读中放飞理想，感悟历史，体验社会，拓展思维，憧憬未来。提高广大同学的学习热情，引导同学们树立正确的人生观、价值观，帮助同学们完成自我人格的塑造，培养同学们的社会责任感。呼吁更多的人多读书，读好书，在全班形成了读书热潮。对于促进优良的班风、学风形成有着不可磨灭的影响。

本次读书文化节，我们主要将工作的重点放在加强学风建设，营造学习氛围，塑造自我人格上。在充分做好策划与组织工作的同时，呼吁全班同学积极参与，走进图书馆，走近阅读，加强同学之间的心得交流，通过一系列的阅读心得交流活动，大力提高同学们对于阅读的热情，加强同学们多读书、读好书的意识。

* 冯凤莲，王培宏：河北医科大学基础医学院；杨辉：河北医科大学学生处；康永彬：河北医科大学研究生学院；蔡苏州：河北医科大学基础医学院。

二、活动过程

（一）参与对象

2014 级本硕连读班全体同学

（二）活动安排

1. 前期准备阶段

在班内成立读书文化节工作小组，主要由辅导员和各个班委组成，组织针对读书文化节的会议，明确各个成员的任务与责任。制作 PPT 在班内进行讲演，呼吁同学们参与进来，对同学们提出多读书，读好书的倡议，并向同学们宣布具体安排。

2. 活动组织阶段

由小班长对小班内同学进行分组，积极协调时间组织各个小组进行读书文化交流，由小班内同学根据平时的表现推选同学在班会上进行 PPT 展示与讲演。宣布书签比赛，读书笔记评选等事宜。

3. 后期整理阶段

由负责资料汇总的同学进行了资料的汇总整理以及总结工作，颁奖仪式结束后读书文化节工作小组做好全面的总结材料，包括现场照片、PPT 等，以及获奖者的评选与汇总工作。

（三）活动内容

1. 以书会友，书香分享

全班共四个小班，每个小班内再分组进行读书心得交流，写读书小结，互相推荐书目并陈述推荐理由。同学们以书会友，在互相交流中了解到更多意蕴悠长、内涵丰富的书。

2. 读书心得演讲

每个小班推举出三到五个同学，制作一个 PPT，谈谈自己最近的读书心得或者介绍一位作者，在每周末的班会上对全班同学进行讲解。每周一个小班。四个小班的同学全部演讲完毕后，由全体同学进行评选，最后进行颁奖仪式。

3. 活页记忆，书签比赛

读书是一种感悟人生的艺术，阅读书籍，感悟人生。同学们可以挑选自己喜爱的主题与布局来制作精美的书签，全班同学都参与其中。有了一个精美的书签，对于读书也是一大乐趣。最后进行评选，将制作优美精良的书签贴在班级的展示板上供大家欣赏。

4. 读写并行,特色笔记

每一次阅读,都是一次灵魂的洗礼,通过读书我们获得哲理,我们获得智慧。让同学们在阅读完自己所挑选的书目后,写下自己读书的心得笔记,并展示出来,同学之间互相交流与进步。有的同学采取写读后感的方式,有的同学摘抄出书中记忆深刻的句子,在读写并行中受益良多。

5. "图书角"活动

在班级一角开辟出一块地方,放上一个小书架,由班里出资购买一部分图书,同时也呼吁同学们将自己读过的并且觉得十分有趣、想和其他人分享的书放到图书角,同学们共同分享这一片文字的天堂。

三、活动成果

我班读书文化节已经落下帷幕,我班同学在此次活动中都受益匪浅,现就此次活动的实施内容与效果等各方面总结如下:

(一)深入宣传,营造良好氛围

本次读书节的主题为"书香涵泳,润泽心灵",美好人生,从阅读开始。我班同学在辅导员冯凤莲老师的指导下制定了读书节的具体方案,在班级内利用 PPT 进行宣传与讲演,呼吁同学们参与进来。联合各大班委与小班班长,统筹管理,强势营造了读书氛围,向全班同学发出了倡议,多渠道、深层次的宣传读书、学习的重要意义,提高了学生的思想认识,为深入落实读书节的方案中的各项活动奠定了基础。

(二)全员参与,彰显特色

本次读书节通过前期的宣传和要求,通过辅导员冯老师的指导和建议,各小班根据自己班的实际情况做出了具体的阅读任务,基本上实现了让全体同学动起来,共同去践行"共享读书之乐"的活动主题。各个同学积极参与,加强阅读,在书海中愉悦地遨游,提升了精神境界,完善了自我人格。

(三)开展读书交流与展示活动

在小班内分成若干小组,以小组为单位进行了读书交流与展示活动,各个同学互相介绍自己所读的书,并互相交流心得与感想。小组内各个成员互相推荐书目并陈述推荐的理由。每周从一个小班内选出三到五位同学在全班进行 PPT 展示。在阅读与交流中,同学们开阔了视野,提升了自我精神风貌。

四、展望与改进

蹉跎莫遣时光老,人生唯有读书好。无论是各项活动还是评比,都是同学们成长的一个过程。由于本次读书文化节活动是首次开展,同时也包括一些主观因素,使得本次活动存在一些问题,如活动评选奖项不够完善,施行力度不够大等不足。但是通过以后不断地累积经验,并及时总结与反思,我班的读书文化节活动会越办越好。虽然读书文化节活动暂时告一段落了,但是同学们的读书活动不会就此中断。书籍是人类进步的阶梯,无论什么时候,书都是我们最好的朋友,以书为友,徜徉书海是我们都应该具有的生活学习态度。在读书中学会思考,在思考中获得成长。

在下一步的活动中,应该进一步增加读书文化节的活动种类,进一步加强学生们的阅读方法指导,实施主题阅读与阅读交流相结合的方式。鼓励同学们进一步明确自己的读书计划,及时总结,积极思考。还可以在教室里设置读书角等办法,进一步调动学生们的阅读积极性,让学生们徜徉在美好的阅读生活中。

今后,我们全班要进一步深入开展读书学习活动,让读书成为时尚,让书香飘满 2014 级本硕班的整个班级。

医院核心价值观的构建与思考[*]

摘　要:近年来,群众反映强烈的看病难、看病贵问题、收取红包、开大处方及乱收费等问题日益突显,引起医患关系日趋紧张。虽然存在着种种原因,但医院核心价值观缺失、医学科学人文精神弱化便是其中之一,如何构建起医院核心价值观成了当下一个重要话题。本文试图从医院、医院管理层和广大职工三个层面去凝炼医院的核心价值观,阐释构建医院核心价值观的重要意义和途径,并提出几点可供借鉴的启示。

关键词:医院;核心价值观;构建

核心价值观是指对于特定社会的存在和发展起着决定性、基础性和根本性的价值观念,是一个社会长期必须遵循的基本价值准则,也是每个单位、每个员工统一的思想坐标和旗帜引领。医院核心价值观的构建与否直接影响到医患关系是否和谐,影响到医务人员素质的高低,影响到医院能否提升核心竞争力、沿着正确的方向实现可持续发展。

一、医院核心价值观的内涵

价值观就是人们对事物所持有的价值观念和价值取向。① 价值观在不同的时代和背景下所产生的需求和内容不尽相同,但一定有核心价值观贯穿于其中。党的十八大报告分别从"国家价值目标、社会价值取向、公民个人价值准则"三个层面对社会主义核心价值观做了凝练的表述。在当前新形势下,医院的核心价值观应该从医院、医院管理层和广大职工三个层面去倡导。

---

* 印素萍:河北医科大学第一医院。基金项目:河北省社会科学基金项目(项目编号HB16MK022)。

① 王飞,汪云龙,王玉柱. 传统文化视阈下大学附属医院核心价值观[J]. 中国医院管理,2015(5):79~80.

（一）从医院层面上要倡导一种医院精神

每所医院在核心价值观的构建上都要有一个顶层设计,倡导一种医院精神。《向最好的医院学管理》一书中提出梅奥诊所取得成功的源泉便是梅奥精神:始终追求服务和非营利的理想,始终坚持患者需求至上、始终致力于团队成员中每位成员职业素质的共同提升……①艾尔·斯塔博费尔德也曾阐述了美国百斯特医院的核心价值观:坦诚正直、富有远见、开拓创新、超级服务、监护监督、团队合作。② 高金声在《医院的魅力》中对医院精神的提炼、形成及其作用进行了解读。综合上述观点,医院精神是医院办院理念的集中体现,是一所医院在长期的发展过程中形成的群体意识、价值取向和风气风貌,是医院文化的核心内容和源泉所在。

（二）从管理层面上要倡导"以人为本"的人文理念

医院的主体是人。医院在发展过程中"为了谁、依靠谁、成果由谁分享"都是作为医院管理者首先要考虑的问题。所以,医院核心价值观主要体现"以人为本"的人文理念。包括:(1)"以患者为中心"的医学伦理思想。医院的办院宗旨、院训、服务理念等都要考虑把患者放在首位,向患者提供全方位的医疗服务。(2)"以职工为中心"的人文管理理念。医院想问题、办事情、做决策都要充分考虑广大职工的利益,形成"尊重职工、关心职工、依靠职工"的文化氛围。

（三）从医院内部成员层面上倡导高尚的医德和精湛的医术

高尚的医德、精湛的医术是医护工作者品行层面上的追求,是医院核心价值观的基石。"高尚的医德"是指广大医务工作者要有高尚的道德修养。医务工作者要时刻牢记神圣的医学誓言,坚守职业操守,视救死扶伤为天职;"精湛的医术"是指广大医务工作者要有较强的专业技能和综合素质。对技术精益求精,紧跟医学前沿,刻苦学习和钻研本专业知识,以高超的医术为病人解除病痛,不断增长为患者服务的真本领。

二、医院核心价值观的重要性

医院价值观是医院精神文化的内核,是医院在追求成功的过程中所奉行的基

① （美)利奥纳多 L. 贝瑞,肯特 D. 塞尔曼. 向世界最好的医院学管理[M]. 张国萍,译. 北京:机械工业出版社,2009:9.
② （美)艾尔·斯塔博费尔德. 医院管理传奇——从平庸到卓越[M]. 北京:人民军医出版社,2012:18~24.

本信念,也是对医院行为的价值判断。① 在当前经济全球化、社会价值多元化的新形势下,医院思想的重建和价值观的树立显得尤为重要。谁抓住了医院核心价值观,谁就抓住了医院价值需求、价值创造和价值实现的关键。

(一)构建医院核心价值观,是引领医院发展航程的重要保障

习近平总书记曾指出:核心价值观是文化软实力的灵魂、文化软实力建设的重点。医院核心价值观是医院文化的软实力,是医院生存和发展的精神支柱,它具有明确医院发展的价值目标、价值取向和价值追求,引领医院形成正确的管理理念和办院宗旨,确立广大医务人员所应遵循的价值准则,从根本上制约、规范着医院的发展道路和发展目标,关系到医院的生存、发展以及成败得失,是引领医院发展航向的一面旗帜。

(二)构建医院核心价值观,是提高医护人员道德修为的有效手段

近些年来,由于受西方多元文化的冲击,各种错误观念的影响,一些医护人员的理想信念和道德缺失,严重影响到医患关系的和谐,败坏了医疗行业的职业形象。医院的核心价值观通过精神激励和道德约束的强大力量,渗透在医院运行和发展的方方面面,尤其在对医院广大员工的态度、行为产生重要的导向、约束、激励作用②,引导广大医护工作者应倡导和坚持什么、抵制和反对什么,从而规范其行为,提高其道德修为。

(三)构建医院核心价值观,是和谐医患关系形成的必然要求

当前医患关系紧张已经成为一个严重的社会问题,引起了全社会的广泛关注。和谐的医患关系是医护人员与患者及其家属之间相互理解、相互信任和相互协作的关系。医院要坚持为广大群众服务的办院宗旨,明确自身的责任和地位,以维护人民群众的根本利益为己任,责无旁贷地履行救死扶伤的天职。广大医护人员要加强医德建设,真正转变服务观念,增强服务意识,提高道德修养和技术水平。

三、构建医院核心价值观的途径

习近平总书记曾指出:一种价值观要真正发挥作用,必须融入社会生活……在落细、落小、落实上下功夫。同样,医院核心价值观是在长期的医疗实践中积淀形成的,不能一蹴而就,需要长期地、持之以恒地进行倡导和精心地培植。

---

① 薛迪,周萍,黄金星等. 我国公立医院战略和文化与绩效的关联性研究[J]. 中国医院管理,2011(6):15~17.

② 陈炳锡. 人文医院核心价值观的培育和实践[J]. 中国医院管理,2014(5):68~69.

（一）要固化于规，在落细上下功夫，建立起构建医院核心价值观的长效机制

构建医院核心价值观，需要把医院核心价值观制度化、精细化。（1）细化到凝炼医院核心价值观的领导体制和工作机制中。医院管理者应从医院总体目标出发制定组织文化建设目标。[①] 同时，广泛征求职工意见和建议，形成医院核心价值观，为广大职工所认可和接受。（2）把核心价值观的要求细化到医院政策和规章制度的制定中，规范员工行为方式，成为医护人员日常工作和生活的基本遵循。（3）细化到医院各项行为准则和纪律约束中，建立健全考核激励机制，使符合医院核心价值观的行为得到鼓励，违背医院核心价值观的行为受到制约。

（二）要内化于心，在落小上下功夫，探索出构建医院核心价值观的有效载体

要把医院核心价值观植根于每个人的灵魂，内化为广大员工的坚定信念。（1）要加强广大医务工作者的理想信念和职业道德教育。通过请专家讲座，开展多种形式的教育学习，引导广大职工树立正确的价值观和道德观。（2）要发挥典型和榜样的引领作用。医院通过举办事迹报告会、组织职工观看录像、培养先进典型，使人们学有榜样，赶有目标。（3）要创新宣传阵地。利用传统媒体和新媒体等平台，宣传医院核心价值观，使医院核心价值观真正入脑、入心。

（三）要外化于行，在落实上下功夫，把医院核心价值观落实到实际行动中

医院核心价值观重在实践，在于医院和广大职工的自觉行动。（1）要履行公共卫生服务功能，履行救死扶伤的神圣职责，对孤寡老人、困难职工、三无人员等实施重点帮扶。（2）要开展广泛的社会实践活动，开展送医送药、义诊、健康讲座等惠民利民活动。（3）要开展志愿者服务活动，以实际行动践行医院核心价值观。

四、构建医院核心价值观的几点思考

（一）构建医院核心价值观要与社会主义核心价值观相结合

社会主义核心价值观是兴国之魂，医院的核心价值观是兴院之魂。因此，医院价值导向性、价值凝聚性以及价值规范性方面都体现以小见大于社会主义核心价值观的思想旗帜与共同目标。医院核心价值观的构建在指导思想、发展目标、人文精神等方面要与社会主义核心价值观高度相统一。

（二）构建医院核心价值观要与医院自身的实际情况和时代精神相结合

每所医院有每所医院自身发展的特点和规律。构建医院核心价值观应根据自身的实际情况分析医院自身的特点，发挥广大职工的聪明才智，提炼最能适合

---

① 岳莉,程海,侯铭等. 新疆不同级别公立医院的组织文化特点研究［J］. 中国医院管理,2016(2):75～77.

医院发展又为广大职工所认同所接受的价值理念。也只有这样,才能引领广大职工行动上的"孜孜以求"。同时结合时代精神,严守医德,廉洁自律,做人民群众健康和生命的守护神。

(三)构建医院核心价值观要与中华民族优秀传统儒医文化相结合

任何一种事物和文化的发展,都不是孤立和偶然形成的。事物发展有其相应的环境和土壤,文化理念更要有其深厚的历史文化渊源。构建医院核心价值观与中华民族优秀的儒医文化是"一脉相承"的。儒医文化倡导的"仁心仁术""悬壶济世""大医精诚"等人文内涵,都需要传承和发扬。

(四)构建医院核心价值观要与西方人文精神和白求恩精神相结合

作为医务工作者要时刻牢记希波克拉底誓言,把病人的健康和生命放在首位,以自己的知识和技能挽救患者的生命,履行自身的应尽职责。同时,要发扬白求恩"毫不利己、专门利人"的奉献精神,对工作极端负责任,对技术精益求精,弘扬医疗卫生职业精神,为人民福祉和人类健康事业做贡献。

从"四个着力"入手　加强大学附属医院文化建设*

摘　要：大学附属医院文化是指医院在长期医疗服务运行过程中集体创造、逐步形成为全体员工认同、遵循的思维模式和行为习惯，因此，着力加强大学附属医院物质文化建设，优化医院发展环境；着力加强大学附属医院行为文化建设，采取系列惠民措施；着力加强大学附属医院制度文化建设，规范医护人员服务行为；着力加强附属医院精神文化建设，开展核心价值观教育，才能提高医院整体素质和核心竞争力，构建起和谐的医患关系，确保医院健康向前发展。

关键词：四个着力；大学附属医院；文化建设

大学附属医院担负着高素质临床医学人才培养的任务，同时，又为患者提供高水平的医疗服务。在医疗市场竞争日益激烈的今天，大学附属医院能否在继承并创新优秀传统文化的基础上，形成适合自身特色的先进医院文化，关系到医患关系是否和谐，关系到医院能否在激烈的竞争中沿着健康的方向向前发展。

大学附属医院文化分为物质文化、行为文化、制度文化、精神文化这四个层面。多年来，河北医科大学第一医院紧紧围绕文化建设的内容，始终坚持把患者的利益放在心上，以"四个加强"为着力点，对医院的运行机制、患者的就医环境、职工的素质培养以及医院核心价值观的培育都进行了有益的探索。

一、着力加强大学附属医院物质文化建设，优化医院发展环境，为构建和谐医患关系奠定坚实基础

物质文化是一所医院外在形象的集中表现，包括患者的就医环境、院容院貌、建筑设施、医疗技术以及医务人员的仪容仪表等。河北医科大学第一医院为优化医院发展环境，给患者提供整洁、温馨、便利、优质的服务。

---

* 印素萍：河北医科大学第一医院。基金项目：河北省社会科学基金项目（项目编号HB16MK022）。

（一）加强基础设施建设，改善患者就医环境

医院不断加大基础设备配置力度，增强医学装备，改建了病房楼，扩建了门、急诊用房，建成并投用精神卫生中心大楼、查体中心、第二导管室、住院药房、肿瘤放疗室、细胞实施室、生殖医学中心、核医学科、脑卒中病区，包括在建的医技病房楼等这些项目为医院健康发展奠定了坚实的基础。

（二）加强信息化建设，提升门诊工作效率

医院开展门诊就诊"一卡通"，并使该系统与居民健康卡顺利对接、双卡并行。推行全预约诊疗模式，通过网络、电话、手机 APP、掌上医院等手段实现门诊就诊分时段预约，院内超声、CT、核磁检查分时段预约，保证预约病人顺畅就医，较好地维护了良好的就诊秩序，缩减了患者的等候时间。同时，医院开展自助打印、手机终端查询等多种形式的检查检验结果查询服务，大大方便了患者就医。

（三）强化便民意识，提供多种便民服务

医院完善医疗服务流程，开展门诊"一站式"服务和导医服务。为患者提供分诊咨询、惠民减免登记、门诊病历及化验检查报告单打印、自助设备使用引导、办卡指导、投诉接待等服务；为患者提供饮水、应急电话、轮椅、纸、笔、针线盒等便民设施。免费为外地患者邮寄门诊报告单。医院还规定医保和自费患者出院时限结算，新农合患者出院当天结算，受到患者好评。

二、着力加强大学附属医院行为文化建设，采取系列惠民措施，为构建和谐医患关系创造条件

行为文化是一所医院及其医务人员在发展过程中所产生的一系列活动，是医院经营风貌和职工精神面貌的集中表现。多年来，河北医科大学第一医院注重行为文化的建设，紧紧围绕患者利益和就医需求，广泛开展系列化人性服务。

（一）实施"救助先心病爱心工程"

河北医科大学第一医院自 2004 年在省内率先实施了"救助贫困先心病儿童爱心工程"以来，先后成立先心病诊疗小组和爱心救助活动办公室，购进大型先心病专用医疗设备，扩建导管室和心外科病区。2005 年启动"先心病健康普查快车"，12 年先后行程 28 万多公里，深入到省内 156 个县、市、区，累计为 20 万多名儿童进行了心脏健康检查，查出先心病儿童 15400 多名，发放先心病宣传材料 22 万余份，成功救治先心病儿童近 12000 名，救治数量和成功率不仅全省领先，而且跨入了全国前列。康复患儿不仅遍及全省的每一个县市，而且不断有周边省份，甚至是四川、新疆等地先心病患儿慕名前来求助，并在这里获得救治。医院先后获得"感动河北年度人物群体""关爱儿童贡献奖""河北省儿童慈善奖"。"救助

先心病爱心工程"连续多年被省委、省政府列为十项民心工程,被省红十字会列为"爱心医院"和"先心病救治定点医院",被中华医学基金会授予"全国爱心病房"单位,被中国社会工作协会儿童希望救助基金工作部和爱佑基金列为河北省"爱心助医行动"定点医院,被卫生部列为河北省先心病介入诊疗培训基地,树立起了良好的社会品牌形象。

(二)建立社会实践服务基地

为切实提高农村医疗卫生服务水平,方便农民就医,减轻农民就医负担,从2002年起,河北医科大学第一医院在元氏县北正乡建立了青年志愿者三下乡活动基地,以开展"送卫生技术下乡,为当地百姓提供优良的医疗服务,倡导村民文明、健康、卫生的生活方式"为主题。14年来,医院充分发挥医疗优势和各专业优势,努力履行"志愿服务、送医下乡"的承诺,每年选派包括内科、外科、妇产科、儿科等专业医疗专家志愿者20余名为村民们提供义诊服务,为当地乡村医生举办讲座,为小学生赠送学习用具,寻访慰问困难老党员、抗战返乡老战士。14年来累计捐赠药品13万多元,义诊群众5000多人次,发放健康宣传材料万份以上,与当地乡亲们结下了深厚的情谊。医院通过此举,一方面使志愿者们走进基层农村,深切了解农村的卫生健康状况,另一方面,也使志愿者接受实践的锻炼和教育,增强作为医务工作者的爱心和奉献精神,提高服务社会公益的强烈意愿。另外,河北医科大学第一医院本着"提高基层,服务基层"的理念,对张家口市蔚县人民医院、鸡泽县医院、深泽县医院、巨鹿官厅卫生院、元氏姬村卫生院设立支农基地,签订对口帮扶协议,派驻不同专业、经验丰富的高年资医师入驻基层医院,以查房、学术讲座、示范手术、病历讨论、会诊等多种形式做指导,提高受援单位业务人员的技术水平,来满足病人需求,深受当地群众的好评。另外,接收帮扶单位的医生到河北医科大学第一医院进修,提高了基层单位急救、产科和慢性病防治技术,极大地充实了基层医疗机构的后备力量。

三、着力加强大学附属医院制度文化建设,规范医护人员服务行为,为构建和谐医患关系做好保证

制度文化是医院物质文化和行为文化的支撑点,是一种强制性的文化。为进一步规范对医护人员的管理,提高行风建设的成效,河北医科大学第一医院重点加强规章制度的制定和落实,形成了一整套有效的监督、控制、保障体系。

(一)完善保证医疗质量和医疗安全的十四项核心制度

医院建立了医院综合质量控制反馈平台和质量安全指标数据监测平台,重点加强对围手术期、合理用血、临床用药、临床路径、POCT项目、绿色通道建设的专项质控,规范医护人员行医行为,杜绝责任事故,减少医疗纠纷,切实改善患者看病就医感受。

(二)强化医护人员的服务行为

医院把患者满意作为医院工作的首要任务,规范医护人员的服务行为,认真落实省卫生厅《医院文明服务十项规定》,落实《各岗位言行服务规范》,聘请专业培训师对医护人员进行关于服务礼仪和沟通艺术的培训,持续改进服务态度,坚决杜绝"生、冷、硬、顶、推、拖"现象,以优质、人性化的服务来吸引病人,赢得发展。

(三)建立医德医风考核评价制度

采取设立门诊及住院患者满意度评价、出院患者的院科二级回访制度,多渠道了解患者的就医感受,征求患者的意见和建议并及时给予解答和解决。

(四)建立"阳光医院"权力运行监控网站

完善党风廉政建设责任制执行情况的检查考核,强化"早发现、早提醒、早纠正"的预警机制建设。加强对干部人事、药品耗材、物资采购、资金管理、基建修缮等重点领域和关键环节的监督,并作为业绩评定、年度考核、奖励惩处和干部选拔任用的重要依据。

(五)完善各种业务学习和政治学习制度

为提高医护人员的业务素质,医院开展创建学习型医院、学习型科室活动,推动医务人员各项技术和服务水平与能力不断提高。另外,医院制定每月一次政治学习制度。通过学习,使全院职工树立了正确的人生观和价值观,提高了员工遵纪守法的自觉性和坚定性,提高了诊治技术和服务水平。

四、着力加强附属医院精神文化建设,开展核心价值观教育,为构建和谐医患关系提供精神动力

精神文化是医院在经营管理中形成的独特意识形态和文化观念,包括员工理想信念、医院精神、经营理念、职业道德等,这也是医院文化中的核心。多年来,医院注重核心价值理念的提炼、培养、教育和宣扬,形成了包括院训、愿景、办院宗旨、发展战略、人才理念、管理理念、院徽、院歌等医院核心价值理念,并通过"医院核心价值理念宣讲会"、唱院歌歌咏比赛、知识竞赛等方式,让全院职工进一步增强责任感、使命感、自豪感,真正体会作为医大一院人的光荣。同时,加强思想道德教育,通过多种形式开展职业道德教育、文明礼仪培训、规章制度学习等,教育全院职工进一步树立诚信行医、诚信光荣的职业道德,把诚信理念融入到医德医风、职业道德建设之中。并通过身边的人和事,树立爱岗敬业、岗位奉献精神和"以病人为中心"的服务理念,提高了广大职工的思想政治素质和职业道德品质。

　　另外,医院创新教育载体,丰富教育形式,开展了一系列寓教于文、寓教于赛、寓教于乐的活动,如文艺汇演,各种球赛、书法、演讲、征文比赛等活动,还发动向特殊困难职工和患者捐款活动等,起到引导职工在政治上、思想上、业务上奋发进取的作用。

　　几年来,医院通过各个层面的文化建设,把患者满意作为医院工作的首要任务,把尊重人、理解人、关心人贯穿到服务患者的每个环节,用真诚关爱的态度和行动去感动患者,营造出人性化的服务氛围,构建起了和谐的医患关系。

第四篇 04

| 心理文化篇 |

高校学生心理健康预警系统的初步探索 *

摘 要:高校学生心理预警系统,由信息监测子系统、信息评估子系统、预警报告子系统和危机干预子系统等四个子系统构成,每个子系统在功能上各自独立又相互关联。

关键词:心理健康;心理危机干预;学校心理学

近年来,大学生心理健康状况和形势不容乐观,高校学生心理危机事件时有发生,这已经不单单是一个教育领域的问题,逐渐成为备受社会关注的社会问题。诸如云南大学马加爵事件、清华大学学生硫酸泼熊事件、复旦大学研究生投毒事件,以及在高校中偶有发生的大学生自杀事件等,都引起了社会的极大反响。这表明,我国的高等学校心理健康教育工作仍有漏洞,高校心理预警系统亟待建立。

一、高校心理预警体系面临新挑战

从 20 世纪 80 年代兴起,历经 20 余年的不断探索和长足发展,特别是 2004 年8 月《中共中央国务院关于进一步加强和改进大学生思想政治教育的意见》(中发〔2004〕16 号)下发 10 年以来,我国的高校心理健康教育迅速发展,取得了令人瞩目的成绩,国内高校大学生心理健康状况总体良好。但是,在新的历史时期仍然面临新的形势和新的挑战。

根据各省各地有关资料,我国大学生的自杀率约为十万分之一,有自杀倾向者的比例更是呈现出上升的趋势。相关统计表明,高校学生的自杀率高于正常青年群体,重点大学高于一般大学,而自杀已经成为 15～34 岁青年人非正常死亡原

* 倪铁军:河北医科大学党委副书记;王锃:河北医科大学学生处、心理健康教育研究与咨询中心;倪志宇:河北医科大学团委。基金项目:河北省高等学校青年拔尖人才计划项目(项目编号:BJ2014091)、河北省软科学研究计划项目(项目编号:13456217D,14456222D)、2014年度河北省社会科学基金项目(项目编号:HB14JY031)。

因的首位。自杀、自我伤害等恶性校园心理危机事件,对当事人、当事人家庭和师生等造成了严重的影响,产生了不可挽回的损失,也在一定程度上影响了高校的安全稳定。因此,建立高校心理预警系统,预防、避免和减少校园心理危机事件的发生,成为各高校教育管理工作中亟待解决的问题。

二、90 后大学生心理问题较突出

当前,90 后大学生成为大学生的主体,90 后大学生由于受到家庭环境、社会多元价值观、新兴媒体等因素影响,在行为、情感、思维、认知等心理方面特点突出,具有鲜明的时代烙印,其心理问题较为突出。其主要心理问题表现在自我认知、生活适应、人际关系、情绪情感、生涯发展等方面。一小部分 90 后大学生抗挫折能力较差,人际交往能力较弱,依赖心理强,自我意识强,性格脆弱,特立独行,行为较为冲动。而自媒体时代的 90 后大学生接收到的信息良莠不齐,多元价值观对当代大学生产生极大冲击,就业形势不乐观等给大学生带来巨大的心理压力。极少数大学生因为成长经历、家庭环境、自我认知、个人心理承受能力差等,出现了心理和精神问题。

三、校园缺少心理危机事件预防有效机制

高校的心理健康教育机制依然存在问题,具体表现在:重视事后心理干预,忽视事前心理预防;重视心理危机处置,忽视心理危机发现;重视被动心理辅导和心理咨询,忽视积极心理理念宣传和普及。总体来说,高校心理健康教育缺乏校园心理危机事件预防、实时发现、及时反馈和有效处置的有效机制。为此,急需尽快构建高校心理预警系统,实现对校园心理危机事件的积极预防、有效防范、实时监控、科学研判、主动预警和及时干预,成为预防、减少和避免校园心理危机事件的历史必然选择。

高校心理预警系统的目标应该包括两个层面:一是基础性目标,二是发展性目标。其中基础性目标是底线性目标,即确保学生的心理健康和心理安全。具体指动态搜集学生心理健康信息,发现潜在心理危机情况,评估心理危机级别,发布心理预警报告,及时采取干预措施,避免和减少恶性校园心理危机事件。而发展性目标是预防性和成长性目标,即提高学生的心理素质,具体指优化教育教学环境,提高师生心理健康水平,预防心理问题和精神疾病的发生,积极采取防范措施,将校园心理危机事件处理在萌芽状态。

四、构建学校心理预警系统

笔者认为,结合高校大学生心理的特质而设计的预警系统,由信息监测子系统、信息评估子系统、预警报告子系统和危机干预子系统等四个子系统构成,每个子系统在功能上各自独立又相互关联。

信息监测子系统(也称为信息监测机制),负责收集学生心理健康信息,该子系统实时汇集心理健康状况筛查、抽查资料,重点个体资料,重点人群资料,重要时间节点资料,学校、院系、班级、宿舍四级心理健康教育网络心理评估资料,心理健康状况自评资料,大学生幸福指数动态监测资料,心理危机隐患事件实时资料,特别是学生思想异动、学生行为异常、适应不良、家庭变故、意外事故、重大疾病、重大挫折、情绪情感波动、学业挫折、社会功能受损、长期旷课、作息饮食紊乱、疑似精神或心理问题症候、自杀自残倾向、反社会言论或行为、校园群体性事件等。该子系统可以发布红色、橙色、黄色、蓝色、绿色等五级警情监测信号。

信息评估子系统(也称为信息评估机制),负责研判学生心理健康信息,该子系统通过定性与定量资料综合研判、专家会商等方式,对上一子系统收集的学生心理健康信息进行研判。该子系统可以发布红色、橙色、黄色、蓝色、绿色等五级警情评估信号。

预警报告子系统(也称为预警报告机制),负责发布心理预警报告信息。该子系统可以发布红色、橙色、黄色、蓝色、绿色等五级心理预警报告。从时间维度,该子系统可以发布定期预警报告(周报告、月报告)与实时预警报告;从对象维度,该子系统可以发布重点个体心理预警报告,重点人群心理预警报告,学校、院系、班级心理预警报告,心理危机隐患事件实时预警报告等。

危机干预子系统(也称为危机干预机制),负责对潜在心理危机事件进行干预。根据不同的预警警情,对正在发生的心理危机事件,启动处置预案,第一时间开展心理干预;对潜在的心理危机,及时评估研判,化解潜在心理危机事件。

在积极心理学的理念下,高校心理健康教育工作的工作重心应当前移,变被动的心理危机干预为主动的心理预警,变事后的矫治性心理咨询为事前的发展性心理辅导,变消极性应付为积极性应对。应当积极构建高校心理预警系统,实现对校园心理危机事件的积极预防、有效防范、实时监控、科学研判、主动预警和及时干预,准确把握校园心理危机事件的风险点,预防、减少和避免校园心理危机事件的发生,维护高校师生的心理健康和心理安全。

大学生对自我学习与成长满意度调查[*]

摘　要：该课题根据对852名河北医科大学2014级至2016级学生进行问卷调查所得的结果，就该校学生对自我学习与成长的满意度情况进行评价，并分析其影响因素同时提出有效建议。首先设计合理的调查问卷，采用分层整群抽样的方法，然后利用Epidata3.1软件建立数据库，用Spss13.0软件分析得出三个主要特征：1.大部分在校生学习都比较努力，营造了良好的学习氛围。2.学生整体对自我学习与成长的满意度较高。3.学生对教师教学水平、自主学习能力、学校硬件设施的满意度，及对专业感兴趣程度会对自我学习与成长满意度产生较大影响。为进一步提高学校培养人才的质量提供参考数据。

关键词：大学生；自我学习；成长；满意度

一、引言

通过调查高校学生满意度情况，可以找出学校提供的各项服务的优势和劣势所在，为教育管理部门和决策部门提供有价值的信息。有助于评价大学教学质量现状和监控教学质量，对于提高大学教学水平和培养创新人才有着重要意义。[①]这对促进高校自身的发展和高等教育事业的发展具有重要意义。[②] 大学生成长满意度调查可以反映学生成长过程中的核心需要以及学校促进学生发展最有价值的工作：一是为了契合学生社会性成长需要，改善学生与教师、同学、管理者等人员之间的关系；二是为了满足学生认知发展需要，提升有效教学实践、提高教育

* 冯凤莲：河北医科大学基础医学院；许晓彤，赵鹏，杜欣欣，姜宁宁，贾会扬：河北医科大学基础医学院2014级本硕连读班学生。基金项目：河北医科大学"大学生创新实验计划"招标课题（项目编号：USTP2016ZBKT03）。

① 黄雨恒，郭菲，史静寰.大学生满意度调查能告诉我们什么[J].北京大学教育评论，2016（4）：139~154.

② 谭红琴.大学生专业志愿与专业满意度的调查与分析[D].贵州师范大学2014年硕士学位论文.

活动质量水平,并通过它们提高学生的学习兴趣和学习热情。①

本研究课题首先在河北医科大学进行调查,发放 1000 份问卷,回收率 85.2%,有效率100%,获得 852 份有效问卷,通过 Epidata3.1 软件创建数据仓库,用 Spss13.0 软件进行统计分析,主要利用列联表分析与卡方检验两种统计方法来了解分析学生对自我学习与成长的满意度并为教务处或其他教育有关部门提供准确客观的数据参考,为提高大学生对自我学习与成长满意度并提高学校培养人才的质量提出可行建议。目前,许多研究者已进行了学生满意度调查,并通过分析取得相应结果,而关于学生满意度研究涉及的方面也较为广泛,较为热议的主要在专业学习、生活等方面。本课题主要从自我学习与学生成长的多个方面进行分析,如自主学习能力、资源利用、教师授课满意度和交际能力、适应能力满意度等方面分析,在专业兴趣方面学生对所学专业的满意程度直接影响他们对专业的学习兴趣和动力,关系到他们的就业前景和职业发展,进而影响国家对人力资源的开发,制约综合国力的提高。② 所以通过对所学专业满意度的研究,可以进一步了解学生的专业感兴趣的方面,从而提高学习兴趣,提高自我学习能力。

二、统计指标设计

为调查河北医科大学 2014 级至 2016 级本科生对自我学习与成长满意度,设计了"河北医科大学学生自我学习与成长满意度调查"问卷,其中包括基本信息、自我学习满意度、成长满意度三部分,包含可能对自我学习与成长满意度有影响的因素。(问卷部分内容如下表所示)

表:河北医科大学学生自我学习与成长满意度调查

题目		选项		
你的性别	1. 男生	2. 女生		
你的年级	1. 大一	2. 大二	3. 大三	4. 大四	5. 大五
你来自于	1. 城镇	2. 农村		

① 张蓓,林家宝. 大学教学满意度影响因素实证分析——基于学生期望与学生感知质量的视角[J]. 复旦教育论坛,2014(4):59~65.

② 石军霞. 高校学生满意度调查研究[D]. 苏州大学 2008 年硕士学位论文.

	题目		选项		
你对自己所学的专业是否感兴趣	1. 十分感兴趣	2. 一般	3. 不感兴趣，但不讨厌	4. 讨厌自己所学的专业	
你每天的自习时间	1. 大于五个小时	2. 三到五个小时	3. 一到三个小时	一个小时以下	
你对授课老师的授课水平及方式感到	1. 非常满意	2. 比较满意	3. 不满意	4. 不了解	
你对自己的学习习惯感到	1. 非常满意	2. 比较满意	3. 不满意	4. 不了解	
你对兼职促进自我成长感到	1. 非常满意	2. 比较满意	3. 不满意	4. 不了解	
你对社团活动促进自我成长感到	1. 非常满意	2. 比较满意	3. 不满意	4. 不了解	

三、调查结果

对收集到的数据进行整理分析,应用 Epidata 问卷数据录入软件对收集到的852 份有效问卷进行盲法录入,再应用 SPSS19.0 统计软件,运用卡方检验分别对可能影响大学生对自我学习与成长满意度的因素进行分析,得出相关结论。

(一)学生对自己所学专业的感兴趣程度

由表 1.1 的统计数据我们可以看出,有 94.20% 的学生对自所学的专业是感兴趣的,其中 46.80% 的学生对自己的专业非常感兴趣,而 47.40% 的学生感觉一般。另外还有 0.70% 的学生讨厌自己所学的专业,5.10% 的学生对所学专业不感兴趣也不讨厌。

表 1.1:对自己所学专业感兴趣程度

对自己所学习的专业是否感兴趣	十分感兴趣	一般	不感兴趣也不讨厌	讨厌自己所学的专业
被调查学生所占百分比	46.80%	47.40%	5.10%	0.70%

(二)学生对学习状况的满意度

从表 1.2 可看出,对于授课老师的教学水平、对学校的学风学习氛围感到满意的分别有 97%,95.2%;对大学生创新实验与专业学习和能力提高、做兼职促进自我成长、PBL 教学对专业学习的帮助、社团活动促进自我成长感到满意的分别有 68.2%,65.9%,73.8%,77.8%;对于学校的教学设施多媒体设备实验室等条件、对自己的学习习惯、对课时压缩政策感到不满意的学生分别占到 31.2%,38.4%,30.9%。

表 1.2:学生对自我学习与成长的满意度

	满意程度			
	非常满意	比较满意	不满意	不了解
对授课老师的讲课水平及方式感到	31.3%	65.7%	2.5%	0.5%
对学校的教学设施多媒体设备实验室等条件感到	18.8%	48.6%	31.2%	1.4%
对自己的学习习惯例如课前预习的积极作用感到	16.9%	43.2%	38.4%	1.5%
对学校的学风学习氛围感到	41.1%	54.1%	3.6%	1.2%
对大学生创新实验对专业学习和能力提高的程度感到	24.3%	43.9%	14.3%	17.5%
对做兼职促进自我成长感到	20.5%	45.4%	14.4%	19.6%
对 PBL 教学对专业学习的帮助感到	29.9%	43.9%	16.5%	9.6%

	满意程度			
	非常满意	比较满意	不满意	不了解
对现行的课时压缩政策对自我学习积极性感到	21.0%	41.4%	30.9%	6.7%
对社团活动促进自我成长感到	25.6%	52.2%	13.6%	8.6%

(三)学生对自我的满意度

由表1.3可知,大多数学生拥有积极的人生态度,对自己各方面素质及能力比较满意;但在办公软件水平及新媒体应用能力方面,仍分别有29.9%,25.4%的同学感到不满意。

表1.3:学生对自我满意度

	满意程度		
	非常满意	比较满意	不满意
综合素质	31.6%	64.0%	4.4%
道德品质	51.9%	47.5%	0.6%
政治素质	38.8%	56.3%	4.9%
心理素质	38.2%	52.2%	9.6%
人际交往能力	29.9%	57.0%	13.1%
团队协作能力	33.3%	58.7%	8.0%
自我控制能力	31.3%	51.4%	17.3%
组织协调能力	28.4%	59.3%	12.3%
自主学习能力	29.3%	55.2%	15.5%
适应环境能力	43.1%	53.4%	3.5%
综合分析能力	33.7%	57.6%	8.7%
实践动手能力	31.1%	53.8%	15.2%
办公软件水平	26.8%	43.3%	29.9%
新媒体应用能力	26.4%	48.2%	25.4%
发展潜质	37.9%	57.8%	4.3%

（四）教师授课水平及方式对学生的影响

1. 由表 2.1 可知,自主学习和实践动手能力的 P 值均 >0.05 综合分析能力 P 值 0.001 <0.01,专业感兴趣程度 P 值 0.029 <0.05,可知教师讲课水平及方式对学生自主学习能力和实践动手能力均无影响,对学生的综合分析能力有显著影响,对专业感兴趣程度也有较大影响。

表 2.1：教师讲课水平及方式对学生自我学习及成长满意度的影响

		教师讲课水平及方式		合计	P 值
		满意	不满意		
自主学习	满意	84.8%	76.2%	84.6%	0.283
	不满意	15.2%	23.8%	15.4%	
综合分析能力	满意	91.8%	71.4%	91.3%	0.001
	不满意	8.2%	28.6%	8.7%	
实践动手能力	满意	85.0%	76.2%	84.8%	0.267
	不满意	15.0%	23.8%	15.2%	
专业感兴趣程度	满意	98.0%	2.0%	100%	0.029
	不满意	92.9%	7.1%	100%	

2. 由表 2.2 可知,以学生的自主学习能力为影响因素,学生对专业感兴趣程度、自习效果、大学生创新性实验对自我学习的帮助、综合素质能力、自我控制能力、媒体应用能力的 P 值均 <0.01,说明自主学习能力对上述因素有显著影响。

表 2.2：学生自主学习能力对自我满意度的影响

		自主学习能力		合计	P 值
		满意	不满意		
专业感兴趣程度	满意	95.1%	89.4%	94.2%	0.009
	不满意	4.9%	10.6%	5.8%	
自习	满意	69.1%	17.6%	61%	0.000
	不满意	30.9%	82.4%	39%	
大创	满意	85.1%	65.9%	82.6%	0.000
	不满意	14.9%	34.1%	17.4%	

		自主学习能力		合计	P 值
		满意	不满意		
综合素质能力	满意	97.1%	87.1%	95.5%	0.000
	不满意	2.9%	12.9%	4.5%	
自我控制能力	满意	89.3%	47%	82.7%	0.000

(2)由表 2.3 可知,以学生对专业感兴趣与否为影响因素,教师的讲课水平及方式、硬件设施满意与否的 P 值分别为 0.029、0.048 均 <0.05 说明学生对专业感兴趣与否对上述因素有较大影响。

表 2.3:学生对专业感兴趣与各种可能影响自我满意度因素的关系

		专业感兴趣与否		合计	P 值
		满意	不满意		
教师授课满意与否	满意	98%	92.9%	97.7%	0.029
	不满意	2.0%	7.1%	2.3%	
硬件满意与否	满意	69.3%	54.8%	68.5%	0.048
	不满意	30.7%	45.2%	31.5%	
自习效果满意与否	满意	61.7%	47.5%	61.0%	0.072
	不满意	38.3%	52.5%	39.0%	
校风满意与否	满意	96.6%	92.9%	96.4%	0.202
	不满意	3.4%	7.1%	3.6%	
课时压缩满意与否	满意	66.9%	70.3%	67.0%	0.669
	不满意	33.1%	29.7%	33.0%	
自主学习满意与否	满意	85.3%	74.4%	84.8%	0.053
	不满意	14.7%	25.6%	15.2%	
自我潜能满意与否	满意	95.9%	93.0%	95.7%	0.364
	不满意	4.1%	7.0%	4.3%	

四、综合分析

(1)由上述表 1.2 可知,有 31.2% 的学生对学校的硬件设施感到不满意,这可能与图书馆的馆藏储备不足、人体科学馆开放时间受限、学生实验课动手操作机会少有关,也可能与学生不了解如何有效利用图书馆、人体科学馆、实验室来辅助学习有关;有 30.9% 的学生对现行的课时压缩政策不满意,这可能与课时压缩而考试内容没有进行相应压缩,学生在自习时容易感到迷惑有关。

建议增设实验课,加大实验设施投入;向学生宣传图书馆及人体科学馆的相关参观知识;课时压缩内容与相关任课老师及出卷老师沟通协商好。

(2)由表 1.3 可知,在办公软件水平及新媒体应用能力方面,仍分别有 29.9%,25.4% 的同学感到不满意,这可能与学生不常接触使用这些软件有关。建议学校可以增设相关选修实验课,增加学生的知识储备及接触机会。

(3)由表 2.1 可知,以教师的授课水平及方式为影响因素,综合分析能力 P 值 0.001 < 0.01,专业感兴趣程度 P 值 0.029 < 0.05 可知教师讲课水平及方式对学生的综合分析能力有显著影响,对专业感兴趣程度也有较大影响。教学质量是高等教育培养人才的生命线,高校必须从根本上把教学作为中心工作来抓,把教学质量的高低作为衡量高校办学成功与否的重要指标。[1]

(4)由表 2.2 可知,以学生的自主学习能力为影响因素,学生对专业感兴趣程度、自习效果、大学生创新性实验对自我学习的帮助、综合素质能力、自我控制能力、媒体应用能力的 P 值均 < 0.01,说明自主学习能力对上述因素有显著影响。这可能是因为自主学习的实现需要较强的自我控制能力,涉及多媒体的应用,影响学生对专业的深入了解情况,自习效果,以及在创新性实验中的参与度。

建议:学校可以通过奖学金鼓励制度督促学生爱学习。

(5)由表 2.3 可知,以学生对专业感兴趣与否为影响因素,教师的讲课水平及方式、硬件设施满意与否的 P 值分别为 0.029、0.048 均 < 0.05 说明学生对专业感兴趣与否对上述因素有较大影响。这可能是因为学生对专业的感兴趣与否会影响其听课的注意力及知识的获取,同时影响其在课余时间应用图书馆、人体科学馆等学校的硬件设施的频率,进而影响其满意度。建议学校可以通过开展教师教学评比大赛,由学生来当评委的形式提高教师教学质量,同时了解学生的听课喜好。

五、结语

本文通过对河北医科大学 852 名在校大学生的自我学习与成长满意度的调查,得出以下三个主要特征:一是在校大学生对自我学习与成长满意度较高;二是

---

① 郑笑娜. 学生满意度视角下本科教学质量研究[D]. 江西师范大学 2015 年硕士学位论文.

大多数大学生学习都比较努力,对学校的学习氛围及教师的授课水平比较满意;三是学生对教师教学水平、自主学习能力、学校硬件设施的满意度及对专业感兴趣程度会对自我学习与成长满意度产生较大影响。

"互联网+"大学生幸福指数动态监测体系的初步研究*

摘　要:本研究以《学生幸福指数问卷》为测评工具,以自主研发的适用于智能终端的《学生幸福指数测评软件》(手机版)为"互联网+"载体,初步建立了学生幸福指数动态监测体系。幸福指数测评数据可以从性别、年级、院系等维度进行统计分析、动态监测,旨在实时监测学生心理健康水平和幸福感状况,及时把握学生的思想动态,是学校心理预警系统的重要补充,有利于提升大学生心理健康水平和幸福感。

关键词:幸福指数;主观幸福感;主观幸福感测评;学校心理健康教育;积极心理学

一、研究意义

为进一步加强和改进大学生思想政治工作,创新大学生心理健康教育工作的途径和方法,提升大学生心理健康水平和幸福感,预防和减少校园心理危机事件,河北医科大学于2013年5月,在全国率先启动和建立了学生幸福指数动态监测体系。建立学生幸福指数动态监测体系,是学校心理健康教育发展的必然要求和必然趋势。其意义在于:进一步健全学校心理预警系统和学生心理素质拓展体系,使学校心理健康教育由关注学生心理与行为的消极方面转向关注学生心理与行为的积极方面,使学校心理健康教育由关注个别学生转向关注全体学生,使学校心理健康教育更加关注学生健全人格的发展。

主观幸福感是指以个体的主观判断为标准界定的幸福,即认为幸福是评价者根据自己的标准对其生活质量进行的综合评价。这一观点已被研究者们普遍认

* 王锃:河北医科大学学生处、心理健康教育研究与咨询中心。基金项目:河北省软科学研究计划项目(13456217D,14456222D),河北省社会科学基金项目(HB14JY031),2014年度河北省普通高等学校青年拔尖人才计划项目,2017年度河北省社会科学发展研究课题(201704040203),河北省高校党建研究会2017年度重点课题(GHXDJ2017A012),河北医科大学2017年度人文社会科学资助项目(SKYY201704)。

同,并将以个体的主观判断为标准界定的幸福定义为主观幸福感。Veenhoven(1984)将主观幸福感定义为个体对其整体生活质量的判断。换而言之,主观幸福感是指个体对其生活的喜爱程度。Andrews 和 Withey(1976)认为主观幸福感不仅包括认知评价,而且包括积极情感和消极情感。Diener(1984)提出,主观幸福感有三个特点:(1)主观性——它存在于个体的经验之中。对自己是否幸福的评价主要依赖于个体内定的标准,而不是他人或外界的推测。尽管健康、金钱等客观条件对幸福感会产生影响,但它们并不是幸福感的内在的和必不可少的部分。(2)它不仅仅是指没有消极情感的存在,而且还必须包含积极的情感体验。(3)它不仅是对某个生活领域的狭隘评估,还包括个体对其生活的整体评价。

二、测评工具

采用王锃(2011)编制的《学生幸福指数问卷》。经过对国内外有关幸福感问卷的综合分析,参考 Argyle 等人(1989)编制的《牛津幸福感问卷》(*The Oxford Happiness Inventory*),结合对学生主观幸福感影响因素的问卷调查,运用因素分析法和专家评价法方法等,该问卷认为,影响学生主观幸福感的因素主要有以下 4 个,分别是学业满意度、支持系统、情感体验、生活满意度。通过对学生群体样本进行《学生幸福指数问卷》调查,将每一个个体在各个试题得分按照王锃(2011)编制的《学生幸福指数问卷使用说明》加权之后简单加和,并将总分由十分制换算成百分制,即得该个体一周的主观幸福感。取全部样本的平均值即得到该样本群体的学生幸福指数,表明调查样本近一周的主观幸福感程度。王锃(2011)编制的学生幸福指数的测评工具《学生幸福指数问卷》和《学生幸福指数问卷使用说明》如下:

学生幸福指数问卷(王锃,2011)

请对最近一周的感受作出评价,以数字的形式表示程度的高低。每一个题目的得分为 0~10 分,0 分代表最糟糕,10 分代表最满意。

1. 我对学业的满意状况。

2. 别人对我的评价状况。

3. 我是否喜欢现在的自己。

4. 我是否经常感到愉快。

5. 我对生活(不包括学业)是否满意。

6. 对于将来,我是否感到乐观。

学生幸福指数问卷使用说明（王锃，2011）

《幸福指数问卷》适用于大学生和中小学生使用。其中的 6 个试题，反映了影响学生主观幸福感的 4 个因素。这 4 个因素分别是学业满意度、支持系统、情感体验、生活满意度。其中学业满意度由第 1 题构成，支持系统由第 2、3 题构成，情感体验由第 4 题构成，生活满意度由第 5、6 题构成。

根据学生的心理特点，结合对学生的访谈和因素分析、专家评定，对每一个试题所占分数的权重进行了分配。其中，第 1 题占 30%，第 2 题占 15%，第 3 题占 15%，第 4 题占 20%，第 5 题占 10%，第 6 题占 10%。影响学生主观幸福感的 4 个因素的权重分别是学业满意度占 30%，支持系统占 30%，情感体验占 20%，生活满意度占 20%。最后，将按照权重加和所得的总分由十分制换算为百分制，即为该学生的主观幸福感得分。最终换算所得的主观幸福感得分最低分为 0，最高分为 100。对某一特定学生群体抽样，所得的学生主观幸福感的平均分即为该样本群体的学生幸福指数。将各周的学生幸福指数绘制成曲线，即为学生幸福指数曲线图，表明学生主观幸福感的变化趋势。学生幸福指数、学生幸福指数曲线图可以为学生主动调试心理生活，学校、心理辅导中心、班主任、心理委员把握学生心理健康状况、幸福感状况和思想状况提供参考依据。

三、测评实施

大学生幸福指数动态监测工作，使用的幸福感测评量表为河北医科大学心理咨询中心研发的《学生幸福指数问卷》。该《学生幸福指数问卷》通过影响大学生幸福感的学业满意度、支持系统、情感体验、生活满意度等四个主要维度，对大学生的幸福感进行综合测评，得出满分为 100 分的幸福指数数值。为了提高大学生幸福指数动态监测工作的精确性和便捷性，河北医科大学心理咨询中心还专门研发了有自主知识产权的《学生幸福指数测评软件》。该软件适用于智能手机、平板电脑等移动智能终端。

大学生幸福指数动态监测工作，由各班的学生心理委员以班级为单位，采集大学生幸福指数数据。各班学生心理委员的手机上，安装有《学生幸福指数测评软件》，每周定期对所在班级的 20 名左右的学生进行幸福指数测评。各个班级的幸福指数测评数据，及时汇总上传到学校心理咨询中心。心理咨询中心对每周的幸福指数测评数据从性别、年级、院系等维度进行统计分析、动态监测，并定期形成大学生幸福指数动态监测报告，作为高校学生思想政治工作和心理健康教育工作的重要参考信息。

开展大学生幸福指数动态监测工作，能够把握高校学生心理健康水平和幸福感的"晴雨表",可以及时把握大学生的思想动态,及时把握校园舆情,及时发现需要心理辅导的个体,有利于加强大学生思想政治工作,有利于建立健全学校心理预警系统,有利于提升大学生心理健康水平和幸福感。

河北医科大学学生对所学专业满意度的调查与分析[*]

摘 要:本研究的目的为调查并分析河北医科大学专业满意及其影响因素,为教育主管部门改善工作提供思路和依据。方法为使用自编调查问卷《学生对所学专业满意度的调查问卷》对河北医科大学938名同学专业的满意度以及影响因素进行调查分析。由统计分析结果可知,专业类别、毕业中学类型、对专业的了解程度以及专业转换意愿、最高期望学历、师资队伍满意度、教学基础设施满意度、专业课教学、学风考风对于学生对专业的满意度所造成的差异有统计学意义(P < 0.05)。我校应当加强宣传,使学生更加了解其所填报专业;加强对不同专业的扶持力度;加强基础设施建设;为学生提供职业方向指导。

关键词:大学生;专业;满意度

一、引言

学生的专业满意度是指学生对于专业学习的一种带有情绪色彩的看法,它与学生的行为积极性和心理健康都有密切的关系,它对大学生将来的职业发展有着非常重要的意义。如今的教育愈加强调以学生为主体,学生的感受与主观能动性成为高等教育中的关键,学生专业满意度调查是调查学生心理期望和需求的一种工具,对于提高大学生的专业学习积极性有着很大的帮助,有利于更好地把握学校当前教育存在的问题,更好地提高人才素质和教学质量。同时,可以为高校调整专业评估体系、加强内涵式发展提供依据。①

国外从20世纪60年代开始大学生专业满意度的研究,②国内的相关探讨近年也出现增多的趋势。本文在前人研究的基础上,参考了前人对于专业满意度的

---

* 刘佳明、李琳、李宽、胡苏婉:河北医科大学基础医学院2014级临床医学专业本硕连读班学生。冯凤莲,河北医科大学基础医学院。基金项目:大学生创新实验招标课题(USIP2016ZBKT06)。

① 徐娜,曲海英,孔令玲. 某医学院校应用心理学专业满意度调查研究[J]. 校园心理,2012(1):28~30.

② 樊明成. 我国大学新生专业满意度的影响因素[J]. 现代教育管理,2012(1):59~64.

测量方式,并对大学生专业满意度的研究现状进行了整理。为了调查河北医科大学学生对于专业满意度及其影响因素的情况,提高我校的教育教学水平,对本硕、临床、法医、麻醉、口腔等五个专业进行了调查和研究。并对数据进行了分析和总结,得出我校学生对于专业的满意度情况以及影响专业满意度的因素,在此基础上提出合理建议。

二、对象与方法

(一)实验对象

本研究的实验对象为河北医科大学的学生,在该学校本硕、临床、法医、麻醉、口腔五个专业的一至三年级学生中随机抽取了七个班级,以班级为单位集中填写,问卷当场收回,并配合在校园对学生老师进行一些随机采访。总共发放问卷1000份,回收问卷982份,回收率为98.2%;其中有效问卷的数量为938份,问卷有效率为95.5%。

(二)实验方法

1. 文献资料法

通过查阅中国知网、万方中华医学会数字化期刊等数据库,了解相关的内容与知识,为问卷设计、研究进行以及论文撰写提供理论依据。

2. 问卷调查法

通过制定问卷对河北医科大学同学的专业满意度以及影响因素进行调查,评价观察指标主要有填报志愿时对专业了解程度、专业转换意愿以及学生对于专业师资队伍、专业教学基础设施、专业课教学、专业学风的满意情况等。

3. 数理分析法

问卷回收后逐一检查,归纳整理,剔除无效问卷,采用 Epidata 对所有有效问卷进行录入。并用 SPSS 21.0 进行描述性统计和相关分析。主要利用列联表分析与卡方检验两种统计方法,以 $P < 0.05$ 为差异有统计学意义。

三、结果

本次结果统计得出,总体专业满意度为95.35%,说明我校学生对我校的建设以及教育教学情况基本满意,以下是各个问题的分析:

（一）学生本身特征对于专业满意度的影响

1. 专业

表1.1　不同专业对专业满意度的影响

X/Y	A. 非常不满意	B. 不满意	C. 满意	D. 非常满意	小计
A. 本硕	0(0%)	8(5.73%)	113(86.26%)	10(7.63%)	131
B. 临床	0(0%)	29(4.14%)	552(78.74%)	120(17.12%)	701
C. 口腔	0(0%)	2(5.13%)	35(89.74%)	2(5.13%)	39
D. 法医	0(0%)	3(11.11%)	19(70.37%)	5(18.52%)	27
E. 麻醉	2(5.13%)	2(5.13%)	33(84.62%)	2(5.13%)	39

来自五种不同专业的学生中,专业满意度分布如上表,由表中数据可以看出,某些专业(法医、麻醉)的专业满意度明显低于临床专业。根据 SPSS 数据分析,我们可以看出不同专业对所在专业的满意度有显著影响($P = 0.01$)。

2. 家庭所在地

表1.2　家庭所在地对专业满意度的影响

X\Y	A. 非常不满意	B. 不满意	C. 满意	D. 非常满意
A. 直辖市或 省会城市	2(1.37%)	6(5.48%)	92(83.56%)	11(9.59%)
B. 地级市	0(0%)	8(3.68%)	162(79.41%)	35(16.91%)
C. 县城(县级市)	0(0%)	9(3.66%)	197(79.88%)	41(16.46%)
D. 乡镇	0(0%)	6(8.33%)	51(70.83%)	15(20.83%)
E. 农村	0(0%)	14(4.43%)	254(83.25%)	38(12.32%)

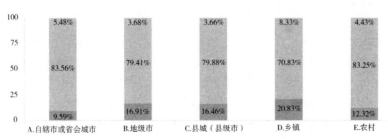

图1.2　家庭所在地对专业满意度的影响

　　来自五个级别的居住地的同学中,对于专业满意度的程度分布情况是基本类似的,大部分同学都选择了满意,少部分同学选择了非常满意,极少数同学选择了不满意。其中,只有来自直辖市或者省会城市的两名同学表示非常不满意。根据 SPSS 分析得出 P = 0.89 > 0.05,所以不能认为家庭所在地对专业满意度有显著影响。

　　3. 毕业中学类型

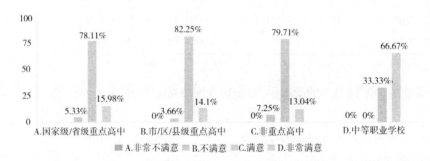

图 1.3　毕业中学类型对专业满意度的影响

　　问卷统计得出,我校大部分学生来自于国家/省级/市/区/县级重点高中(88.46%),其满意度分析如上图。由 SPSS 数据分析可得,毕业中学类型对专业满意度有显著差异(P = 0.039)。

　　4. 父母文化程度

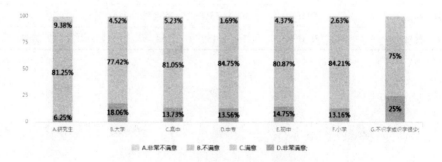

图 1.4　父母文化程度对专业满意度的影响

　　根据问卷统计结果得出,父母文化程度以大学、高中、初中为主,其满意度分析如上图。根据 SPSS 分析,P = 0.2,不能认为父母文化程度对专业满意度有显著影响。

5. 家庭年收入

表 1.5　家庭年收入对专业满意度的影响

X/Y	A. 非常不满意	B. 不满意	C. 满意	D. 非常满意	小计
A. 2 万以下	2(0.59%)	20(5.788%)	253(74.41%)	65(19.12%)	340
B. 20001－5 万	0(0%)	9(2.92%)	270(87.66%)	29(9.42%)	308
C. 50001－10 万	0(0%)	11(6.15%)	141(78.77%)	27(15.08%)	179
D. 10 万以上	0(0%)	3(2.70%)	90(81.08%)	18(16.22%)	111

由表中可以看出,大部分家庭收入在 5 万以下,其中以两万以下最多(36.24%),其满意度分析如上表。根据 SPSS 统计分析得出 P＝0.949,不能认为家庭收入对专业满意度有显著影响。

(二)专业选择对于专业满意度的影响

1. 大学成绩排名

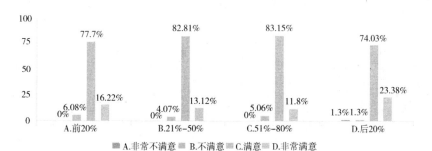

图 2.1　大学成绩排名对专业满意度的影响

此次问卷调查所得问卷中,以成绩占 21% ~ 50%的同学最多(35.4%),其满意度分析如上图,根据 SPSS 分析,可得 P＝0.398,不能认为大学成绩排名对专业满意度有显著影响。

2. 填报志愿时对专业了解程度

表 2.2　填报志愿时对专业了解程度对专业满意度的影响

X/Y	A. 非常不满意	B. 不满意	C. 满意	D. 非常满意	小计
A. 完全不了解	2(3.64%)	6(10.91%)	44(80%)	3(5.45%)	55
B. 不太了解	0(0%)	21(4.93%)	361(84.74%)	44(10.33%)	426
C. 比较了解	0(0%)	12(2.97%)	318(78.71%)	74(18.32%)	404
D. 非常了解	0(0%)	3(5.66%)	32(60.38%)	18(33.96%)	53

此次问卷调查结果显示,在填报志愿时,不太了解(45.5%)和比较了解(43.0%)所报专业的占绝大多数,其满意度分析如上表。根据 SPSS 分析得,$P = 0$,可以认为填报志愿时对专业的了解程度对专业满意度有显著影响。

3. 录取专业是否第一志愿

表 2.3　录取专业是否第一志愿对专业满意度的影响

X/Y	A. 非常不满意	B. 不满意	C. 满意	D. 非常满意	小计
A. 第一志愿	2(0.32%)	30(4.75%)	495(78.32%)	105(16.61%)	632
B. 平行志愿第二位之后的志愿	0(0%)	11(3.87%)	240(84.51%)	33(11.62%)	284
C. 服从调剂	0(0%)	2(9.09%)	20(90.91%)	0(0%)	22

此次问卷调查所得问卷中,所学专业为所填报志愿的第一志愿的占 67.4%,平行志愿第二位之后的志愿的占 30.3%,服从调剂较少,仅有 2.3%,其满意度分析如上表。根据 SPSS 分析,$P = 0.058$,不能认为录取专业是否第一志愿对专业满意度有显著影响。

4. 专业转换意愿

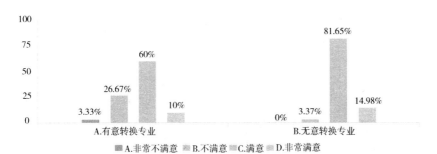

图 2.4 专业转换意愿对专业满意度的影响

此次问卷调查所得问卷中,有转换专业意愿的同学占 4.9%,其满意度分析如上图,根据 SPSS 分析得 P = 0,可知,专业转换意愿对专业满意度有显著影响。

5. 最高期望学历

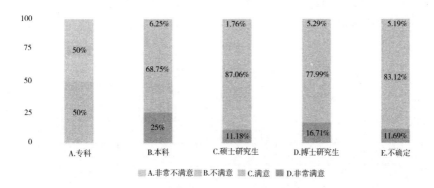

图 2.5 最高期望学历对专业满意度的影响

此次问卷调查所得问卷中,最高期望为博士研究生的占一半以上(57.2%),其满意度分析如上图。根据 SPSS 分析,P = 0,可以认为最高期望学历对专业满意度有显著影响。

（三）客观因素对于专业满意度的影响

1. 师资队伍

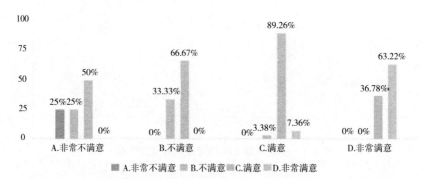

图3.1 师资队伍满意度对专业满意度的影响

此次问卷调查所得问卷中，师资队伍的整体满意度为94.5%，其满意度分析如上图。根据SPSS分析，P=0，可以认为师资队伍对专业满意度有显著影响。

2. 教学基础设施

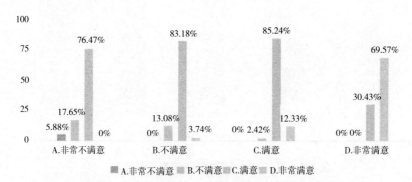

图3.2 教学基础设施满意度对专业满意度的影响

此次问卷调查所得问卷中，教学基础设施的整体满意度为80.2%，较其它方面明显较低，其满意度分析如上图。根据SPSS分析，P=0，可以认为基础设施建设对专业满意度有显著影响。

3. 专业课教学

表3.3　专业课教学满意度对专业满意度的影响

X\Y	A. 非常不满意	B. 不满意	C. 满意	D. 非常满意	小计
A. 非常不满意	2(28.57%)	0(0%)	5(71.43%)	0(0%)	7
B. 不满意	0(0%)	8(17.39%)	35(76.09%)	3(6.52%)	46
C. 满意	0(0%)	35(4.42%)	688(86.87%)	69(8.71%)	792
D. 非常满意	0(0%)	0(0%)	27(29.03%)	66(70.97%)	93

此次问卷调查所得问卷中,专业课教学的整体满意度为94.3%,其满意度分析如上表。根据SPSS统计分析,P=0说明专业课教学对专业满意度有显著影响。

4. 学风考风

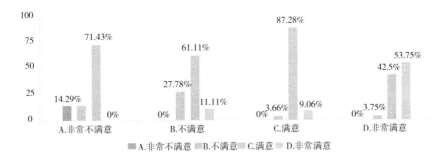

图3.4　学风考风满意度对专业满意度的影响

此次问卷调查中,我校学风考风满意度为94.7%,其满意度分析如上图。根据SPSS统计分析,P=0,说明学风考风对专业满意度有显著影响。

四、综合分析

总体而言,绝大部分学生对所学专业比较满意(95.35%)。

(一)学生本身特征对于专业满意度的影响

我们从专业、家庭所在地、毕业中学类型、父母文化程度和家庭年收入五个方面调查了同学们的满意度情况,数据分析显示,专业和毕业中学类型对专业满意度有显著影响(P=0.01,P=0.039)。其中,在专业问题上,法医学和麻醉医学专业的满意度偏低,猜测是由于这两个专业人数较少,误差较大造成,又或者是因为该专业学生认为课程设置略有不足之处或者就业环境相对不乐观造成。在毕业中学类型问题的差异,可能是因为不同中学对学生填报学校专业时提供的意见或引导略有不同,导致学生入学后不能很好适应所学专业。而家庭居住地、父母文化程度和家庭年收入与专业满意度相关性不大。

(二)专业选择对于专业满意度的影响

我们调查了同学们的大学成绩排名、填报志愿时对专业了解程度、录取专业是否第一志愿、专业转换意愿和最高学历期望五个方面。数据分析显示,填报志愿时对专业的了解程度、专业转换意愿和最高学历期望对专业满意度均有显著影响($P=0,P=0,P=0$),其中,在专业选择方面,相当一部分学生在填报志愿之前并不十分了解所学专业,可见学校针对高中生的宣传工作明显不足,导致学生填报志愿时盲目,不能完全按照自身特点选择合适专业,致使学生进入大学后即便发现所学专业不适合也不能轻易调整,这点也可从学生转专业的意愿上看出。另外,一半以上学生的期望学历为博士,可以从侧面反映出目前医学生竞争压力大,学历要求高。而大学成绩排名与录取专业是否为第一志愿恐对专业满意度影响不大($P=0.398,P=0.058$)。因此,无论现在的大学成绩是否达到自己的目标、自己的录取专业是否是当初最心仪的,只要有追求、有规划、有上进心,都会热情地投入自己的大学生活。

(三)客观因素对于专业满意度的影响情况

数据分析表明无论是学校的师资力量、教学基础设施还是专业课教学情况和学风考风都对专业满意度有着显著影响($P=0,P=0,P=0,P=0$),师资队伍的整体满意度为94.5%,教学基础设施的整体满意度为80.2%,专业课教学的整体满意度为94.3%,我校学风考风满意度为94.7%。综上,我校学生对于学校的教学建设相对满意,但仍未超过95%,说明我们还不能满足于现状,仍需调整;不过对于教学基础设施的满意度相对偏低,学校可以适当加强基础设施的建设,如设施更新,增加数量等问题。

另外,其他方面的影响因素还包括:学生了解报考信息主要是通过中学发放资料和互联网,选择专业也多是因为其就业前景与家人推荐,说明学校招生宣传工作存在明显不足;另外在学习方面,大部分学生存在的主要问题是自身缺乏自律性与主动性,可见学校应对此作出相应措施。

五、建议

综上所述,增加专业满意度的具体建议如下:(1)加强招生的宣传力度,从更多层面让高中生了解学校所设专业,可利用假期时间去高中与学生进行面对面的宣传,让其能够根据自身特点从容选择专业。

（2）增强不同专业间资源的合理分配，采取有针对性的措施，以满足其合理的学习与生活需求。

（3）加强学校基础设施建设，适当加大对基础设施的投入，并制定更加合理的使用时间，实现设施利用最大化，使所有学生都有充足的机会使用，为其学习助力。

（4）继续强化师资力量，以期供学生能更好地学习专业知识，形成师生之间的良好互动，进而提高学习效率。

（5）优化学习教育环境。加强考风考纪，优化学风，提高满意度。

（6）强化学生的自律意识，给予学习方法指导，建立学习互助氛围，帮助学生提高学习的主动性，提升专业素养。

（7）加强对学生们关于职业生涯规划的教育，让同学们对于自己的专业、自己的未来有更清晰的认识，以提高学生的专业认知和自身责任感，进而增强其自身约束力，更加牢固的掌握专业知识。

第五篇

05

|实践育人篇|

论新环境下社会实践活动在大学生思想政治教育中的推动作用*

——以河北医科大学为例

摘　要：此文阐明了当今大学生思想政治教育环境的复杂变化；剖析了社会实践活动的特点及其积极影响，揭示了社会实践活动作为一种有效载体在大学生思想政治教育中的推动作用；以河北医科大学为例，阐述了如何更好地发挥社会实践活动在提高大学生思想政治素养方面的应用价值。

关键词：思想政治教育；环境变化；社会实践；推动作用

思想政治教育在我国大学教育中始终处于重要地位。以医学院校为例，医学教育承担着培育医学人才的重任，其思想政治水平直接关系到医疗卫生队伍建设的大局。如今，"90后"已经成为高校大学生的主体，出生在经济高速发展、社会剧烈变革的特殊时代，他们在价值取向、生活态度和行为方式等方面都有明显的不同。加之网络环境下信息的高度发展，当今大学生的思想政治教育面临着前所未有的复杂变化。社会实践作为思想政治教育的常用载体和重要途径，以其真实、具体、丰富、直观的特性，在大学生思想政治素养提高方面发挥着越来越重要的推动作用。中共中央国务院《关于进一步加强和改进大学生思想政治教育的意见》强调指出：社会实践是大学生思想政治教育的重要环节，对于促进大学生了解社会、了解国情，增长才干、奉献社会、锻炼毅力、培养品格，增强社会责任感具有不可替代的作用。河北医科大学在多年来组织学生进行社会实践的过程中，不断丰富实践内容，改进实践形式，提升了社会实践的活动效果，同时也证明了社会实践的育人功能。

---

* 倪志宇，赵亚娟，王丽娜，赵伟：河北医科大学团委；许淼：河北医科大学研究生学院。

本文曾发表于《时代报告》2016年第36期。

一、当前思想政治教育面临的新环境

（一）"90 后"大学生的思想特点

"90 后"大学生经历了社会变革最为激烈、信息来源最为开放、价值取向最为多元化的一个时期。社会现象的多样化、社会利益的复杂化导致了"90 后"大学生多元价值观的交织与冲突；自我意识的觉醒，使得"90 后"不再盲目认同专家权威的说法，道德判断也呈现出强烈的个性色彩；认知水平和层次的提高，使得"90 后"呈现出了一种心理早熟的现象，但这种早熟又呈现出一种扭曲、稚嫩的特征，比较容易侵染一些社会糟粕、错误思潮。此外，"90 后"大学生也呈现出一种思维的创新和叛逆，他们喜欢摸索新的思路和方法，同时又充满着对传统旧俗和应试教育的叛逆。"90 后"大学生鲜明的思想特征使得他们成为极具潜质的一代人，同时也为如何正确引导其思想价值观念提出了新的要求。①

（二）信息时代思想政治教育面临的环境变化

思想政治教育环境是指影响人的思想品德的形成和发展，影响思想政治教育活动的一切外部因素的总和。当今世界，科学技术日新月异，以国际互联网为代表的信息网络技术正迅速改变着人们的思维和生活方式。信息爆炸，给大学生带来的不仅是丰富的知识，更有各种思潮的冲击和诱导，严重影响了大学生的沟通方式及学习习惯，致使大学生思想政治教育面临着越来越复杂的环境变迁。

二、社会实践作为大学生思想政治教育有效载体的基本特征

思想政治教育的载体，是指在实施思想政治教育的过程中，能够承载和传递思想政治教育的内容或信息，能为思想政治教育主体所运用，促进思想政治教育主客体之间相互作用的活动形式和物质实体。② 作为思想政治教育的重要载体之一，社会实践是根据高校培养目标的要求，对在校大学生进行有组织、有计划的深入实际、深入群众、依靠社会力量完成的教育活动。社会实践具有真实性：实实在在把大学生带到基层生产第一线，通过不少于一周的亲身经历，帮助他们体验国情，了解省情；社会实践具有具体性：通过完成"五个一"作业，让大学生亲自动手为老人测量一次血压，为孩子辅导一次功课，为村民表演一台节目，为村里布置一面新农村文化墙，为老乡做一次政策宣讲；社会实践具有丰富性：根据社会需要

---

① 张晋."90 后"大学生思想状况调查研究与对策分析[J]. 青年与社会,2012(2):148 ~ 149.

② 张耀灿. 现代思想政治教育学[M]. 北京:人民出版社,2006:392.

并结合大学生专业特点,广泛发动大学生深入开展社会调查、志愿服务、公益活动、勤工助学、生产劳动、科学考察等内涵丰富的活动。同学们学以致用,通过丰富多彩的实践形式送科技、卫生、文化下乡,同时又在实践中积累了大量的操作经验及生活阅历;社会实践具有直观性:让大学生真真切切体会到基层农村落后的生产条件和贫苦的生活环境,直接刺激大学生的感官体验,激发大学生的自我效能感及社会责任感。

三、社会实践活动对于大学生思想政治教育的推动作用

实践是认识发展的动力。只有把理论与实际联系起来,把大学生的主观认识与社会实践统一起来,才能从根本上提高大学生的思想道德水平和认知能力。①

(一)通过社会实践可以传递思想政治教育的观念和思想

当代大学生的自主意识明显增强,传统的理论说教极易引起大学生的反感和排斥。在这种情况下,社会实践作为一种大学生喜闻乐见的方式和手段,不仅能够满足大学生锻炼自身、了解社会的需要,更方便在其中贯穿爱国爱党的思想政治教育及无私奉献的思想道德教育,引导大学生更好地形成符合社会发展所需要的世界观、人生观和价值观。

(二)社会实践可以有效提升大学生的思想政治素养、综合素质及认知水平

社会实践为学生架起了一座沟通学校和社会的桥梁。同学们走出校区,到农村、到祖国最需要的地方去知晓民情,去思考和理解。实践让学生切身体会到科技发展对一个国家命运的主宰,也帮助他们认真领会到党的路线、方针、政策的现实依据,让他们真实感受到奉献爱心所带给他人的帮助和带给自身的感动,也让他们在施展自身才华的同时发现自我的缺陷和不足。社会实践帮助学生有组织地接触社会、了解社会和服务社会,促使青年学生在实践中受教育、长才干、做贡献,促进了学生思想政治素养及个人能力素养的全面提升,帮助学生通过社会这个大课堂不断提高自我认知水平。

(三)社会实践是验证思想政治教育优秀成果的广阔平台

通过社会实践可以帮助学生学以致用,将理论学习与实践操作联系起来,同时可以检验思想政治教育的优秀理论,并将思想政治教育的优秀成果回馈社会,造福人民。在理论与实践的相互作用中,推动大学生思想政治教育的不断进步。

---

① 　曹勇．社会实践在高校学生思想政治工作中的价值剖析[J]．社科纵横,2010(25):207～208.

四、河北医科大学以社会实践活动为载体,不断推进学生思想政治教育

(一)河北医科大学社会实践活动开展情况介绍

河北医科大学作为河北省医学院校的领头者,连续多年荣获国家级社会实践活动优秀组织单位。在近几年的社会实践活动中,河北医科大学深入贯彻党中央、国务院《关于进一步加强和改进大学生思想政治教育的意见》文件精神,引导广大青年学生在社会实践中认真学习、实践科学发展观,在社会实践中把爱国热情和成长成才的强烈愿望转化为富民强省、科学发展的实际行动,在实践活动中提高自身素质,认识国情,服务社会主义和谐社会。

学校党委历来都将社会实践活动作为学校育人的一个重要环节和推进学生思想政治教育的一项重要内容。为使活动能够落到实处,学校每年都成立活动领导小组,负责全校社会实践活动的组织与协调。在活动内容方面,河北医科大学注重充分发挥专业优势,突出医学院校特色。活动内容包括医务培训、诊治疾病、卫生宣教、社会调查、社区服务等,同时还为群众进行政策宣传、法律咨询、科技服务、文艺演出、捐资助学等。多年来,河北医科大学共组建了十余支服务团队分赴丰宁、灵寿、行唐、涉县、易县、元氏、赞皇、井陉等地,建立了百余个河北医科大学社会实践基地,先后为 14 万余名群众提供了义诊、咨询、体检等服务,免费发放价值 42 万多元的日常药品,捐赠图书 1.28 万多册,捐赠学习用品 10 万余件,举行文艺演出 500 余场,还发放了 14 万多份医学科普、日常保健、公共文明、社会主义荣辱观等方面的宣传资料,受到当地群众的热烈欢迎。同时,河北医科大学志愿服务团队还在城镇社区开展了多次义诊、医疗保健知识宣传等多种形式的实践活动。除此之外,河北医科大学每年还有一万余名分散下乡的同学参加寒、暑期社会实践活动,他们根据实际尽可能地结组开展了社会调查、政策宣讲、卫生保健知识宣传、青年志愿者社区服务、医疗实践和勤工助学等活动。中央电视台《新闻联播》《聚焦三农》、河北电视台《河北新闻联播》《三农最前线》《民生关注》等栏目,《光明日报》《科技日报》《中国教育报》《中国青年报》《河北日报》《河北青年报》《燕赵都市报》《石家庄日报》《燕赵晚报》等多家新闻媒体多次对活动开展情况进行了宣传报道,为河北医科大学赢得了良好的社会声誉。

(二)社会实践对河北医科大学学生思想政治教育的作用

通过实践活动,一方面,同学们利用自己所学的专业优势,为地方发展做贡献,扎扎实实为社会办好事、办实事;另一方面,同学们在充分体现自身价值的同时,也促进了自身素质的不断提高。经过十几年的检验,社会实践活动对河北医

科大学学生思想政治教育的重要意义和作用已充分凸显。①

第一,开展社会实践活动对河北医科大学学生树立正确的人生观、价值观有着重要的作用。作为大学生,只有深入社会,参加与人民相关的社会实践活动,才能了解老百姓真正需要什么,才能真正了解我国的国情和民情,才能意识到自己的人生价值和肩负的历史使命。这些对于大学生追求更高的人生目标,确立积极的人生态度,树立正确的人生观、价值观,形成为人民服务的意识有很大帮助。

第二,开展社会实践活动对大学生锻炼意志品质、增强社会责任感有着重要作用。当代大学生的一个普遍不足是意志力薄弱、缺乏社会责任感,因此开展社会实践对于大学生增强社会经验起到了不可替代的作用。在活动中,同学们学会了独立地处理遇到的各种困难和问题,体会到坚持到底就能收获成功喜悦的道理,锻炼了自身的意志力,增强了书本之外的各种技能。

第三,开展社会实践活动对大学生树立奉献社会的意识、转变就业观念有着重要的作用。目前,就业形势不容乐观,不少大学生往往一进校门就开始思考就业问题。通过参加社会实践活动,学生们感受到了广大基层医疗资源的匮乏以及老百姓对医疗保障、医务人才的需求,认识到了自己的价值和今后可以努力的方向。很多同学也表示将来愿意到广大农村及边远地区去施展他们的才华。

第四,开展社会实践活动对巩固大学生的医学知识具有重要作用。社会实践一方面可以强化课堂上所学的专业知识,另一方面也可以促使大学生将理论与实际相结合,更好地引申和拓展书本上的知识。很多参加过社会实践的同学都感到自己专业知识的匮乏和实践经验的不足,并表示以后要更扎实地掌握课堂上所学内容,以便将来能更好地服务人民、报效祖国,成为一名优秀的医生。

第五,开展社会实践活动对培养大学生的团结合作能力有着重要的作用。河北医科大学组织的社会实践活动主要以义诊、体检、咨询医学知识、发放宣传资料等形式开展,这些活动需要同学们分工配合才能顺利进行。在整个社会实践活动中,同学们一起吃、一起住、一起学习、一起工作,相互帮助、同甘共苦,极大地培养了团结协作能力。

通过社会实践活动,同学们在走出校园、锻炼自我的过程中得到了能力的充分提升,同时也感受到了作为一名医务工作者的强烈责任感。同学们纷纷表示,要肩负起时代赋予青年人的重要使命,坚定与祖国共奋进的理想信念,培养与人民同甘苦的高尚品德,练就与时代齐发展的过硬本领,成为德智体美全面发展的

---

① 夏燕来,苑锐,费淑波.医学生社会实践的新方法、新途径研究[J].教育战线,2012(17):147~148.

合格建设者和接班人。

　　总之,社会实践活动是学校思想政治教育的重要组成部分,也是提高医学生综合素质的有效途径。我们将结合医学生的特点,积极探索在新的历史条件下社会实践活动的新机制,不断扩大活动范围,丰富活动内容,使医学生在思想道德、知识才能、创新能力、心理素质等方面得到锻炼和提高,更好地发挥社会实践活动在提高大学生思想政治素养方面的应用价值。

弘扬科普志愿服务精神　提升大学生学以致用的专业本领[*]

——河北医科大学青年学子投身科普志愿服务活动的探索与实践

摘　要:为倡导科普志愿服务的实践精神,尤其注重引领当代大学生运用专业所学回报社会、服务大众,激发"学以致用"的读书热情,自2009年至今的八年时间里,河北医科大学的青年学子积极投身科普志愿服务工作,赴农村基层、赴偏远山区、进校园社区,向社会、向公众不断传递科技的力量、科学的精神、科普的理念,所开展的活动得到社会媒体广泛关注,多次获得省级和市级表彰,树立了省会大学生科普先锋的优秀形象。

关键词:科普志愿;学以致用;探索与实践

《国家中长期教育改革和发展规划纲要(2010～2020年)》明确提出:"高等学校要牢固树立主动为社会服务的意识,全方位开展服务。""鼓励师生开展志愿服务,为社会作出更大贡献。高等学校应把志愿者精神纳入思想政治教育中,建立志愿者活动的保障和激励机制,健全学生志愿者的服务培训体系,不断提高学生志愿者素质和服务质量。"

为认真贯彻和落实这一精神,充分发挥高校大学生志愿者的专业优势和参与热情,本案例立足于引导大学生积极开展科普志愿服务工作,包括弘扬科学精神,传播科学思想,倡导科学方法,普及科学技术,引导社会公众充分感受科学带来的文明与进步,推进全民科学素质的提升,尤其注重引领当代大学生运用专业所学来回报社会、服务大众,激发"学以致用"的读书热情和"志愿服务,无上光荣"的实践精神。

---

[*] 于树宏:河北医科大学中西医结合学院;王丽娜:河北医科大学团委;卢杨:河北医科大学中西医结合学院;李苗:河北医科大学临床学院;刘洋:河北医科大学中西医结合学院。该工作案例获得2016年度河北医科大学思想政治工作创新案例二等奖。

自 2009 年开始，在八年的时间里，河北医科大学的青年学子积极投身科普志愿服务工作，赴农村基层、赴偏远山区、进校园社区，向社会、向公众传递科技的力量、科学的精神、科普的理念，所开展的活动得到社会媒体广泛关注，多次获得省级和市级表彰，树立了省会大学生科普先锋的优秀形象，为青年志愿服务活动增添了一抹科普的文化内涵。

目前，以高校大学生为主体参加的志愿服务活动日益蓬勃，形式多样、内容丰富，如何更好地发挥大学生的专业所长、学以致用，把学习和掌握的系统知识转化为能够推进科普进程的技能，更好地回报社会、服务群众，是我们一直在思索的问题和努力践行的方向。本案例的创新点在于立足志愿服务的基础上，在活动中更加彰显大学精神、体现专业特点、发挥学科优势，坚持高校大学生应该成为先进思想和科学道义的倡导者、普及者和传播者，应该成为促进社会文明与进步、促进科学文化建设与发展、促进公民科学素质养成与提升的重要力量。基于此，在多年坚持开展的志愿服务活动中，我们特别强调发挥大学生学以致用的读书热情，紧密结合专业学习，依托社会文化需求，做科普志愿、服务大众的先锋。

八年来，河北医科大学的青年学子始终高举科普志愿服务的旗帜，让青春在学习知识、奉献才华、服务社会的过程中熠熠生辉，践行着热忱、敬业、坚持的志愿者精神，依托社会文化和科技需求，做科普志愿、服务大众的时代先锋。本案例实施的特色还在于建立了大学生科普志愿服务活动管理的规范化流程，从志愿者个人申请、审核批准、技能培训、活动实施、宣传总结、活动证明等各个环节进行有效落实，建有"大学生科普志愿者光荣簿"，详细记载每次参加科普志愿活动的开展情况、参与人、受益人、心得体会等，并保存有志愿活动开展的视频、社会宣传报道等相关资料。自行设计了"大学生科普志愿者"特色服装、帽子和胸牌，要求活动过程中统一着装，体现志愿活动的组织性和纪律性。

本案例提出的大学生科普志愿活动的口号是："我学习、我收获；我参与、我奉献；我成长、我快乐"，在志愿服务的过程中，传递爱心、传播文明、促进和谐、推动进步。以文字的形式将科普志愿服务精神细化为行动纲领，内化为每一名志愿者自觉的行动和团队遵守的准则。

一、实践案例

（一）科技支农、学以致用，造福百姓——科普志愿服务在农村

2006 年至 2016 年的十年间，以河北医科大学青年骨干教师、优秀大学生组建的"科技支农"志愿服务团奔赴灵寿县农村，开展"感恩创造和谐，知识回报社会——送医药科普知识下乡"主题活动。大学生科普志愿者们走出校门，深入田

间地头,向农村科技工作者学习取经;走进县职教中心助力发展农民职业教育,走进基地药农之中讲解中药材知识,多次举办关于中药材性味功效、无公害栽培生产、现代农业化学调控技术、运用"互联网＋"技术拓展中药材商品销售等科技知识讲座,真正把药农需要的田间实用技术、把农民关心的科技知识与发展前沿,通过科普志愿活动的形式传授给他们,服务地域经济发展,服务新农村建设,服务广大农民群众的迫切需求。

鉴于在广大农村地区医药卫生科普知识宣传不够、农民群众对疾病了解不多的现状,多年来,在坚持科技支农工作的同时,大学生科普志愿者们还坚持深入偏远和贫困乡村,宣传中医药文化、养生保健常识、意外伤害的防护、农村常见病多发病的预防、农村家庭合理用药等方面的科普知识,发放自行编制的《农村地区合理用药及健康知识宣传》海报和手册,将健康卫生知识和文明生活习惯带给广大的农村家庭。

此外,大学生还积极参与灵寿县中药材栽培基地的科研课题工作,开展创新性研究及现代农业科技成果的示范推广科普活动。先后协助完成《现代化控技术在远志规范化栽培生产中的应用研究》《灵寿金银花花期化学调控及品质比较研究》等科技攻关课题,研究成果直接应用于灵寿丘陵山区的中药材栽培建设,不仅提高了栽培药材的产量和品质,而且降低了栽培成本,节约了人力物力,为当地药农带来了可观的经济收入,大学生志愿者致力于科技创新的工作受到灵寿县政府、中药材协会等单位的一致好评。

(二)情系太行山区,扎根基地建设——科普志愿服务在山区

自2009年开始,先后有几十名大学生科普志愿者多次奔赴位于井陉县的洞阳坡经济产业开发园区,在太行山区开展科普志愿服务工作。大学生们发挥专业所长,对当地野生植被资源进行科学考察,积极为洞阳坡省级森林公园的申报与建设建言献策。2010年,大学生志愿者完成了《洞阳坡山区常见野生植物辨别彩色图谱》和《洞阳坡野生植物资源开发利用可行性报告》,为基地合理开发和保护野生植物资源提供了翔实的第一手资料。另外,还为基地培育金银花优良品种100余株,采集当地药材制作植物腊叶标本70余份。此项活动有效加强了大学教育与基地实践的紧密结合,为进一步促进生态园区的发展建设提供了一定的专业信息和技术支撑,为培养心系山区、创新应用人才奠定了基础。

(三)发挥专业所学,举办特色植物文化系列活动——科普志愿服务在校园

自2010年起,大学生科普志愿者连续三年在河北医科大学校园内举办植物科普知识系列主题活动,编写了第一本校园植物名录——《珍爱自然赐予的美好——河北医科大学校园部分植物图鉴》,对校园分布的60余种常见花草树木进

行了挂牌和知识讲解,还围绕中药材标本展示、家庭常见花草养殖技术、植物无性克隆技术、植物环保知识宣传等主题开展相关科普活动。别具特色的活动不仅受到高校师生的喜爱,还吸引河北师大附中几百余名中学生参与其中,大学生科普志愿者所提供的周到细致讲解和文明礼仪服务,使得中学生们受益匪浅,增长了见识,拓展了第二课堂活动。校园植物科普讲解志愿活动自开展以来,构建了绿色、和谐、人文的校园环境,充分体现了科普活动大众参与、大众受益、推动文明与进步的宗旨,打造了大学生科普志愿服务的特色品牌,该项活动被评为 2010 年"河北省大中专院校优秀团日活动"。

2012 年 11 月,十余名来自药学院的大学生科普志愿者走进石家庄第 40 中学开展志愿服务活动,向中学生们讲解校园植物,介绍常见花草种类识别、植物组培技术、切花保鲜技术等科普知识,传递"爱植物、爱校园""爱植物爱生活""爱植物、爱生命""爱植物、爱科技"的人文理念,深受中学师生的热烈欢迎。

(四)普及医药科学知识,关爱儿童健康成长——科普志愿服务进小学

2011 年儿童节来临前夕,在河北省科协普及部、石家庄市科协及石家庄生物学会的大力支持下,来自河北医科大学药学院、口腔学院的大学生科普志愿者们走进小学校园,向小学生们宣传合理安全的用药常识及口腔、用眼保健卫生科普知识,张贴自行编写和制作的"儿童用药常识、口腔保健及用眼卫生常识"彩色图谱,发放象征着温馨与祝福的爱心礼物,用一颗颗关爱的心呵护孩子们健康、快乐地成长。活动得到小学师生的高度好评和热烈欢迎。

(五)感恩创造和谐,知识回报社会——科普志愿服务进公园

2011 年 5 月,为积极响应国家教育部关于开展大学生素质教育的活动要求,充分发挥高校丰富的资源优势,来自河北医科大学药学院、河北师范大学生命科学学院的 50 余名大学生科普志愿者在石家庄市植物园开展志愿服务活动,向过往游人进行园内植物科普知识讲解,宣传保护环境、珍爱资源等主题。活动得到省、市科协领导和游人的高度好评,并在河北省电视台、河北人民广播电台、《河北青年报》《燕赵都市报》《燕赵晚报》等多家新闻媒体上予以宣传报道。

二、活动成效

多年来,河北医科大学的青年学子立足专业所学、发挥专业所长,将开展科普志愿服务活动与地方经济社会发展需要紧密结合,将开展大学生社会实践活动与提高大学生创新创业能力紧密结合,将传递爱心、传播文明、无私奉献的志愿者精神与提升社会公众的科学素质紧密结合,通过组织形式多样、内涵丰富的科普志愿活动,一方面巩固自身专业所学,活学活用,把所掌握的科学知识和技术运用到

实践的广阔舞台中,运用到为基层服务的实践锻炼中,大学生在参与科普志愿服务的过程中长才干、受锻炼、获成长。另一方面,由高校大学生为主力参与的科普工作,能够有效地把科技知识传播到广大人民群众之中,让公众更好地了解科学知识,掌握科学技能,推动科学发展、提升科学素养,这对于培育和建设创新型国家、创新型社会、创新型人才具有重要意义。

目前,来自河北医科大学药学院、中西医结合学院各个专业的青年大学生积极投身科普志愿服务活动,深入基层、深入农村、深入社区,送先进技术、送科普知识、送关怀温暖、学以致用、研以致用、造福社会,并在这一过程中体验志愿服务的快乐,发扬大学精神的高尚,践行对社会应尽的一份责任。参加科普活动经过历练成长的大学生多次在全国、省级专业技能大赛和挑战杯竞赛中获得殊荣,例如药学院 2007 级学生高玲燕在 2011 年全国第二届药学/中药学专业大学生实验技能大赛中获得特等奖;2006 级学生高胜男、2010 级学生张宇睿分别在全国大学生"挑战杯"课外学术科技作品竞赛中获得全国二等奖、三等奖。大学生在开展科普活动过程中进行民情调研,所撰写的调研报告《药香满园明灵地,携手共筑中国梦——灵寿县中药材产业发展现状调查》,于 2013 年获得河北省大学生"调研河北"社会调查活动特等奖,并被纳入河北省社会科学发展民生调研课题。调研报告《关注农村儿童健康成长——河北省灵寿县所辖乡村儿童卫生习惯及家庭用药现状调查报告》,被评为 2012 年暑期河北省百万大学生和青年教师千乡万村"体验省情、服务群众"主题实践活动省级优秀调研报告。

河北医科大学青年学子广泛开展科普志愿服务活动的事迹,也得到社会媒体广泛关注,《中国教育报》《河北农民报》《河北青年报》《燕赵都市报》、河北电台、长城网、灵寿县电视台等多家新闻媒体予以宣传报道,多次被评为省、市、校级大学生社会实践和青年志愿服务活动的先进典型。在 2014、2015 年全国科技活动周中,因项目特色鲜明、志愿服务热情、尽职尽责、贡献突出,被全国科技活动周组委会办公室颁发了荣誉证书。2015 年,项目负责人于树宏博士被团省委、河北省青年志愿者协会评为第十一届"河北省青年志愿服务先进工作者"。

依托校内中药园地建设 大力开展实践育人工作*

摘 要:随着国家对发展中医药事业的高度重视,依托中药基地,向公众弘扬和宣传中医药传统文化,丰富和拓展人们的医药科普知识,是一项具有重要意义和实践价值的活动。本工作案例依托中药园地建设,组织大学生参与其中,寓专业学习于实践之中,寓文化建设于劳作之中,寓科普教育于基地之中,不仅为专业课学习提供了实践的场所,也打造了花香与药香满园的和谐校园环境,并进一步丰富了校园文化生活,提升了大学生科学人文素养,宣传了中药科普知识,探索了一条专业育人、实践育人、文化育人的道路。

关键词:中药园地;校内基地;实践育人

目前,国内一些医学院校十分注重校内中药园地的建设,药园的设立,不仅为大学生的专业学习提供了生动丰富的实践场所,能够多途径、多层面、多方位地开展大学生课余文化活动,同时还可以形成具有专业特色、别具一格的校园环境,打造花香与药香满园的和谐校园氛围,折射出医学院校浓厚的专业文化气息和深刻的育人理念。

鉴于此,中西医结合学院自 2016 年 3 月开始在建华校区筹建中药园地,并依托园地发展建设,从专业特色出发,将专业育人、实践育人和文化育人有机结合,为大学生综合素质的培养提供了良好的平台,同时打造了富有特色的校内教学实践基地,起到了一定的引领和示范作用。

下面就依托中药园地建设,大力开展实践育人的工作案例说明如下:

一、依托中药园地,服务专业课教学

园地的建设紧密围绕中西医结合学院、药学院、临床学院等二级教学单位所开设的专业课程,如《中药学》《生药学》《药用植物学》等专业学习内容而展开,园

---

* 卢杨,刘洋,于树宏:河北医科大学中西医结合学院。

地栽培的中药材种类近40种,可以为上述专业课程的实践教学提供丰富的实物和腊叶标本,满足学生实地观察、辨认和鉴别中药材的学习需求。

建园以来,共制作植物腊叶标本59份,果实、种子、根茎类实物标本60份,进一步扩充了学院的中药标本室建设,丰富了标本种类;专业课教师能够经常性地组织学生走进药园,实地讲授中药材生长习性、形态特征以及鉴别要点,作为课堂教学有力的补充。在园地实践认知的过程中,更有助于学生掌握书本上的知识,理论和实践相结合,加强理解和记忆,起到了很好的教学辅助作用。

此外,采自园地栽培的中药材所制作的植物腊叶标本,还被张贴在学生班,建立了班级中药学习园地,营造了浓厚的专业学习氛围和中药文化气息。专业课的课堂理论教学与园地实物观察有机结合,相得益彰。

二、依托中药园地,开展系列科普文化活动

目前,依托中药园地建设,已开展7次以普及中医药知识为主题的文化活动,包括中草药植物腊叶标本的制作、中药标本展示与功效讲解、园地实地参观与药材鉴别讲解、中药种苗认领与栽培知识讲解等。通过举办各种形式的科普文化活动,吸引在校大学生关注中医药知识,培养专业学习兴趣,拓展科普文化视野,起到了较好的示范引领作用。

科普文化活动自开展以来,累计参与学生数量达到620人,招募大学生科普志愿者100余人,打造了依托校内实践基地持续性、常态化、广泛性开展科普教育的良好平台。

三、依托中药园地,建设微信宣传平台

依托中药园地的发展建设,建立了微信公众号"杏林来了",积极发挥网络新媒体的宣传优势,全方位、多渠道地营造校园中医药文化氛围。通过该微信平台,一方面加强对中医药科普知识的宣传和引导,另一方面及时发布园地活动开展情况,并就同学们普遍关注的药材栽培、养护、鉴别以及使用功效等问题进行答疑解惑。

自微信平台建立以来,共推送文章62篇,其中包括介绍园地建设及活动开展情况14篇,中医药养生知识宣传12篇,中药材相关知识介绍36篇,平台最高关注人数可达417人,点击率为1489次。

四、依托中药园地,培养大学生劳作精神

500平方米中药栽培园的建立,还承载着一项更为重要的育人作用,就是培养

大学生吃苦耐劳、团结协作的宝贵精神,在栽培药材和管理园地的过程中体验田间劳作的艰辛,体会"先问耕耘,再问收获"的道理。园地筹建之初,首先面向大学生招募具有一定专业基础知识、热爱劳作和田间种植经历的团队成员,经过个人报名、提交申请与层层选拔的过程,最后有 5 名同学脱颖而出,组建了园地栽培团队,负责开展与园地建设相关的所有工作。

在专业教师的指导下,团队每周按时开展例会,共同商讨园地建设方案、栽培计划和举办活动事项。一年来,团队的同学们不畏艰辛、不怕困难,在园地栽培近40 种中药材,学习和掌握了基本的田间管理技术,如播种、间苗、剪枝、施肥等,也承担了大量的浇灌、除杂草、除病虫害等田间管理任务,保障了药园栽培中药的良好生长。正是在这样日日劳作付出辛苦与汗水的过程中,培养了青年学子坚韧不拔、坚持不懈的品德,也增强了大学生团结合作、勇于担当的团队意识。

五、依托中药园地,打造药化、美化、香化、绿化的校园环境

一年来,在药园共栽培特色中药材近 40 种,如河北地区常见大宗药材决明、天南星、地黄、黄芩、丹参、知母、牛蒡等,有极具观赏价值的药用植物,如桔梗、射干、连翘、石竹、祁菊、红蓼等,有芳香植物薄荷、紫苏、金银花等,初步建成了一座具有特色的药用植物园,不仅丰富了建华校区校园景观,更打造了药化、美化、香化、绿化于一体的校园自然环境,吸引着广大校内外植物爱好者前来参观和学习。

2016 年 10 月,正值田间栽培的祁菊和亳菊在初秋绽放的时节,栽培团队的同学们精心采摘鲜花,制成精美花束,送给在教学一线辛勤授课的教师们,充分表达学子感谢师恩的情怀,成为校园秋天里一道美丽的人文风景线。

总之,依托校内中药园地的建设,密切结合大学生的人才培养目标,寓专业学习于实践之中,寓文化建设于劳作之中,寓科普教育于基地之中,不仅为专业课学习提供了实践的场所,也为校园文化常态化和多元化的建设提供了平台,更为青年大学生的全面发展、综合发展提供了施展才华、激励创新、砥砺品质的舞台。

创新志愿服务路径　推动高校精神文明建设[*]

——"急救技能进基层"的社会实践探微

摘　要："急救技能进基层"社会实践活动在弘扬志愿精神、惠及群众健康的同时,也使广大青年医师和学生在活动中锤炼意志品质,在实践中转变工作作风,形成了推进医疗服务与精神文明建设同向同行的强大合力。"急救技能进基层"社会实践活动以群众呼声为着力点,以细节关怀为切入点,以惠民利民为落脚点,取得良好社会效益。

关键词:社会实践;急救知识;医疗惠民

志愿服务倡导无私奉献、友爱互助、共同进步,与社会主义核心价值观的基本内涵和根本要求相一致,是践行核心价值观的题中应有之义,对新形势下推进高校精神文明建设具有重要作用。如何创新志愿服务路径,有效服务基层,河北医科大学第三医院在实践中作了积极探索。该院针对目前广大民众急救知识普及率低,面对危情束手无策的现状,自 2015 年至今,第三医院宣传部与媒体联合策划,组织专家在全省卫生系统首次开展"急救技能进基层"系列公益活动,专家志愿团队无论严寒酷暑,将科学的急救知识和技能带到基层,受益群众上千人次。在弘扬雷锋精神的同时,广大青年医师和学生也在活动中锤炼意志品质,在实践中转变工作作风,形成推进医疗服务与我校精神文明建设同向同行的强大合力。

一、"急救技能进基层"活动,以群众呼声为着力点

(一)针对群众反映强烈、突出的问题进行有益探索

根据中国心脏健康教育联盟 2015 年心脏健康教育周活动的统计数字,目前我国心脏性猝死的抢救成功率极低,能够抢救过来的患者不足 1%,大部分人没有抢救机会,死于院外。其中一个重要原因即公众缺乏心肺复苏知识技能,从而错

---

[*]　任少辉:河北医科大学第三医院。

过了抢救的"黄金4分钟"。2015年北京市卫生统计公报显示,在北京,参加过急救培训的人数与市民比例为1∶150,新加坡为1∶5,美国为1∶4。美国大城市中,心脏骤停的抢救成功率最高可达16.3%,在中国不到3%,不少群众在急症患者面前束手无策或因抢救措施不当加速生命消逝。因此,对群众开展逃生避险、自救互救等应急安全教育势在必行,普及急救常识就是尊重生命。

(二)整合医疗和媒体资源形成宣传合力,与群众诉求进行有效对接

当前社会和媒体关于疾病预防和养生的科普报道屡见不鲜,群众对常见病防控已具备一定常识,但对急危重症的处理技能却知之甚少,面对意外伤害手足无措。同时,急救专家小范围普及急救知识难以形成社会影响。因此,医院宣传部与《燕赵都市报》(网络部)联合策划实施"急救技能进基层"活动,不仅为广大人民群众提供实实在在的急救知识和技能,而且通过大众媒体集中报道,在社会上广泛宣传了急救的具体内容和重要意义,从而提升全社会对生命安全的高度关注。

(三)以"传播即服务"为理念,推动精神文明建设落到实处

在自媒体时代,传统媒体的单向传播逐渐转变为"传播即服务",通过媒体融合,在碎片化信息中做出受众的问题解决方案。医院宣传部借助媒体特性,将医疗资源与媒体资源相整合,为公众开展专业化的志愿医疗服务,使急救知识和技能推广在线下和线上彼此互动,受众的参与度更高,参与面更广,参与方式更直接。这种志愿服务社会实践,将医学科普知识以实际体验的方式带到群众中去,同时,也将医务工作者的无私奉献精神传递到基层群众中,切实推动了精神文明建设。

二、"急救技能进基层"活动,以细节关怀为切入点

(一)活动方案科学细密

在专家团队选择上,配置具有丰富教学和临床经验的副主任以上医师和医学生,确保为群众讲解、操作能够深入浅出,科学无误。在人群覆盖上,坚持全面与重点相结合,既满足非专业群众需求,又覆盖偏远山区的专业培训,同时兼顾社会特定人群。在普及方式上,专业知识讲座和现场操作演示相结合。

(二)活动过程传递医务工作者的奉献和精诚精神

急救专家团队利用节假日休息时间,无论严冬酷暑,都将科学急救理念和技能手把手传授给基层医师和广大百姓。在40℃高温下,在公交车上为司机普及急救知识。下雪天,在社区广场为家中有心脏病的患者家属手把手教授急救技能。医务工作者在广大民众心中树立了良好的形象。

（三）实践中不断扩大受众范围，覆盖社会特定人群

"急救技能进基层"公益活动目前分为两部分，一是对基层乡村医生进行专业培训。急诊专家团队赴平山、晋州、新河、井陉等地，为乡村医师进行心肺复苏术、心脑血管急症早期处理等基础急救技能培训以及危重症识别、抢救和生命支持等专业知识传授。二是对社区居民、公交司机、老年公寓护理人员、狱警、学校师生等特定人群进行心肺复苏急救常识普及，利用模拟人进行徒手心肺复苏演示并现场给予一对一专业指导。

三、"急救技能进基层"活动，以惠民利民为落脚点

（一）"急救技能进基层"活动，守护群众生命安全

人民生命高于一切。由于95%的心脏骤停发生于院外，其中60%在救护车到达时已经死亡。因此，普及急救常识对于群众生命安全意义重大。通过开展急救技能进基层活动，极大提升了人民群众院前自救救人的能力，为经济社会发展、促进人的全面发展提供了有力保障。

（二）"急救技能进基层"活动，树立了甘于奉献的医德医风

急救医务人员在繁重的工作之余，牺牲个人休息时间，不求任何回报，坚持为群众传递急救知识。活动大多在室外进行，医务人员和医学生每次都是自行前往为群众认真耐心地讲解急救知识，手把手传授技能。他们牺牲自己的休息时间，医院将志愿服务作为工作常态，涌现出一批道德模范，他们自发的为百姓解燃眉之急。

（三）"急救技能进基层"活动，和谐了医患关系

急救医生以身作则，深入基层开展医疗服务，极大扭转了社会上一部分人对医务工作者的偏见，树立了医者仁心、为民服务的良好形象，对于和谐医患关系、和谐社会发展做出了有益贡献。

"急救技能进基层"志愿服务活动，传递的不仅仅是尊重生命的急救医学常识和技能，更重要的是，在实践过程中，让广大人民群众切身体会到了医务工作者不辞辛苦、勇于奉献的精神品质和善行善举，感受到了医疗服务的人性化，更感受到党对广大人民群众无微不至的关怀，为新时期弘扬高校精神文明建设提供了新的路径。

第六篇 **06**

| 网络文化篇 |

新形势下加快新媒体建设的几点思考*

摘　要：新形势下加强高校新媒体建设，要在学校党委的坚强领导下，通过不断改革、创新，促进学校新媒体保持生机，快速发展，在校园文化建设、学生思想政治教育和服务师生中发挥更大作用。在工作中，要坚持党管媒体，坚持以师生为中心，坚持正能量是总要求，坚持管得住是硬道理，着力打造"精准宣传"平台、思政育人平台、暖心服务平台和网上沟通平台。

关键词：新媒体建设；学校官方微信；党管媒体

所谓新媒体，是指以数字通信技术为支撑，以互联网为主体，以智能手机、平板电脑等网络接入设备为终端，为用户提供信息发布、浏览等服务的新型传播形态。新媒体具有传播性强、互动性强、吸引力强、覆盖面广、内容丰富等突出特点。新媒体中应用最为广泛的是"两微一端"即微信、微博和客户端。微博方兴未艾，微信蓬勃发展，客户端正在兴起。目前，大部分高校都建立了自己的微信公众号，并且学生受众的基数非常大，校园微信公众号已成为新形势下文化育人的重要平台。

"忽如一夜春风来，千树万树梨花开"生动概括了目前高校微信公众号的发展状况。新形势下，高校微信繁荣发展的背后也存在一定问题，如何通过创新破解阅读量和用户量停滞上升甚至衰减的困局？如何科学高效地管理学校各级微信平台？如何使全校微信同频共振并形成宣传合力？如何最大化发挥新媒体育人和服务等功能？本文结合"河北医科大学"微信公众号建设的实践，浅谈几点看法。

---

　*　李晓玲，岳云鹏：河北医科大学党委宣传部；刘洋：河北医科大学人事处。

一、履职尽责,坚持四项原则

（一）坚持党管媒体

党管宣传、党管意识形态、党管媒体是坚持党的领导的重要方面。要坚持党对新闻舆论工作的领导,确保新媒体宣传文化阵地体现学校党委的意志、反映学校党委的主张、确保学校官微围绕学校中心工作设置专题、引导舆论、找准抓手、凝聚共识,为推动学校改革发展创造良好环境

（二）坚持以师生为中心

习总书记指出"网信事业发展要贯彻以人民为中心的发展思想",学校在十二五期间凝练了"学生为本　教师为先"的办学理念。学校官方微信坚持以服务师生为中心的导向,更加注重贴近基层,更加注重用深沉的情感打动人,师生在哪里,我们的宣传队伍就在哪里;学生的需求、教职工的关切是我们宣传报道的主要内容。学校官方微信只有坚持以师生为根本,服务师生、造福师生才能行稳致远,才能绿树长青、永葆活力。

（三）坚持正能量是总要求

坚持主动引导舆论走向,加强正面宣传,占领文化传播制高点,掌握新形势下宣传思想工作和意识形态建设的主导权,要深入师生、常驻一线,深度挖掘和传播医大百年历史中的深厚文化资源、身边的典型事迹以及学校的中心工作。不断探索创新宣传方式,提高宣传实效性、趣味性、竞争力,发挥正能量,唱响主旋律,提高河北医大声音"分贝",刷新河北医大形象"颜值"。

（四）坚持管得住是硬道理

目前,我校大部分二级学院、少数行政部门及部分学生组织纷纷建立微信公众号。学校各级微信事业得到了蓬勃发展,但是也出现个别单位微信更新不及时、作品质量参差不齐以及全校微信未形成整体宣传合力等问题。目前,学校成立了网络宣传工作领导小组,印发了《河北医科大学各级官方微信、微博暂行管理办法》,通过进一步加强各级微信管理和微信运行人员学习培训及任务考核,构建全校微信矩阵,形成新媒体宣传合力。同时,要加强对各级微信的排查力度,决不为错误思想言论提供传播渠道。

二、因势而新,引领新形势下四个关键因素

（一）抓住视频这个关键

近期,由中央主要新闻媒体推出的《最牵挂的人》《小账本连着大情怀》《厉害了,我们的 2016 年!》等视频短片,传遍了互联网,点击量均在亿次以上。去年,由

河北医科大学官方微信学生自导自演的微电影《毕业季，我们不说再见》一经推出，瞬间在医大微信圈里刷屏，点击量过万。在信息传达方面，文字不如图片，图片不如声音，声音不如视频。新形势下，网络信息呈现出"短、平、快"的特点，短视频时长短、信息量大，较文字、图片等呈现方式更加生动，并且自带音频，能够最大限度地进行信息传达。高清晰度、高质量的短视频或将成为未来网红产业中的重要传播媒介，也是学校官方微信重点努力的方向。

（二）有创新才有传播力

有创新才有生命活力和传播力。2016年9月，由学校官方微信团队学生拍摄制作的军训航拍作品和宣传部老师演唱的河北医大版《成都》歌曲，阅读人数均破万，得到了师生的广泛好评。现今微信公众账号数量众多，学校、二级学院、学生组织、班级以及社会组织各类公众微信号竞争激烈。目前，学校官方微信从技术、团队运营机制和创意等方面进行了探索。在技术层面，官方微信团队已实现无人机航拍，并正在尝试使用VR/AR技术。在学生奖励考核方面，突出"优劳优得"导向，根据点击量、点赞人数和留言数量测算奖励标准，刺激了学生的创造力，激发了学生的生产力。在管理方面，打破以传统中以功能划分部门的制度，取而代之的是以兴趣和特长分组，从而调动了师生制作微信的积极性。在科研方面，团队已经指派专人负责学习排版新软件和新技术；负责尝试使用GIF动图；负责探索运行QQ公众号等新媒体中的新生载体。创意是最稀缺的资源，创意决定传播力，传播力决定影响力。在创意方面，学校官方微信实行宣传部年轻教师"共报选题、择优使用"的原则，从而保证了官方微信的传播力和影响力。

（三）培育五项全能新媒体复合型人才

人才是办好微信的关键，成功运营一个微信公众号需要一支专业团队。在选人用人方面，要解放思想，树立慧眼识才、爱才识才、聚全校英才而用之的理念。学校宣传部充分调动各类人才的积极性把官方微信办新、办活、办热、办大。官方微信在运行中突出"快"和"好"两个准则。如果从素材收集整理到后期排版制作可以由单独一人完成，那么就可以实现时间上快和质量上好。为此，团队高度重视教育培训，想方设法使参与教师和骨干学生成为五项全能新媒体复合型人才。目前团队里"提起笔来能写，拿起话筒能采访，端着相机能拍照，举起手机能录像，坐在电脑前会排版"的复合型人才越来越多了。

（四）讲好"美味"的故事

习近平总书记在全国高校思想政治工作会议上强调把思想政治工作贯穿教育教学全过程。思想政治教育对大学生就像盐对人体一样。食物中放盐太多了，过于咸，无法食用；放盐少了，过于淡，并且时间久了人体缺少盐就会没力量。同样,如果大学生思想政治教育活动政治口号味太浓,政治性意图过于明显,难免会让大学生产生逆反心理;①如果少了思想政治教育,大学生就会迷失方向。新形势下,高校新媒体有一项重要使命就是做好大学生思想政治工作。学校官微利用自身优势可以把思想教育这把"盐"通过灵活多样的形式溶解到作品中,打造一批"美味"的故事。而讲故事,是最有效的传播方式,通过讲好"美味"的医大故事,可以实现立德树人有道,春风化雨无声。

三、展望未来,着力打造四大平台

(一)"精准宣传"平台

"十三五"期间,学校官方微信将围绕学校中心工作,深入开展主题宣传、成就宣传、先进事迹宣传、典型人物宣传,大力营造崇德向善、见贤思齐的良好校园文化氛围。将结合学校"十三五"规划,认真贯彻落实学校二届四次全委会(扩大)会议报告中的工作部署,精准对内、对外宣传报道我校积极落实《省部委共建意见》,推进京津冀协同发展,加强"双一流"建设,发扬"服务社会、服务基层"优良传统,深化教育教学改革、二级学院综合改革和人事分配制度改革及完善学校内部治理结构等重点工作。以上述内容为主题通过打造一批"沾泥土、带露珠、冒热气"的精品来讲好医大故事,传播医大好声音,展示医大好形象。

(二)思政育人平台

"十三五"期间,河北医科大学官方微信团队将加强学生团队建设,鼓励团队中的学生成为"医大社会主义核心价值观生动教材"的挖掘者、受教育者和传播者。让参与寻找挖掘医大好故事的学生以学生的口吻和方式通过官方微信把故事"讲"给大家听,让更多的学生以喜闻乐见方式接受思政教育,使社会主义核心价值观实实在在入脑入心。以该团队为基础发展学生网络宣传员、网络评论员、网络监督员和舆情引导员队伍,打造一支学校靠得住、用得上的"学生网军"。

(三)暖心服务平台

"十三五"期间,将积极贯彻落实"学生为本、教师为先"的理念,升级"高招季""就业季""迎新季"等微网站;探索开通"饭卡官微充值功能";完善"考试查询""课表查询""图书查询""工资查询"等服务;升级"主题留言板""主题照片墙"。真真正正使官方微信成为师生的"手机必备软件"和"网上精神家园"。

(四)网上沟通平台

"十三五"期间,指定专人做好微信后台留言管理,聚焦师生关心问题,加强与

---

① 边瑞峰. 好的思想政治工作应该像盐[J]. 解放军报,2017 – 02 – 13,(7).

学生事务中心、后勤、招生、就业等相关部门横向联系,积极回应师生的关切,解疑释惑、服务师生,让官微成为为师生排忧解难的绿色通道。探索尝试校领导通过官微定期与师生交流机制,让官微成为校领导贴近师生、倾听师生声音,了解基层所思所想的直通车;让官微成为师生和校友为学校改革发展建言献策的绿色通道。

新形势下,在学校党委的坚强领导下,通过不断改革、创新新媒体工作,坚信学校官方微信将保持生机,快速发展,并将在开展校园文化建设,加强医学生思想政治教育和服务师生中发挥更大的作用。

建好校园微信公众号　搭建文化育人新平台*

　　摘　要：高校微信具有传播性强、互动性强、吸引力强、内容丰富等四大优势，在工作中，需要精心设计，认真打造官方微信精品育人栏目。在官方微信建设中，权威性和首发权是官微的重要生命力，互动性、参与性是增加用户的有效手段，人性化、实用性是留住用户的重要保障，精细化、规律化是提高阅读率的法宝。完善微信运行机制，要提高思想重视，完善稿源机制，完善发布流程，完善队伍建设。

关键词：学校官方微信；新媒体建设；新媒体育人

　　目前，大部分高校都建立了自己校园微信公众号，并且学生受众的基数非常大，校园微信公众号已成为新形势下文化育人的重要平台。一年多来，河北医科大学充分发挥校园微信的育人功能，大力加强医学生思想政治教育，深入开展医学生培育和践行社会主义核心价值观工作，推进学校文化建设，并做出了一些有益的探索。

一、深入了解，发挥高校微信四大优势

（一）传播性强

微信具有高效传播的特点，从信源到受众，信息到达率几乎是百分之百的，它的可分享、可转发，能让信息得到裂变式的传播。

（二）互动性强

微信具有非常好的互动性，用户不仅可以接收信息还可以和管理员互动，比如提问、留言、交流、评论等。

（三）吸引力强

相对于学校橱窗、校报等传统媒体，微信公众账号迎合了当代青年依赖手机

---

　　* 岳云鹏，刘学民，马梦瑶，吕森，王学嘉：河北医科大学党委宣传部；刘洋：河北医科大学人事处。

的习惯,对学生受众有很强的吸引力。

(四)内容丰富

目前微信公众号能发送文字、图片、语音、视频等消息,内容丰富形式多样。

二、精心设计,认真打造高校四大育人栏目

高校微信公众号必须获得学生的持续关注和认可,才能潜移默化地发挥育人功能。精彩的内容、实用的信息是吸引用户的最大法宝。河北医科大学官方微信团队精心设计每期微信内容,持续追踪每期内容后期反响,深入分析每期内容阅读人数、点赞人数和粉丝数波动等数据,经过长期探索,建立了四大育人栏目,得到了师生的高度认可,促进了医学生社会主义核心价值观教育和医学生人文精神教育。

(一)讲好医大好故事

几十年来,河北医科大学一代又一代的专家、学生,在医疗卫生教育事业的田野上,执着前行。涌现出了许多先进事迹,河北医科大学官方微信持续推送了"喀麦隆高原上的白衣天使王青芸""连续抢救三名危重病人昏厥在工作岗位上的赵鹏""青藏高原上的白衣守护者杜辉""老人火车上生命危急,我校四院朱辉医生挺身而出"等感人故事,单期阅读人数都在几千以上。校园微信的出现不仅拉近了师生与身边榜样的距离,也使榜样的形象更加鲜活,增加了受教育者的心理认同,发挥了身边榜样的育人示范作用,潜移默化中对医学生进行了医德教育。

(二)重温百年历史上的"大医"精神

忆往昔,前有古人,星光灿烂,经验满堂。百年河北医大为国家和社会培育了"大医",他们不仅拥有精湛的医术和高尚的医德,还拥有强烈的爱国情怀。这些河北医科大学的前辈在国家危难关头挺身而出积极投身革命,为抗战培养了一批医务工作者,同时也为国家做出了巨大牺牲,他们漫漫人生中汇集了家国史、民族史、医大史。他们是学校进行社会主义核心价值观教育最好的榜样和最生动的教材。河北医科大学官方微信采用生动的图文消息给大家再现了"从我校走出去的医学博士抗日将军——殷希彭""老人满门忠烈一家义士""抗日烽火中的医大人""生命最后的馈赠——我校人体科学馆里一颗永远跳动的心脏"等人物当年的故事,引起了全校师生情感上的共鸣,使社会主义核心价值观教育具体化、生动化、形象化。

(三)方便快捷发布医大校园生活信息

习近平总书记指出"网信事业发展要贯彻以人民为中心的发展思想",河北医科大学官方微信坚持以服务师生为中心的导向,师生在哪里,我们的宣传队伍就

在哪里;学生的需求、教职工的关切是我们宣传报道的主要内容。在高招季节,针对考生和家长关注高考招生问题设立招生微网站,让有志于报考医大的学子及考生家长全面了解学校的综合实力、办学特色、招生政策、特色专业和历年分数的信息。在迎新季,针对新生初到学校,不熟悉学校情况,专门设立迎新微网站,网站涵盖学生的衣食住行各个方面,还包括领导嘱咐、辅导员寄语、学长学姐寄语等心理辅导内容,让新生全方位了解医大,迅速适应大学生活。在考试季,设立四六级考试、期末考试绿色查询通道,方便学生考试报名和成绩查询,并邀请考取名校的往届毕业生分享考研经验,助力医大学子考研。在就业季,针对我校大五和研究生分布于省内多家医院实习,不便于频繁参加校内招聘会的情况,河北医科大学官方微信与学校就业中心合作,提前通过微信发布招聘会详细信息,极大方便了在医院实习的毕业生。河北医科大学官方微信在发布招生、就业、考研等各类权威信息的同时,坚持官方新闻报道趣味化、生活化、碎片化。如把1万多字的校长工作报告,设计成"校长说:2016这些事与你有关"通过图片、文字、表格让长篇文字不再生硬难懂,通过本土化、接地气、碎片化的做法,让师生更容易、更乐于接受。同时指定专人做好微信后台留言管理工作,积极回应师生的关切,了解师生的所思所想,解疑释惑,服务师生。让学校官方微信平台成为了解师生、贴近师生、为师生排忧解难的绿色通道。学校官方微信只有坚持以师生为根本,服务师生、造福师生才能行稳致远,才能绿树长青、永葆活力。

(四)让学生体验有温度的主题活动

学校官方微信通过线上线下巧妙合作,不仅能够巩固微信公众号的知名度,也能深化微信公众号与学生的实质性联系,有效提升用户黏度。如2015年10月16日河北医科大学官方微信推出的"笔尖上的医大"手绘获奖作品,单期阅读人数达到了2万,受到了海内外校友、师生的一致点赞。发起的"医大·雪""春暖医大"等摄影比赛投票活动,单期阅读人数也在7000左右。学校官微发起的《七月与安生》《一切都好》《大闹天竺》《反转人生》《自我救赎》等电影点映抢票活动受到了师生认可和欢迎。通过在学校官方微信上发起各类特色活动,丰富了校园文化生活,提高了学校美誉度,增进了师生爱校、荣校、兴校情怀。

三、不断探索,掌握运行高校微信四大技巧

目前很多高校面临人手紧张问题,经常需要加班加点完成微信推送以及点击量不是非常理想等问题。如何在现有的条件下,更好地运行微信?经过长期探索初步总结了以下四大技巧:

（一）权威性和首发权是官微的重要生命力

运行学校官方微信要定期发布一些最重要、最权威的消息，同时要确保首发权。这样有利于增加关注人数，增强微信的信誉度、提高微信影响力，例如2015年6月29日，河北医科大学官方微信推送"校长在2015年学位授予仪式上的讲话"单期阅读数过万，在师生中引起了强烈反响。2016年7月15日，官方微信推送的"河北医科大学成为河北省政府、国家卫生计生委和教育部共建高校"单期阅读数人数达到3万，极大增强了师生的凝聚力和认同感。权威性和首发权是官微的重要生命力。

（二）互动性、参与性是增加用户的有效手段

在河北医科大学官方微信宣传推广初期，采用了会议上推广宣传、到班级发放二维码宣传页、发起活动投票等多种形式。最后经过数据分析发现发起投票是一种快速增粉的方式，例如"医大——雪""春暖医大"等摄影比赛投票活动的增加关注人数都在400人以上。但是，为了避免学校正常教学秩序不受干扰，切实维护积极健康和安宁的校园环境，学校官微明确界定校园网络投票活动的内容范围，坚持正确价值导向，坚持"非必要不举办"的原则。

（三）人性化、实用性是留住用户的重要保障

如何能使关注用户由"飞鸽牌"变为"永久牌"？河北医科大学官方微信团队在学生群体中开展了问卷调研，经分析发现人性化的服务功能是留住用户的关键。为此通过"自定义菜单"开发了"2016留言板"，给师生开辟了诉说心语，表达情怀的网上天地；开设了"主题照片墙"，记录了大学校园的"匆匆那年"和学校的重大事件；建设了"迎新专区微网站"，为新生报到提供了衣食住行一站式服务。

（四）精细化、规律化是提高阅读率的法宝

微信公众号蓬勃发展，如何能在这千军万马中胜出？一条抢眼的、诱人的题目是刺激用户点击这篇图文的前提，如河北医科大学官方微信推出"河北医科大学微信圈惊现假美猴王"这些题目或贴地气或让人眼前一亮，在提高阅读率上起到了很好的促进作用。此外，微信发布时间规律化也非常重要，周一到周五下中午12:30和晚上10:00为发布微信的黄金时间；周末和寒暑假期间，更适宜在早晨7:30左右发送。

四、加强设计，完善微信运行四大机制

成功运行一个单位的官方微信，需要积极完善各项工作制度。

（一）提高思想重视

河北医科大学高度重视新媒体工作，为了进一步加强和规范学校各级官方微

信、微博的管理,充分发挥新兴媒体在信息传播、舆论引导、舆情应对、网络文化建设等方面的积极作用,制定了《河北医科大学各级官方微信、微博暂行管理办法》。

(二)完善稿源机制

优质的稿源是微信永葆生机的关键,河北医科大学官方微信建立了自己稳定的稿源途径,首先,自主策划。根据师生关注热点主动深入师生中发掘那些"沾着泥土、带着露珠、冒着热气"的素材,这类素材最受师生欢迎。其次,师生投稿。师生所投稿件往往是发生在自己身边的事,比较受师生欢迎。再次,资源共享。高校中网站、校报、新媒体等平台一般都由宣传部管理,这就为资源共享提供了机会。目前,学校宣传部实行一次采编、多次传播、多平台传播,使传播声音最大化。

(三)完善发布流程

河北医科大学官方微信经过近一年半的探索建立了适合自己的运行机制。第一步,由当日小组成员进行素材采集,采集时,要有效使用语音、视频等各种形式,提升阅读乐趣。第二步,小组成员讨论设计方案,根据用户不同,设计不同发布方案。第三步,进行排版设计,要符合青年人的阅读习惯。第四步,进行三级审核,分别由学生编辑、教师编辑、学校宣传部领导审核,把握了方向,减少了错误。第五步,微信推送后,做好归档保存工作,并关注信息反馈。

(四)完善队伍建设

人才是办好官微的关键,成功运营一个微信公众号需要一支专业团队。在选人用人方面,要解放思想,树立慧眼识才、爱才识才、树立海纳百川、聚全校英才而用之的理念。充分调动各类人才的积极性把官方微信办新、办活、办热、办大。河北医科大学微信团队在自身建设方面进行了初步探索。周一到周五为推送日,把团队分成七个小组,第一小组为播音组负责制作推送音频,成功打造了"河北医大微广播"节目;第二、三、四、五小组负责当日图文制作推送;第六小组负责自定义菜单功能开发和视频制作,第七小组负责组织团队学习培训和娱乐活动。团队指导老师对团队发展很重要,首先建议团队指导老师要长期深入微信工作一线,并定期给团队树立可实现的目标。其次,走到学生中去,多听听学生建议,尊重学生的创意和劳动成果,充分调动学生的自主能动性。再次,要给团队注入奉献的思想,并赋予团队核心成员一定财务、事务决定权。最后,要加强团队专业知识学习、责任意识培养,加强与其他院校的联络交流。

微信具有高效传播、可互动交流,可转发图片、文字、音频、视频以及强大的服务功能。同时,年轻群体依赖手机、使用微信。因此,坚信在学校党委的坚强领导下,通过不断努力创新,河北医科大学官方微信将在开展校园文化建设、加强医学生思想政治教育、开展医学生培育和践行社会主义核心价值观工作中发挥越来越重要的作用。

"河北医科大学"官方微信推送议题研究*

摘　要："河北医科大学"官方微信是由河北医科大学党委宣传部主办的学校官方发声媒体,一直以弘扬和传播河北医大文化和精神为己任,致力于发布医大权威信息,展示医大校园生活,服务师生与社会。"河北医科大学"官方微信现平均每天发布一篇图文消息,议题涉及广泛,通过选取"河北医科大学"官方微信公众号的部分推送信息作为样本,进行统计分析,旨在为高校官方媒体微信公众号的运营提供参考。

关键词:河北医科大学;官方微信;微信公众号

一、研究背景与研究对象

2015年3月,"河北医科大学"官方微信(微信号:HMU1894)正式上线,以弘扬和传播河北医大文化和精神为己任,致力于发布医大权威信息,展示医大校园生活,服务师生与社会。可以说,高校官方微信连同校园网站、校报等形成了新时期高校传播的新格局。

表1　"河北医科大学"官方微信公众号的阅读情况(2016年11月第三周)

日期	总阅读数	总点赞数
11.14	2182	89
11.15	1436	57
11.16	1209	49
11.17	11260	141
11.18	2009	96

本文选取"河北医科大学"微信公众号作为研究案例,抽取其在2016年9月1

---

*　王学嘉:河北医科大学党委宣传部。

日~12月1日91天内推送的86条微信消息作为分析样本,采用内容分析法,通过对样本的信息内容进行统计分析,提炼出"河北医科大学"官方微信公众号内容建设的特征和经验,为高校官方媒体微信公众号的运营提供参考。

二、"河北医科大学"官方微信内容特征分析

(一)推送内容分析

通过对样本的统计分析,本文将"河北医科大学"微信公众号推送的内容主题总结为五个类别——党政方针类、新闻报道类、生活服务类、师生员工类、文化传播类。在86条样本信息中,师生员工类信息居多,共计23条,约占样本总数的27.4%;生活服务类信息共20条,约占样本总数的23.8%;文化传播类信息共14条,约占样本总数的16.6%;新闻报道类信息共10条,占比约为11.9%;党政时局类信息共9条,占比约为8.3%。

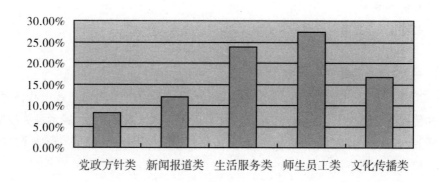

图1 "河北医科大学"官方微信号推送内容议题占比

通过对上述数据的分析,我们也可以看出明显的传播规律。可以说,"河北医科大学"微信公众号弥补了校报版面的不足,与《河北医科大学》校报形成有力互补,增强了信息的全面性,满足不同受众不同的阅读感受。

1. 师生员工类信息居多,人文关怀多,深度挖掘医大典型人物,传播"医大好声音"

河北医科大学的办学理念是"学生为本,教师为先",这就体现出学校处处以人为本的发展思路。在利用新媒体宣传方面,河北医大也很重视人文关怀。重视每一位教师、员工、学生的发展,是河北医大宣传的立足点,通过挖掘这些典型的人物,传播给大家主流的价值观,从而让医大人感受到一个温馨的学习和工作

环境。

2. 生活服务类信息每周都有，做医大人生活小助手

提供服务是当下微信公众号的重要功能之一。统计数据显示，"河北医科大学"微信公众号每周都推送生活服务类信息，利用新媒体帮助大家解决生活、学习中的难题。现如今，人们碎片化时间较多，很难静下心来认真阅读长篇大论的深度解读类文章，只能利用短时间来迅速捕捉推送的信息。尤其是学生，白天繁忙的功课，只有闲暇时间才能打开手机微信。据笔者统计，"河北医科大学"官方微信每次推送生活服务类信息之后，受众在很短的时间内就会阅读，且受众是不吝赞美的，这是订阅者最直接的反馈，也说明受众对于生活服务类信息的需求是迫切的。为师生员工提供服务也是建立"河北医科大学"官方微信号的一个目的。

（二）发布形式分析

现如今，大部分微信公众号发布信息的形式为图文专题信息。这种形式一方面可以使微信发布的内容不受容量的限制，可以承载图、文、音、影、超链接等多媒体格式信息，另一方面也使得受众更加全面、详实地了解每一条信息。

图文专题信息一般分为三级阅读界面：第一级页面包含新闻标题、图片以及文字导读；第二级界面就是订户点击一级界面进入之后的界面，在这里订户可以看到一级界面中标题所对应的文章的主要段落；在二级阅读界面的左下方，通常标有"阅读全文"的链接，点击之后即进入第三级界面，这个界面也就是这条新闻发布的原始网页。

经笔者分析观察，"河北医科大学"微信公众号使用的信息发布形式一般多为图文专题信息的二级阅读界面。从表2中也可以看出，"河北医科大学"微信公众号这种二级界面也能很好地呈现信息的完整性，文字加图片，形式多样，增强了可读性。

表2　"河北医科大学"微信公众号2017年3月20日二级界面内容及形式

	一级界面内容	一级界面形式	二级界面内容	二级界面形式
1	医大人你们准备好了吗	头条信息是以"文压图"的形式呈现	关于本科教学工作审核评估	图片、文字，文字居多
2	@所有医大学生，这些福利你可以有	文字标题和图片并排呈现	介绍了河北医大给学生提供的服务	文字和图片，图片居多

续表

	一级界面内容	一级界面形式	二级界面内容	二级界面形式
3	【微广播】春分节气:岸柳青青,草长莺飞	文字标题和图片并排呈现	春分及民俗活动介绍	文字加配图、微广播

（三）推送时间分析

据了解,现在一般的微信公众号在一天24小时内只能为订户推送一次信息,所以说发布时间的选择成为衡量传播效果的一个重要指标。据统计分析,"河北医科大学"公众号一天向订户推送一次内容。在样本统计的91天里,"河北医科大学"公众号在部分周六日间断过,其他时间都向受众发布信息。从具体发布时间点看,大部分的信息保持在晚上19:00-23:00之间,这说明"河北医科大学"微信公众号推送信息节奏有序、时间比较规律,这也比较契合受众的时间规律,让受众真正成为"河北医科大学"的有效受众,从而获得好的传播效果。

二、"河北医科大学"微信公众平台的传播策略——"使用与满足"理论

"使用与满足"理论是一种受众行为理论,把受众成员看作是有着特定"需求"的个人,把他们的媒介接触活动看作是基于特定的需求动机来"使用"媒介,从而使这些需求得到"满足"的过程。受众因社会环境和个人因素,会产生各种各样的需求,他们会选择接触媒介来满足。从这个角度讲,"河北医科大学"公众号会吸引大量受众,说明其在一定程度上满足了受众所需。

首先,"河北医科大学"微信公众号推送的内容满足了受众最基本的获取信息、监测环境的需求。自然与社会环境是不断变化的,只有及时监控、了解、把握并适应内外环境的变化,人类才能保证自己的生存和发展。"河北医科大学"微信公众号正是通过一对多的"广播式传播"或"深度传播",将推送的内容高效、精准地传达给受众,消除受众对周围社会的随机不确定性。例如"河北医科大学"微信公众号以师生员工类信息居多,这就能够让受众了解到自己所处的周围环境,从而起到了解、把握学校内外环境变化的作用。

其次,"河北医科大学"微信公众号推送的内容营造出一个良好的舆论空间,满足了受众获取学校发展信息、参与学校建设的需求,同时也满足了受众可以反馈的需求。"河北医科大学"微信公众号和校报《河北医科大学报》一样,都是河北医大的主流媒体,代表了河北医大的声音。两者在获取学校发展信息方面,几乎没有差别。但是,"河北医科大学"微信公众号推送内容比较活泼,没有《河北医科大学报》那样严肃,而且微信公众号为受众构建了一个良好的反馈渠道,受众在看完当天的推送内容之后,立马可以做出评论或留言。这样就形成了受众参与学校建设的一个平台,通过这个平台,受众可以直接在微信对话框中发表自己的看法和意见,通过媒介让学校及时听到自己的声音。

再次,"河北医科大学"微信公众号满足了受众对日常学习工作生活服务信息的获取需求。例如"还有87天就要考四六级了!怎么有效备考?""国庆长假,小编带你吃遍医大"等信息,都为医大人提供实用的、有效的生活信息,满足他们基本的个人生活需求。

最后,"河北医科大学"微信公众号满足了受众身心愉悦的享受。微广播、原创歌曲、朗读、照片欣赏等方式,都让受众利用闲暇时间来欣赏身边的美,既传播了医大正能量,又让受众身心感到愉悦和放松。

高校"微广播":大学文化建设的有声力量*

摘　要:高校官方微信的"微广播"是高校重要的主流传播媒体和文化阵地,也是新时期加强和改进大学生思想政治工作的重要途径。高校"微广播"具有传播时空的不确定性、工作人员的双重性、受众层次的特殊性、宣传效果的导向性等特点,且高校本文以河北医科大学官微"微广播"为实例,通过分析高校"微广播"的传播特点以及其对大学文化建设的重要性,探讨在融媒体传播时代,创新发展高校"微广播"工作,应从加强队伍建设、打造精品栏目、注重人文情怀等方面入手,更好建设校园文化,更好为师生服务。

关键词:微广播;校园文化;大学文化建设

学校党委宣传部主管的高校官方微信作为大学重要的传播媒体之一,既是本校精神文明建设和发表舆论的平台,又是有效连接师生的桥梁和纽带。可以说,它是高校党委的喉舌,担负着准确传播学校政策、改革发展动态及师生员工心声的重要使命。纵观各高校官方微信发布内容来看,多以图文消息或者单独一条语音为主,而图文消息的二级页面中也常包含音频内容。可见,高校官方微信的"微广播"形式已逐渐深入到微信的制作中。本文中所指的"微广播"特指穿插在微信图文消息中的音频格式。

一、高校官方微信"微广播"的传播特点

当前,大学校园的传播媒体主要有校报、广播、网站、微信、微博、电视等,随着新媒体技术的异军突起,高校官方微信中的"微广播"依靠成熟的技术支持,在微信的阅读量中占有一席之地。

---

*　王学嘉:河北医科大学党委宣传部;王冰:河北医科大学就业指导中心。

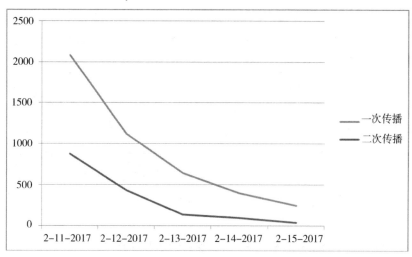

图1　河北医科大学官微"微广播"2017年2月11日推送图文消息的传播情况

作为大学校园的一种文化设施,微信中的"微广播"又不同于其他传播载体,其特点主要表现在:

（一）传播时空的不确定性

由于官微中"微广播"制作要经过策划、形成文字稿、录音、编辑等一系列工作,所以其传播信息的时间性很难保证,往往滞后于所发生的新闻事件。同时,作为接收信息的受众,他们打开微信推送的时间也不尽相同,因此很难确保受众接收"微广播"信息的时效性。在空间上,高校官微的受众以本校学生及校友居多,地域分布也非常广泛。

（二）工作人员的双重性

双重性是指官微制作人员一般以学生为主,他们主要任务是学习,利用课余时间才会来参加官微的编辑,具有流动性和非专业性。高校的"微广播"除了领导及负责老师之外,录播人员、编辑人员、记者等一般都不是专职人员,而是本校学生。他们从最初的选拔中脱颖而出,逐渐熟悉岗位的具体职责,但随着临近实习或毕业,他们不得不选择退出组织,这就造成了因编辑人员的经常交接,熟练程度不同使得校园"微广播"在功能的发挥和对受众的影响等方面产生某种不稳定性。以河北医科大学官方微信为例,每年都是在大一新生进校后招新,经考核、培训后上岗,到了大三就正式退出,真正在官微工作的时间不足两年。

（三）受众层次的特殊性

高校官微"微广播"面对的受众主要是本校师生。大学生是一个特殊的文化集合体,他们的年龄、阅历相似,视野较开阔,都具有很强的求知欲和求新欲。另一个受众群体是文化素养较高的大学教师,这个群体更是高品位的听众。另外,受众中也不乏学生家长,他们的品位也参差不齐。因此,受众的特殊性对"微广播"具有反作用,对其提出较高的要求。

(四)宣传效果的导向性

不同的受众,接触和选择媒体的方式不同。随着新媒体技术及智能手机的普及,学生在校期间更多选择手机来接收外界信息。而官微"微广播",针对大学生这一特殊的受众群体,可以通过对节目的编排来把握舆论导向,唱响校园里的主旋律。由于高校官微一般由学校党委宣传部主管,因此舆论导向的可控性更好,从而能对学生宣传教育起到更有效的指导作用。

二、以文化人、以文育人:"微广播"与大学文化建设

习近平总书记在全国高校思想政治工作会议上提出:要更加注重以文化人以文育人,广泛开展文明校园创建,开展形式多样、健康向上、格调高雅的校园文化活动,广泛开展各类社会实践。促进校园和谐,营造高品位的文化氛围,也是高校官微"微广播"的重要任务之一。山东大学校长展涛曾多次提到:"一所大学不可能在学术上永远领先,而领先的只有校园文化"。笔者主要工作之一就是负责高校官微"微广播"工作,"微广播"对大学文化建设有很重要的作用,具体表现在:

(一)育人作用

"微广播"的特色之一就是可以利用音响效果这种生动的形式来传播新闻。高校官微经常推送校内新闻,如果图文消息中插入"微广播",传播效果就更好了。通过宣传典型、访谈、辩论等形式,全方位、多角度、形象化地向在校大学生进行以爱国主义、集体主义、社会主义为主要内容的思想政治教育,强化他们保持正确的道德观念,树立正确的价值观。

(二)熏陶作用

官微"微广播"中不乏一些文学栏目,这也是大学文化建设的重要渠道之一。通过设立诸如"为你朗读""点歌台"等栏目,向受众传递了丰富多元的"高质量、高品位、高格调"的人文基础知识和文化信息,对于培养大学生的人文情怀至关重要。另外,"微广播"的编辑人员都是在校大学生,他们充满活力,朝气蓬勃,能够将青春的力量感染每一个听众。

(三)导向作用

习近平总书记在新闻舆论工作座谈会上对媒体提出"高举旗帜、引领导向、围绕中心、服务大局"的方针,作为大学校园的主流媒体,官微"微广播"在传播学校正能量方面具有不可小觑的作用。广播具有画面感强的特性,通过"微广播",受众可以更生动接触到学校大的发展改革理念,为学校创新进步营造积极的舆论氛围。

三、打造校园主流媒体,为校园文化建设服务

梳理大学校园内媒体,无外乎校报、网站、微信、微博、广播、有线电视,可以说这些校园主流媒体都是加强和改进大学生思想政治教育、推动大学校园文化建设的重要力量。官微中的"微广播"作为一支新兴力量,更需要发挥其传播特性,扬长避短,拓展视野,努力创新工作方式方法,使"微广播"成为广大师生喜闻乐见的传播途径。笔者以河北医科大学官方微信"微广播"为例,探讨如何依靠新媒体技术做好"微广播"的传播工作。

(一)加强队伍建设,努力打造"好声音"

目前,我校的官微是由党委宣传部老师负责的学生社团,可以说这样一个组织具有工作的稳定性和连贯性。每年新生入学之后,会通过选拔的形式确定一批学生工作人员,但是他们的水平参差不齐,后期也需要组织培训。在进入官微"微广播"工作后,学生要接受系统的培训,一方面要加强政治理论学习,提高政治素质;另一方面要提高学生自身的播音水平,打造医大精品"好声音"。

(二)打造精品栏目,传播医大"好故事"

打造广播精品栏目是官微的永恒追求,有精品才会形成特色,这样才会拥有更多的核心受众。以河北医科大学"微广播"为例,每周一会在官微推出"微广播",这样,就能在时间上保证了记者们可以花更多精力去采访、编辑、制作精品"微广播"。目前,河北医科大学官微"微广播"主要有医大印象、医大人物、医大达人,通过开设这些精品栏目,目的也在于挖掘医大的典型人物、典型故事,从而为学校树立一个良好的形象。

(三)注重人文情怀,积极聚焦"正能量"

人文情怀在医学类院校培养师生的人文情怀至关重要。随着网络化信息的泛滥,越来越多的垃圾信息充斥在大学生中。越是时代发生着改变,作为大学官方发声媒体的"微广播"越是要创新并且坚持,要有一种"人文情怀"的坚持,它是每一个校园媒体都应该有的"底色"。同时,校园"微广播"要积极聚焦学校改革发展的"正能量",做有温度的校园新媒体。

大学校园"微广播"作为推动大学文化建设的积极力量,应该充分利用自身媒介优势,不断加强队伍建设,调整工作方式,与时俱进,增强校园文化传播的时代感和吸引力,引领大学文化发展,推动文明校园创建,实现以文化人、以文育人的新目标。

网络文化语境下高校思想政治工作的应对策略*

摘　要：随着科学技术领域的不断突破,网络文化作为一种新兴文化现象应运而生,日益引起社会的广泛关注和深入研究。它拓展了高校文化活动的空间,并且与高校思想政治工作逐渐融合成为独特的文化体系,这对高校思想政治工作提出了新的要求。高校的思想政治工作中应当改变传统策略,应对网络文化带来的挑战,抓住机遇实现新的发展。

关键词：网络文化;思想政治;高校;应对策略

一、网络文化的概念及其特征

(一)网络文化的概念

基于网络文化这一词组的构成特点,学界主要通过两种纬度界定网络文化的概念。一种纬度是从网络的角度看文化,从网络的技术性特点出发,分析新型科学技术的出现和发展对文化所产生的影响。另一种纬度是从文化的角度看网络,探究文化的传播对网络内在构成和思想内容的改变。可以说,网络与文化是相辅相成的,网络作为物质基础,对文化存在和发展起到承托的作用;文化作为精神基础,充实着网络的内涵,单纯强调哪一方面都是有失公允的。

关于网络文化的概念也是众说纷纭。例如美国社会学专家大卫·波特(David Porter)就以计算机通信技术为基础,从强调发展起来的物质和精神文化的综合的角度出发对网络文化进行定义,中国学者万俊人则认为网络文化是一种具有发展全球化和实践技术化双重特征的信息文化等。各家学者虽然定义不同,但总体来看可以分为两大类:广义上的网络文化和狭义上的网络文化,前者指的是网络环境下所有人类文化的总称,包含物质创造成果和精神创造成果;后者主要是建立在计算机技术以及网络通信技术基础上的精神创造成果,它反映了人类通过网络的环境进行工作、学习和生活的方式,并以此而形成的价值取向、思维方式、

＊　王鹏,温瑞:河北医科大学纪委;王盼:河北医科大学审计处。

社会心理、行为模式等。

综上所述,网络文化是指以计算机技术和网络通信技术为基础而进行的文化活动以及由此产生的精神创造。即本文主要以狭义的网络文化为起点进行研究的。

(二)网络文化的特征

1. 网络文化载体的虚拟性与功能性

虚拟是网络空间得以存在和发展的灵魂所在。[1] 网络的虚拟空间使人类冲破时空的阻隔,冲破现实世界的束缚成为可能。在虚拟空间中,一切主体的活动都被数字化和符号化,网络以其便利性使人们能够摆脱性别、种族、地位等因素的制约,人们的生活方式和交往方式也被深刻影响着。同时,网络在存在形式上的非现实性和非真实性,且更加不具有约束力和规范性,[2]使得信息制造、传递和吸纳更加自由,在拆除信息壁垒的同时,实现了教育学习、交流沟通、资料提供、日常服务等多种功能的集成。

2. 网络文化内容的多元性和丰富性

网络文化载体虚拟性和功能性的特征方便了知识的传播,也带来了多元且丰富的信息内容。网络虚拟的特性中没有了现实空间的束缚,使得网络文化产品突破了现实世界空间对知识储藏数量的限制,整个网络中不同信息来源所制造的信息总量呈现几何状的快速增长。网络文化内容的多元性主要在于其包容性,网络中精英文化与大众文化并存,高雅文化与低俗文化同在,[3]主流文化与非主流文化逐渐融合,网络文化内容可以说涵盖了网络外文化的所有门类和领域。

3. 网络文化传播的迅捷性和开放性

网络文化传播的开放性来源于网络运行机制的开放性,[4]采用网状结构联结的互联网络系统是实现全球范围内沟通的开放性系统,网络中任何一个结点都以自身为基点呈立体散射状向外扩散,可以通过错综复杂的网络路径与另外一点相连,使得信息资源可以在网状系统中发散传播出去。同时,由于计算机网络系统的构建遵循同样的协议标准,任何终端只要遵循这一标准即可成为整体网络的一部分,每一个网络个体能够在此标准下自由而迅速地进行信息交流。

---

① 李红梅. 网络虚拟性对人的全面发展的阻抗[J]. 兰州学刊,2009(11).
② 李圆圆. 信息安全价值研究[M]. 上海:世界图书上海出版公司,2014:138.
③ 耿红卫. 网络与青少年德育研究[M]. 北京:新华出版社,2013:68.
④ 耿红卫. 网络与青少年德育研究[M]. 北京:新华出版社,2013:67.

4. 网络文化主体的平等性和个体性

网络空间虚拟的特性以及网络技术平行的特点,使得任何处于这一空间的个体在现实生活中的差异和不平等得到了隐藏,人们以相对平等的地位在网络中存在,使每一个网络成员都能成为平等的使用者,可以完全自由地制造、选择和吸纳信息。① 网络文化主体的个体性是和内容的多元化紧密相关的,多元化的文化内容为个体特性的彰显提供了基础和可能,个体特性反过来又影响着网络文化内容特性的形成。

总而言之,网络作为技术现象和文化现象的产生和发展②,使得社会成员在现实世界之外具有了虚拟的身份,也让人类的基本价值理念出现了新形态。在这种背景下,网络文化在为促进人与人之间沟通交流,不断提升个人素质和水平,成为一种新的生产方式改变着世界的同时,也给高校思想政治工作带来了新的挑战。

二、网络文化语境下高校思想政治工作面临的挑战

(一)高校思想政治工作教育方式方法方面

在高校传统的思想政治工作中,教师处于信息优势地位,掌握着更多的教学资源和教育信息,在教育教学过程中更多地强调自身权威,并且选择灌输式的方式方法,以便迅速实现思想政治教育工作的目标。在此过程中,教师处于主动的领导地位,而学生是被动的服从接受状态。然而,随着网络技术的兴起,高校大学生可以在传统学习时间外更加自由地获取信息,在传统课堂外更加广阔的空间进行学习沟通,在传统学习氛围外更加轻松自如地交流思想,原本封闭性的空间被开放性空间所取代,长期的高校思想政治工作中形成的言传身教、循序渐进等教育方式方法的地位逐渐动摇。可见,在网络环境下,传统的思想政治教育方式和方法都已经不再完全适应新形势的需求了,封闭的教学空间、单向的灌输模式以及沉闷的教育氛围都需要及时调整。

(二)高校思想政治工作从业人员素质方面

思想政治教育工作中教育工作者扮演着重要角色,负责教育的组织和实施、思想政治知识的传授和解答以及教学结果的评价和判断,其素质的高低直接影响到教育效果的实现与否。在传统的教育过程中,教育工作者凭借着掌握的教育教

---

① 叶静漪. 以科学化、精致化理念推进北大立德树人工作——〈北大青年研究〉创刊十周年德育成果精选[M]. 北京:中国文史出版社,2015:266.

② 王炎龙. 网络语言的传播与控制研究[M]. 成都:四川大学出版社,2009:125.

学信息资源对大学生进行施教。在网络环境中,信息资源的多元性和丰富性使得教师工作者传统的信息权威逐渐失落,取而代之的是学生更多的选择网络作为主要途径进行自主性的学习,网络提供了更加广阔的知识总量和学习自由。面对网络迅猛发展的态势,高校思想政治教育工作者又担负着更加重要的传授文化使命,这就要求这一群体必须时刻站在信息浪潮的最前沿。如何跟上日新月异的网络发展进程,逐步增加对网络空间的适应性,对网络信息的吸纳能力,对网络文化鉴别水平,对高校思想政治教育工作者的综合素质提出了更高要求。

(三)高校大学生思想道德建设方面

高校大学生在虚拟的网络空间中,摆脱了现实的桎梏,体验到了自由,但是多元且丰富的网络文化也为其发展埋下了隐患。一是网络文化容易混淆高校大学生的价值取向。网络中有着大量健康向上的有益信息,但是同样存在着不少的负面信息,而高校学生思想单纯、欠缺阅历和辨识力差的特点,使其更容易受到不良信息的影响和迷惑,造成价值取向紊乱;二是网络文化容易淡漠大学生的责任感。由于网络虚拟的特性,符号化和数字化使得部分人认为网络空间可以不受法律和道德的约束,从而导致部分大学生群体行为自律性以及责任感的缺失;三是网络文化容易引发大学生身心健康问题。由于网络的特性以及法律法规的滞后,互联网络中充斥着大量违反伦理道德和法律规范的内容信息,大学生或出于好奇,或出于冲动而沉溺其中,影响其身心健康发展;四是网络文化容易导致大学生人文素养缺失,网络迅捷快速的传播和更新速度,使得以消遣娱乐为主的扁平化文化充斥其中,这将会影响大学生群体文化深度以及厚度。

三、网络文化语境下高校思想政治工作的应对策略

(一)与时俱进,加强思想政治工作教育队伍建设

目前,高校教育工作者与高校大学生之间存在着网络话语的鸿沟,这一现象的产生根源在于:高校的思想政治教育工作者拘泥于传统事物,对新兴技术和现象有很深的排斥感,无法真正融入到如火如荼的网络环境中,不仅难以接触到更加前沿、更为丰富的知识,而且难以理解网络背景下大学生的心理和行为状态,二者之间形成了话语状态上的交流和沟通的鸿沟。网络文化语境下,能否构建一个完备的思想政治教育工作体系并使之能够高效的运行起来,取决于思政教育队伍的建设状况,能够完美担当起这种教学任务的教育工作者应当具备两个特质。一是熟悉思想政治工作教育传统工作,具备坚定的理想信念和较高的思想政治理论功底;二是掌握基本的网络应用技术,对网络环境和网络文化有着足够的了解,能够运用计算机网络技术等现代手段有效地开展工作。即高校思想政治工作者作

为思想政治教育工作一线战士,应当坚持与时俱进,不但在思想观念上融入到网络环境中,在技术能力上更要做到同步提高,只有这样才能充分施展自身的思想政治理论教育教学技能,才是符合时代要求的教育工作者。

(二)推陈出新,积极探索思想政治教育工作新方式新方法

传统的思想政治教育方法是沿用"一支笔、一本书、一块黑板"的课堂教学模式,①而教育对象则是在单向地接受知识的传输。教育工作者在信息资源上占据着垄断地位,但是限于教育方式的单一,使得思想政治工作难以真正实现应有效果。网络开放性、多元性等特征,为教育教学主体双方提供了一个更加自由和宽广的教育环境,它不仅使得教育工作者与学生之间的传统地位开始扭转,更重要的是给传统教育教学方式方法带来冲击。高校思想政治工作者应当学会运用网络的方式方法搜集、分析、运用信息,发现并关注大学生关心的热门话题、热点事件,进而有针对性地对自己的教学内容加以改进。由于网络空间虚拟的特性,不仅给网络的使用者提供了更为自由的环境,而且个体在现实世界中的差异都已经不复存在,每个使用者都能够平等的贡献和获取。因此,对于针对网络环境中思维活跃、行为独立的大学生群体,传统的简单化、灌输式、堵截型的方法已经不再适用,作为思想政治教育工作者应当改进教育教学途径,由命令化、单向化的教育教学方法向引导式、疏导式转变,以平等的心态和交互的方式,晓之以理、动之以情的将大学生引导到正确的思想政治轨道中,确保思想政治工作在新形势、新环境下依然保持主动性、时效性和针对性。

(三)充分重视,主动抢占思想政治教育工作新阵地

高校在开展思想政治教育工作中应当充分利用各种资源,在网络环境的语境下,网络资源的利用尤其重要。要在高校师生中开创关注网络、利用网络、建设网络的新格局。以校园网络为主干,创新思想政治教育工作的新阵地,创建微博公众号、微信公众号等新媒体,提升宣传教育的覆盖面、说服力和实际效果,逐渐从"一体发展"过渡到"多点开花,多彩纷呈",形成校园网络网状体系,构筑独特且高效的网络教育文化环境,将大学生引导到高效学习、全面进步、提升素质的正确轨道上来,最终使网络成为高校开展思想政治教育的一个重要途径。

(四)不断加强高校校园网络文化建设

1. 重视校园网络建设,夯实校园网络基础

在网络环境下,特别是在思想和活动尤其活跃的高校校园,网络已经逐渐成

---

① 李德敏. 网络文化对高校思政政治教育的影响和对策[J]. 学校党建与思想教育,2012 (3).

为文化传播和吸收的主要阵地。校园网络,特别是高校校园网的建设和完善,为网络文化提供了支撑性作用。校园网在教育者与受教育者中间搭建起联系和沟通的桥梁,通过这座信息的桥梁,思想政治教育工作者以及高校大学生能够及时传递思想政治理论信息,沟通学习和交流的方法,从而实现学习和教育的最优化。高校思想政治教育工作中应当主动融入网络环境、借鉴网络经验、提升网络利用效率,不断夯实高校校园中网络建设和应用的坚实基础,以更好地发挥网络在教育教学中的作用。为了确保高校思想政治教育目标的实现,一要加强校园主题网站的建设,提升思想政治教育的空间和效率,营造思想政治宣传教育的网络文化氛围,使思想政治教育内容成为校园网站主题内容以实现教学育人和校园文化传播的双重目的。二要加强校园网络基础设施建设,增加校园图书馆、电子阅览室、多媒体教学中心等硬件设施的建设投入。三要加强学习资源库、网络信息资源库、多媒体素材库、学科信息资源库等软件设施的建设。

2. 加强校园网络管理,健全校园网络安全系统

网络的发展在给信息的制造、传递等带来方便和快捷的同时,也带来了诸如网络谣言、网络隐私、网络名誉等社会问题,这些问题小则侵犯他人人身权利,重则引发犯罪问题。因此,有必要加强校园网络的管理和监控机制。首先,应当引导高校大学生群体树立正确的网络道德观念,特别是注意在思想政治教育中增加网络道德培育的相关知识和内容,增强大学生上网的责任和义务的意识以及安全适用的意识;其次,建立一支素质过硬的校园网络监督管理队伍,加强对校园官方网络、校内论坛等局域网络的管理和监督,针对网络上的敏感问题组织发表正面理性的意见,为营造良好的校园网络文化氛围提供软件支持;最后,高校应当规范校园网络的运营,可以尝试实行网络实名认证制,在规范大学生网络言行、帮助其树立正确网络使用观念的同时,通过网络技术等手段阻止网络不良信息进入高校大学生群体中间。

(五)加强大学生自律教育,提升学生判断能力

在网络文化语境下,高校大学生既是网络信息的制造者,同时也是网络信息的吸收者和使用者,培养大学生良好的素质是网络思想政治教育的重要内容。一方面,高校思想政治教育工作者应当努力掌握并学会运用网络科学技术,积极了解并掌握高校大学生使用网络的规律和内容,将网络平台作为教育教学的另一块主阵地,积极整合各方面力量,吸纳各方面优点,不断提升大学生的网络法律意识、网络责任意识、网络安全意识以及网络自律意识,培养大学生良好的网络使用习惯和网络道德规范,让每一位大学生都成为自觉维护网络道德与文明的主体,为营造良好的网络氛围增添一份力量。在网络思想政治教育过程中,要让每一个

大学生都接触并参与到整个教育教学流程中,使师生互为信息的传播者和接受者,①同时互为网络思想政治教育的教育者和受教育者,形成教育者与受教育者协同学习的模式。另一方面,要不断增强大学生在网络空间中的主体自觉性,帮助他们了解网络环境的复杂性和多面性,提高高校大学生的网络信息鉴别的能力以及网络知识的管理能力,培养其正确的辨别和筛选网络信息,吸收网络有益内容并抵制网络有害信息。

---

① 李林英,郭丽萍. 新媒体环境下高校思想政治教育教学研究[M]. 北京:人民出版社,2015:259.

第七篇

07

|教学与课堂文化篇|

利用课间十分钟　打造大学生文化活动常态化^{*}

——大学生课间文化的探索与实践

摘　要:为建立大学生文化活动常态化机制,中西医结合学院经过九年的探索与实践,以课间十分钟为载体和平台,通过积极动员、有效组织、合理设计,目前已形成较为完善和富有特色,学生喜闻乐见、愿意接受和主动参与的课间十分钟文化活动。活动形式多样,内容丰富,覆盖面广,充分展现大学生蓬勃的朝气、青春的活力、合作的精神、团结的风貌。课间文化活动自开展以来,已形成品牌特色,受到历届学生的欢迎和好评,成为他们一种难忘的大学回忆和文化情怀。

关键词:课间十分钟;文化活动;常态化

医学院校的大学生,往往面临课业任务繁重、课余时间有限、文化活动贫乏、人文教育缺失等现象,如何充分利用课间十分钟,建立常态化的文化活动机制,打造有特色、有活力,学生喜闻乐见、愿意接受、喜欢参加的课间文化活动形式,是本案例进行探索和实践的主题。

自2006年开始,我们萌生了如何充分利用课间十分钟,打造一个充满生机与活力的课间文化活动的念头。念头的产生,源于看到课间文化的缺失,课间气氛的沉闷,学生在课间往往采取单调、消极的休息方式,所以,自2006年开始探索,尤其是从2012年以来,逐步形成了比较完善的课间文化活动机制。

开展好课间文化活动,需要前期动员、精心组织、专人负责、团队合作,要讲求实效、不流于形式,要弘扬文化、不流于俗套,要丰富内涵、不流于肤浅,更重要的一点,还要贵在坚持不懈,形成该项文化活动的常态化。只有形成常态,才能彰显成效;只有看到成效,才有坚持下去的动力;只有坚持不懈,才能达到文化育人的目的。下面就几年来大学生课间文化活动开展的情况进行具体说明。

---

*　于树宏,卢杨,刘洋:河北医科大学中西医结合学院。

一、活动准备

在每年《药用植物学》专业课开课前,组织班里有文艺特长和兴趣爱好的同学们,组成"课间文化活动团队",负责每一期课间活动的策划、组织、实施和总结工作。开展好此项活动,要特别注重前期思想动员,达成共识,因为多数学生已经习惯了课间的时候趴在桌上睡觉,突然换一种方式度过课间,需要达成共识。其次,注重发挥学生团队的力量和优势,如果只是指定一名班干部负责此项工作,很可能因为组织任务繁重、意见不统一、遇到较多的困难或繁琐之事就轻言放弃,而一个团队的凝聚力和战斗力是巨大的。再有,授课教师在其中的作用也十分关键,教师对课间活动的关注度、支持度和参与度也决定着活动开展的效果和质量。

二、活动组织

课间文化活动的组织流程是首先采取班级学生依据自身文艺特长自愿报名的形式进行广泛的内容征集,然后由课间文化活动团队的同学们负责筛选,确定适宜在课间表演,全体学生能够参与其中,而且内容积极、形式丰富的一些节目,制成表格形式,包括活动的时间、具体负责人、节目内容、需要物品、备注事项等,张贴在教室进行通知,以便督促有课间活动任务的学生们可以提前做好准备和落实工作。

三、活动开展

课间文化活动的特点是可利用的时间较短、参与的学生较多,要在有限的十分钟时间、有限的教室空间、有限的准备周期内尽可能吸引全体学生参与其中,对活动的形式和内容都有特定的要求,例如,需要节目短小精悍,表演时间控制在7~8分钟;需要每次活动的主题被多数学生认可和喜欢,是他们喜闻乐见的内容才能形成常态,才能坚持下去;需要精心设计活动形式,吸引和调动在场学生们的参与热情,形成浓厚的集体氛围,而不只是少数几个学生的自唱自演。此外,还需要挖掘有文艺特长的学生进行引领,才能形成品位和内涵;需要有较强组织能力的学生积极筹划,才能将想法落实为行动;需要任课教师对此项活动持有高度的认同感和责任心,坚持以学生需求和全面发展为本的理念,坚持文化育人的情怀,才能做到在师生的共同努力和配合下,将课间文化活动组织到位,开展到位,达到效果,形成特色。

就课间文化活动具体开展而言,从形式上,有集体诗歌朗诵、歌曲演唱、学做手语操、原创视频欣赏等;从内容上,结合授课期间的节庆日,有五四青年节里话成长,母亲节父亲节里话感恩,端午节里话民俗,毕业季里话惜别等;从主题上,有励志教育、爱情感悟、追逐梦想、珍惜友谊等;从组织上,有宿舍组合、小班组合、团队组合、大班集体参加等。

每一次课间活动,都有专门的学生或小班长具体负责,从节目策划、酝酿、筹备到实施,既锻炼了学生的组织和交往能力,又使得节目在充分准备的基础上进行呈现,保证了节目的质量和水平,尤其是积极动员和吸纳有特长的学生参与其中,例如擅长歌舞表演的学生、乐器弹奏的学生、活动策划的学生、文艺创作的学生、视频制作的学生等,课间活动的开展,也为他们充分发挥个人所长搭建了施展才华、展示自我、服务班级的良好平台,有了这些特长学生作有力后盾,便能保证课间活动顺利并富有成效地开展下去。

四、活动成效

课间十分钟的时间是有限的,但其所营造的文化氛围带给学生的影响却是无限的;课间文化活动的形式是有形的,但通过活动载体凝聚班级团结的力量却是无形的。有了课间文化活动,学生们的歌声、笑声、快乐的心态多了;有了课间文化活动,学生们之间的合作意识、团队意识、协作意识更加浓厚,以活动为纽带,以活动为载体,以活动为目标,传承一种集体精神,坚持一种文化情怀,延续一种青春快乐,这就是课间十分钟文化活动的魅力所在。

目前,课间十分钟文化活动已经坚持开展了九年,陪伴了一届又一届的大学生,度过了令他们难忘的课间时光。很多学生在毕业后走上工作岗位,还一直回忆这段特殊的文化活动形式,一种有歌声有笑声、有青春有风采的集体活动,打破了课间的沉寂,享受了文化的美好,凝聚了班级的力量,增进了师生之间的情谊。课间文化活动,是一种文化分享,更是一种人文关怀,在有限的时间以有限的形式传递无限的快乐、无限的尊重,在学生成长的天空中留下一道永恒的、温馨的风景。

对"边缘化"说 NO*

——浅谈"边缘群体"的引导教育

摘　要:边缘化是一个相对于中心而言的社会学概念,即远离中心地带。"边缘群体"的大学生们与主流学生相比远离中心地带,他们除了去课堂听课,没有机会或不愿主动参加社团活动,没有担任学生干部,没有入党和评优获奖的机会或意愿,成为大学生群体中被人遗忘的角落。他们不能深刻理解人生的目的和意义,心理敏感脆弱,人际关系紧张,因此这个群体更需要被积极的关注。高校辅导员通过了解、关爱边缘群体学生,建立和谐师生关系;提倡"朋辈教育",建立朋辈教育体系;善用赏识教育,树立学生自信心;构建家校教育合力等具体措施,对边缘群体学生进行引导和教育,帮助边缘学生"去边缘化"。

关键词:边缘群体;边缘化;引导教育

一、相关理论依据

(一)马斯洛"需要层次理论"

马斯洛理论把需求分成生理、安全、友爱和归属、尊重和自我实现需求五类,这一理论启示我们:其一,对于集管理、教育和服务为一体的高校,其职能的履行是基于对学生成长成才需要的满足,只有充分发挥人力资源的潜力,才能最大限度地发挥组织和管理的作用;其二,每个学生都有着自身的特殊性,有着不同的需要,只有激发他们的潜在能力,才能促使他们实现自己的需要,从而不断成长进步。

(二)"以人为本"教育理念

"以人为本"的教育理念是以人的自由全面发展作为教育的最高理想,它要求把学生看成有情感、有需要的"人",而不是知识的"容器"和考试的"机器";要求通过挖掘学生潜能、提高学生潜质达到教育目标,要让每一个学生都有自己的发

---

　　* 刘佳,李亚娟:河北医科大学临床学院。

展空间。

（三）"皮格马利翁效应"

"皮格马利翁效应"也称"罗森塔尔效应"，留给我们这样一些启示：1. 赞美、信任和期待具有一种能量，它能改变人的行为，当一个人获得另一个人的信任、赞美时，他便感觉获得了社会支持，从而增强了自我价值，获得一种积极向上的动力；2. 暗示是一种能量。如果你始终给事物传递一种良性暗示，它会出现转机，或者变得更加出色；3. 赏识是一种积极的能量，能激励别人，不断的改进自己；4. 自尊和自信是成长的力量。自尊心和自信心是人的精神支柱，是成功的先决条件。

二、实施方法与过程

（一）了解、关爱边缘群体学生，建立和谐师生关系

边缘群体学生习惯用满不在乎、无动于衷来掩饰内心深处的孤独、寂寞、自卑等真实情绪。辅导员要坚持"以人为本"的教育理念，不能让边缘群体学生感到被忽略、被漠视，通过面对面亲切平等谈话、与家长联系、查阅档案、QQ、微信聊天等多途径、全方位地了解他们，掌握真实的、有价值的信息；在日常学习生活中，给予他们真诚的关爱，努力缩短与学生心理上的"距离"，想方设法为其排忧解难，建立和谐、信任的管理关系。

（二）提倡"朋辈教育"，建立朋辈教育体系

所谓朋辈，就是"朋友和同辈"的简称，是指年龄相仿、职位相当、生活境遇相似的群体。朋辈教育是教育者充分发挥大学生伙伴的作用，有目的、有计划地组织大学生在学习、生活、工作等方面互帮互助，及时进行思想、心理的交流与沟通，实现优势互补、共同成长的教育方式。

一份对"90后"大学生的问卷调查中显示：55%的学生认为同学舍友是"对自己影响最大的人"。因此建立起"以高带低，以强带弱，以优带差"的朋辈教育体系十分重要。建立朋辈教育体系，一要普及心理健康知识，开设朋辈辅导课程，培养学生朋辈心理辅导员及观察员；二要大力挖掘优秀学生，分享其成功经验和对大学生活的感悟，发挥朋辈影响力和感召力，使更多学生从中受益；再次，开展丰富多彩的宿舍活动，通过良好的宿舍氛围影响边缘群体树立集体意识。

（三）善用赏识教育，树立学生自信心，激发学生动力

赏识教育教会辅导员用智慧的双眼去发现学生身上的闪光点，用平和的心态去面对学生的优缺点，从而使学生在受教育的过程中，感受到自身价值的肯定，以良好的心态去面对学习、生活。它以尊重学生的人格为前提，在承认差异、尊重差异、尊重个性的基础上，注重因材施教，用欣赏的眼光发现闪光点，帮助学生树立

自信心,以实现对学生有效激励作用的"正强化"教育。

(四)构建家校教育合力,共助边缘学生"去边缘化"

家庭是学生极为重要的生活空间和文化环境,学生的心理状态和行为,都可能从家庭的教养方式和家庭人际关系中找到某些直接或间接根由。因此,做好"边缘群体"学生的引导教育需要家校双方整合教育理念。辅导员在日常工作中,可以通过电话、QQ、微信等形式与家长进行沟通交流,另外每年暑期的实地家访,更是深入了解学生及家长、探讨管理教育方法、增进家校情感的重要途径。

三、主要成效与经验

(一)有利于建立和谐的师生关系,促进教育的时效性

辅导员本着"以人为本"的教育理念对"边缘学生"进行日常管理教育,以真诚的态度面对学生,从内心深入了解学生的反应,在情感上与学生产生共鸣,这样学生才能从内心深入接受老师,从而接受老师的引导教育,增强教育的时效性。

(二)有利于促进辅导员不断提升自身综合素质

辅导员对不同"边缘群体"的学生进行引导教育的前提是基于对学生的了解,而要了解学生就必须与学生进行深入有效的沟通交流,学生的兴趣点则是很好地"切入点",这就要求辅导员要不断涉猎各方面的知识、技能,争取学生的信服;此外辅导员与学生间具有强烈的"互动性",辅导员的情绪、心理品质都对学生有着极强的影响力,因此辅导员要增强自身的心理素养。

(三)有利于激励优秀大学生自我加压,发挥示范作用,增强教育的影响力和实效性

借助朋辈教育这种形式,学生中的优秀分子由教育客体变成教育主体,在参与朋辈教育活动中,一方面可以激励优秀学生在助人中锤炼自我,使自身更好地发展;另一方面充分发挥优秀学生群体的标杆示范作用,强化他们的带动和辐射功能,以形成良好的共振和扩散效应,以增强思想政治教育的影响力和实效性。

(四)有利于增进家校情感,增强家长对学校的肯定、认同与配合

学校通过各种方式与家长进行沟通交流,及时反馈学生在校信息,与家长交流探讨教育管理的方式方法,征集家长对学校教育管理的建议与意见等,有利于家长对学校的肯定、认同与配合,从而有利于家校教育合力的形成。

四、加强与改进的计划

(一)注意教育中的反复性和学生差异性

"边缘群体"学生其行为的形成有家庭、社会、环境、个人等多方面因素,在引

导教育过程中,其效果并不是一蹴而就、立竿见影的,有可能出现反复,因此需要辅导员理性对待与思考;此外,学生的千差万别,造成的原因也是各种各样的,必须坚持具体问题具体分析,区别对待,注意"因材施教"。

(二)注意朋辈教育的不断完善

朋辈教育模式具有充分发挥朋辈群体同龄优势、实现双向教育、提高工作实效等方面的突出优势。成功的朋辈教育方案决定于四个主要过程:朋辈教育者的挑选;朋辈教育者的培训;朋辈教育的相关配合措施与实际推动;朋辈教育的效果评估与检讨改进,因此在今后要对这四个过程不断改进与完善。

(三)实施赏识教育要注重艺术性

所谓注重艺术性,是指注重方式的艺术性——因人施赏,把握好赏识力度,因人而异;注重时机的艺术性——赏识及时;注重原则的艺术性——赏识客观,有根有据,不是空洞随意的赏识;注重辩证的艺术性——与其他教育方法相结合,赏识的同时也不忽视适度的批评、惩罚在教育中的积极性。

(四)注意把握与家长沟通、交流的方式

由于家长的工作性质不同、文化经济背景不同、对孩子教育的理念与期待不同等多种因素,因此在与不同家长进行沟通交流中,要采取不同的方式方法,使沟通、交流得以顺利进行。

高校思想政治理论课教师话语权的困境与重塑[*]

摘　要:教师话语权是影响教学效果的重要因素。思想政治理论课教师的话语权主要表现为传播主流意识形态的主导权、调控课堂教学秩序的管理权、指导学生全面发展的引导权。在主导话语权面临挑战、课堂话语权遭到弱化、个体话语权受到轻视的现实困境下,高校思想政治教育话语权必须做到提升理论话语权、优化教学话语权、完善个人话语权,才能实现思想政治理论课教师话语权的重塑。

关键词:高校思想政治理论课教师;话语权;重塑;思考

在校大学生接受思想政治教育的主渠道是高校思想政治理论课,高校思想政治教育教师承担着培养社会主义事业合格接班人和建设者的重要使命。因此,牢牢把握高校思想政治教师话语权,守护好高校这一意识形态工作的前沿阵地具有重要意义。高校思想政治教育的教学效果如何,很大程度上取决于教师对话语的有效掌控和合理使用,取决于思想政治理论课教师的话语权。话语权是通过创造、表达、设置、传播和运用一定的话语来影响和引导人的思想和行为的权利和权力。在社会生活中,话语权被理解为掌控舆论发展方向的权力。高校思想政治理论课教师的话语权,即把社会的意识形态、道德规范等转化为学生意识和人格的权力。掌控思想政治教育的话语权是保证正确的教育方向和培养符合社会需求人才的必然要求。但随着影响因素的日趋多元化以及社会环境的转变,思想政治理论课教师的话语权呈现出弱化态势,教学效果不容乐观。在当今思想政治理论课教育改革呼声空前高涨的新形势下,重塑教师话语权成为了教育改革的前提。这就迫切要求我们阐述其话语权的涵义,针对弱化的现状重塑高校思想政治理论课教师的话语权。

＊　柳云:河北医科大学社科部。

一、思想政治理论课教师话语权的释义

(一)传播主流意识形态的主导权

意识形态性是思想政治理论课的根本特性。主导权即引导并推动全局发展的权力和力量。一般情况下,思想政治教育者掌控着思想政治教育话语主导权。思想政治理论课教师的职业特征带有鲜明的政治特征和育人特征,其话语权绝不能超越政治原则和育人宗旨,必须是与党中央在思想意识上、政治上保持高度一致的话语权,必须在教学过程中反映主流意识形态的主导话语权。尤其是面对西方自由主义、普世主义等西方思潮的巨大冲击,高校思想政治理论课教师要通过话语权增加国家意识形态安全的对抗能力。思想政治理论课教师作为党的理论、路线、方针、政策的宣讲者,必须在教学中体现出国家主流意识形态和社会主义核心价值观念对大学生思想政治教育的整体导向要求,在教学的全过程中贯彻马克思主义中国化的最新理论成果,增强大学生的政治敏锐度和政治鉴别力,提高大学生的思想政治素质和道德素质。因此,恪守主流意识形态主导的原则,是思想政治理论课教师话语权运用、展示、表达、创造和掌控的基础和前提。

(二)调控课堂教学秩序的管理权

课堂教学效果的提升要通过教学秩序的积极调控来实现。思想政治理论课教师是课堂教学秩序的控制者,他们对课堂教学秩序的控制是通过师生主体能动性的发挥、师生互为主体性的表现、师生交流的多元与多样、师生信息反馈的多向性等特征反映出来的,这些特征只有在教师充分行使话语权的前提下才能得到体现。① 当前,思想政治理论课面对的当代大学生获取信息的途径更广、速度更快,不仅视野开阔而且自我意识、独立意识和个性化意识非常强,对课堂教学的要求也越来越高,所以思想政治理论课教师在传授马克思主义理论知识的同时应使思想政治教育话语具有现实性和时代性,使思想政治话语体现社会现实生活,并与时俱进,不断更新,这样大学生易于接受而且也尊重了其个性发展。思想政治理论课教师不但要营造良好的课堂秩序,还要激发他们自主学习的内在动力,充分调动他们参与课堂教学的主动性和创造性。

(三)指导学生全面发展的引导权

思想政治理论课教师的教学本质在于引导学生形成正确的人生观、价值观。信息化时代,人们获取信息的渠道日益多元化,教师的职责要顺应这种变化相应地做出改变,不仅要注重知识的传授而且要转变为着重引导和启发学生形成良好

---

① 龚萱. 高校思想政治理论课教师话语权探析[J]. 课程教学,2015(1).

的思维方式和健全的人格,掌握大学生全面发展的引导权。首先,教师要成为学生成长的引路人,为学生的发展提供正确的指导,帮助他们辨是非、识善恶、甄美丑。其次,大学生在成长过程中会面临诸多困惑,思想政治理论课教师借助教学内容的讲授,能够帮助学生扫清思想和心理障碍,促其健康成长。再次,思想政治理论课教师多与学生交往,有利于学生的精神成长、道德发展和人格形成。思想政治理论课教师不能局限于简单地传授知识,而应增强与学生的交流互动。①

二、高校思想政治理论课教师话语权的弱化

(一)多元文化背景分化主导话语权

思想政治理论课鲜明的政治性和意识形态性决定了思想政治理论课教师宣讲、传播、教育、捍卫社会主义意识形态的必然性和必要性,其教学中以社会主义意识形态为主导的话语权毋庸置疑。然而,大学在各种思想文化的交流中处于前沿地带,具有多样化斗争的意识形态领域造成了思想政治教育面临的形势更为复杂,因而思想政治理论课教师主流意识形态的话语主导权也面临着相应的挑战。

1.马克思主义理论主导的权威性受到质疑

大学生的知识层次较高,具有较好的综合素质,而且可塑性非常强,因此在校大学生的思想政治教育成为了实现马克思主义话语权的重要领域;而且大学又是传播社会思潮的集中地,所以大学思想政治理论课对于马克思主义话语权的实现具有至关重要的地位。目前我国处在社会转型期,改革攻坚期出现的一些社会问题:诸如社会道德水准下降、腐败现象比较突出、大学生就业压力增大、社会群体间贫富差距拉大等现象,使得一部分大学生对马克思主义理论产生了质疑甚至抵触的情绪。他们怀疑马克思主义的科学真理性、社会实践性、怀疑马克思主义的人文关怀性,这些质疑导致大学生对马克思主义主导话语权威产生反感心态,造成教育教学中的师生沟通出现心理上的隔阂,使思想政治理论课教师坚持马克思主义理论主导的难度增大。

2.新媒体的快速发展,造成思想政治理论课教师的话语尴尬

近些年来,我国信息传媒技术发展迅速,新媒体时代"人人皆为记者",以微博、微信、手机客户端为主导的新媒体正在影响和改变着当代大学生的生活、学习和思想,使思想政治教育工作者不再是思想政治教育、德育知识获取的主要来源。在新媒体语境下,大学生对于所学课程相关信息的掌握甚至超过了教师,他们更倾向于接受生活化、多样化的新媒体话语,更渴望在融洽、愉悦的教学场所中实现

---

① 龚萱. 高校思想政治理论课教师话语权探析[J]. 课程教学,2015(1).

师生双方的精神交往和话语共享。其次,由于网络话语无中心性、虚拟性、漂浮性、开放性等特征,加剧了思想政治理论课教师和大学生之间的话语差异和话语冲突。事实上,一些思想政治理论课教师也没有跟上新媒体的节奏,他们的话语内容与生活疏离,话语交往方式有失正当,话语语境不切合新媒体时代,落入了课堂话语不接地气、没有生气、缺乏底气的尴尬境地。①　总之,新媒体时代,思想政治教育工作者的话语在频率、权威、数量、形式等方面都难以抗衡"网络领袖"的话语,其声嘶力竭的知识"呐喊声"往往被淹没或隐匿。

(二)传统教育模式消解课堂话语权

1.传统教育理念的滞后,削弱了思想政治理论课教师的话语权威

传统的思想政治教育把教育者定位为输出方,在台上常常唱着"独角戏",不但忽视了受教育者的感受,置受教育者的反馈于不顾,"师道尊严"的教育理念赋予教师对课堂的绝对控制权力,而学生却成为了课堂的附庸、一群被驯化的对象。然而,在经济全球化背景下,科学技术的迅猛发展、大学生利用新媒体获取信息和知识以及利用高科技创造大量的社会财富,使得传统教育理念支撑下的教育权威面临严峻挑战。课堂与现实生活成为两个独立的场所,思想政治理论课教师在课堂上通过"一本教材、一套教案、一块黑板、一张嘴"来控制课堂的传统教育模式明显滞后于时代的发展,教师的地位出现了前所未有的尴尬,其话语权威正在被弱化。

2.传统的灌输式教化方式使思想政治教育主导话语受到排斥

思想政治理论课教师在高校中扮演着传播思想政治教育主导话语的角色,发挥着主导作用。但这种传播却经常陷入到"填鸭式"的单向的教化之中,使大学生对这种"你说我听"的思想政治教育话语教化方式产生排斥。学生思政课的出勤率也相对低一些,时常有旷课、迟到现象发生,有的虽然身在课堂,却思想开小差,对教师的讲授置若罔闻;有的人看专业课书籍或者玩手机,对教师的讲授内容不屑一顾等。这些都说明灌输主导话语的教化方式已经难以引起学生共鸣及产生良好的教学效果。随着时代的不断发展,这种简单的方式在日益激烈的意识形态竞争中存在着许多不足之处,例如在重视传授理论知识时,忽视了学生在深层次方面的内在需求。学生希望思想政治理论课教师采用尊重学习主体地位和自主学习方式的话语模式。这无疑考验思想政治理论课教师课堂话语权的权威。

---

① 毕红梅,付林溪.新媒体语境下高校思想政治教育话语转换探析[J].思想教育研究,2015(5).

（三）单一的教学语言模式弱化个体话语权

教师的个体话语权是教师言说自我意义世界、形成自身特定规制、构建自己话语系统、拥有个性言说空间的权力。① 它是教师形成个人风格、展示个性风采的前提。思想政治课主要通过语言来开展，语言是教育存在的根本方式，在某种意义上可以认为，思想政治教育者的话语权在一定程度上取决于教育者的语言表达能力和水平。长期以来，思想政治教育者的教学语言模式在其内容和形式上形成了严格的规范和鲜明的特点，并且教师在课堂的语言关系中处于强势地位。这种单项的表达方式虽然能满足教育特殊的表面需求，但却很难融入学生的文化语境中。其次，对教学内容的把握不够，加之一些教师以应付的心态进行教学，使得部分思想政治理论课课堂存在着教师不能把自己对社会的看法、观点、价值观内化到教学中，使得课堂语言"假、大、空"。这种语言不但消解了教师本身的话语感染力，对于所教授的德育内容、价值观念、道德规范在现实社会中也显得苍白无力。在这种单项的表达方式中，思想政治教育者仅仅充当社会意识与学生之间的桥梁和媒介的角色，丧失了作为主体展示个体精神话语权的现象，没有激起教育对象的参与热情，会导致教育对象出现反感和逆反情绪，致使师生关系僵化，教育效果不明显。

三、高校思想政治教育教学中教师话语权的重塑

（一）掌握马克思主义理论，提升理论话语权

思想政治理论课教师的理论话语权是其对马克思主义理论的掌握、理解、表达、运用的权力。理论话语权是维系思想政治理论课教师话语权的根本。首先，要系统掌握马克思主义理论知识提升理论话语权。例如，通过阅读原著、学习经典，增强捍卫理论话语权的自信。其次，要透彻理解马克思主义理论内涵。马克思主义理论的本质内涵是实践性、阶级性、科学性和辩证性，思想政治理论课教师要真正能把握其要义，深入理解其性质，理直气壮地宣传马克思主义，自觉捍卫理论话语权。再次，要全面运用马克思主义理论武器。思想政治理论课教师要以对马克思主义"学深悟透，真用笃行"的态度回应各种社会思潮，帮助学生摆脱相关思想困惑，启发和引导学生认同和接受马克思主义，客观理性地看待和评价国家、社会和自身，增强捍卫理论话语权的实效。

---

① 刘达，郝德永. 论现代性语境下教师的个体话语权[N]. 湖南师范大学教育科学学报，2008(2).

（二）与时俱进，优化教学话语权

思想政治理论课教师的教学话语权是其独立地、自主地发出对课堂教学的思考、理解、体验的话语，真实地表白自身理念、价值的权利。① 教学话语权是维系思想政治理论课教师话语权的保障。实现教学话语权的优化，首先，要消除话语霸权，由独白走向对话。思想政治教育过程在坚持权威性的同时，破除思想政治理论课教师教学中的控制、劝导和灌输的霸权话语方式，建立民主、平等、尊重、理解、宽容的师生对话式，这是优化教学话语权的最有效途径。其次，要丰富情感话语，由说教走向共鸣。思想政治理论教育者要改变疏离生活的形象，注意关注现实生活，深入学生内心，把握当代大学生的特点，拓展思想政治教育影响与大学生个人生活世界的广泛联系，在平等交流和情感对话中拉近与学生的距离，赢得学生的尊重。再次，思想政治理论课教师用鼓舞激励的话语去唤醒学生、用热情昂扬的话语去感染学生、用感召示范的话语去引导学生，从而引发学生情感的共鸣和心理的共振，认同教师和接受教师所传达的教育内容，将外在规范和要求逐步内化为自身的思想品格，进而付诸实际行动，做到知行统一。

（三）提高自身素质，增强个人话语权

个人话语权是维系思想政治理论课教师话语权的内因，也是展现教学魅力的重要内容。思想政治理论课教师只有全面提升自身的素质和能力才能更好地掌握个人话语权，从而实现个人魅力的引领功能。首先，思想政治理论课教师要加强理论修养，增强理论功底，能够对社会现实问题进行科学、客观、深刻的剖析，并对其进行正确的社会解读，激发出理论自身魅力，发挥理论的引导功能；其次，思想政治理论课教师的公信力是一种无形资产，体现了思想教育工作者的权威性、信誉度以及影响力，所以思想政治理论课教师要严格要求自己，不断地提高自身道德修养，在工作生活中表现出较高的人格素养和道德情操，发挥优良道德的榜样示范功能。再次，思想政治理论课教师要抓住时代机遇，寻找新的语言增长点。新媒体时代，教育者不再拥有控制信息的绝对优势，无法赢得课堂主动性。因此，思想政治教育者要继续发挥其优势，就必须尽快与现代信息技术结合，提高自身的技术含量和信息含量。例如，借鉴网络话语，由隔阂走向沟通。熟练掌握网络话语这一沟通媒介，将网络话语渗透于课程教学之中，把抽象难懂的教育内容通过学生喜闻乐见的话语表达出来，能够很好地弥补教材话语的理论性和抽象性，消除话语隔阂，增强课堂教学的效果，通过这些方式不断丰富个人话语，完善个人话语权。

---

① 李霞．论课堂教学中的话语权[N]．湖北教育学院学报，2005(3)．

河北医科大学 PBL 教学与传统教学成绩分析研究[*]

摘　要:以问题为中心的教学方法(PBL)近几年来在我国的医学教育中应用广泛。然而在现行的教育大环境下,PBL教学实际进行过程中必定存在不少弊端。高校在与之相关的改革中,应注意其利弊关系,把握全局。可从小范围的试点工作开始,注重考核方法的跟进,待其发展趋势稳定后,再扩大范围推广。

关键词:PBL;医学教育;教学改革;教育模式

近年来,随着教育改革的推进,我国多所医学院校也相应地实施教学改革,就教学模式改革而言,教学方法逐渐地从传统灌输式教学逐渐向为以问题为基础的PBL教学法转变,以适应新型人才的培养模式,促进教育水平和人才质量的提高,为培养更多适应经济社会发展需要、具有创新精神和自主能力的人才做出贡献。① PBL教学模式与传统教学相比,打破了原有的思维方式,它将基础教学与临床实践结合起来,以问题为导向、教师引导,对学生进行启发式教育②,以"问题——讨论——总结"为基本流程,让学生从真实问题中发掘知识的本质。以此来激发学生的学习兴趣,提高学习效率,培养学生的团队合作意识、竞争意识。然而在PBL教学改革实施的起步阶段也面临着不少的问题,在具体实施环节上由于思想禁锢、条件限制、遇到阻力、执行偏差等因素使得使实际效果难以达到预期目标。③ 同时由于师资力量欠缺、没有合适的教材、教学硬件设施不配套、学生教师考量标准不符等问题,严重影响PBL的教学质量。为此,我们需要积极探索该种教育模式的问题及相应的解决策略,以谋求符合我国现实状况的PBL教学模式。

---

* 冯凤莲,吴长新,王培宏:河北医科大学基础医学院;王良兵、王恒草:河北医科大学教务处。基金项目:河北医科大学教育教学研究课题。

① 崔炳权,何震宇,王庆华,李红枝. PBL教学法的研究综述和评价[J]. 中国高等医学教育,2009(7).

② 郝吉庆. PBL教学法在临床医学教学中的应用与探讨[J]. 安徽医药,2011(1).

③ 汪青. 国内医学院校PBL教学模式的应用现状及问题剖析[J]. 复旦教育,2010(5).

一、研究对象及方法

(一)研究对象

本文的研究对象是河北医科大学 2010 级～2014 级临床七年制的所有学生,其中 2010 级、2011 级学生接受的是传统教学方式,而 2012 级、2013 级、2014 级学生接受的是 PBL 教学方式。文中的相关数据来源于河北医科大学 2010 级～2014 级临床七年制所有学生的各学科成绩,包括系统解剖学、生理学、病理学、病理生理学、外科学、大学英语等所有学科。

(二)研究方法

对不同年级学生的所有成绩进行记录,全部录入统计软件,利用 SPSS19.0 统计软件对各年级学生的各科成绩进行统计分析,计算相应数据的平均分,离散程度,F 值,P 值,P 值与 $\alpha = 0.05$ 进行比较,进而比较传统教学模式与 PBL 教学模式在单一成绩方面的差异所在。

二、研究结果

对收集到的成绩数据进行分析整理,按照年级区别将成绩录入不同的数据库中,并进行编码排序,对各年级总体平均分进行比较,同时以不同年级学科为基准,利用统计软件计算多组间的统计量 F 值,与检验水准 $\alpha = 0.05$ 比较,确定各组之间是否存在差异,进而明确 PBL 教学在学生成绩方面的影响。

(一)各年级学生平均分情况

由表一的分析数据可直接观察到 2012～2014 级学生平均分均低于 80 分,而 2010 级、2011 级学生总体平均分高于 80 分,其中 2011 级学生的平均分为 81.8 分,2010 级学生平均分为 85 分。

表一:各年级学生平均分的多重比较(SNK)

	分组	样本量	Subset for alpha = 0.05		
			1	2	3
Student – Newman – Keulsa,b	2012 级	123	78.672		
	2013 级	115	79.2347		
	2014 级	118	79.4992		
	2011 级	89		81.8293	
	2010 级	69			85.0038

（二）以 2014 级学生的学科为基准的成绩统计情况

从表二的分析数据可看出，在以 2014 级学生学科为基准的情况下，2012 ~ 2014 级学生成绩之间无统计学差异，而分别与 2011 级、2010 级学生的成绩之间存在差异。其中 2010 级平均分是 83.6，2011 级平均分是 81.1，均高于 2012 级、2013 级、2014 级的平均分。

表二：以 2014 级学生学科成绩为基准的多重比较（SNK）

	分组	样本量	Subset for alpha = 0.05		
			1	2	3
Student – Newman – Keulsa , b	2012 级	123	78.6053		
	2014 级	118	79.4992		
	2013 级	115	79.6266		
	2011 级	89		81.0941	
	2010 级	69			83.604

（三）以 2013 级学生的学科为基准的成绩统计情况

由表三可看出，在以 2013 级学生学科为基准的情况下，2013 级学生成绩与 2010 级相比，$P < 0.01$；与 2011 级相比 $P < 0.05$；与 2012 级相比 $P = 0.562$，$P > 0.05$。

表三：以 2013 级学生学科成绩为基准的多重比较（LSD）

（I）分组	（J）分组	Mean Difference（I – J）	Std. Error	P 值.
2010 级	2011 级	2.57073	.80133	.001
	2012 级	4.91296	.75141	.000
	2013 级	4.53735	.76074	.000
2011 级	2010 级	– 2.57073	.80133	.001
	2012 级	2.34223	.69522	.001
	2013 级	1.96662	.70530	.006
2012 级	2010 级	– 4.91296	.75141	.000
	2011 级	– 2.34223	.69522	.001
	2013 级	– .37561	.64802	.562

续表

(I)分组	(J)分组	Mean Difference (I−J)	Std. Error	P 值.
	2010 级	− 4. 53735	. 76074	. 000
2013 级	2011 级	− 1. 96662	. 70530	. 006
	2012 级	. 37561	. 64802	. 562

（四）以 2012 级学生的学科为基准的成绩统计情况

由表四可看出，在以 2012 级学生学科为基准的情况下，2012 级学生成绩与 2010 级相比较 P＜0.01；与 2011 级相比较 P＜0.01。

由表五可看出，在以 2012 级学生学科为基准的情况下，2012 级的平均分为 78.7 分，2011 级平均分为 81.6，2010 级平均分为 84.4 分。

表四：以 2012 级学生学科成绩为基准的多重比较（LSD）

(I)分组	(J)分组	Mean Difference (I−J)	Std. Error	P 值.
2010 级	2011 级	2. 74032	. 71284	. 000
	2012 级	5. 69422	. 66843	. 000
2011 级	2010 级	− 2. 74032	. 71284	. 000
	2012 级	2. 95391	. 61845	. 000
2012 级	2010 级	− 5. 69422	. 66843	. 000
	2011 级	− 2. 95391	. 61845	. 000

表五：以 2012 级学生学科成绩为基准的多重比较（SNK）

	分组	样本量	Subset for alpha＝0.05		
			1	2	3
	2012 级	123	78. 6720		
Student − Newman − Keulsa,b	2011 级	89		81. 6259	
	2010 级	69			84. 3662
	Sig.		1. 000	1. 000	1. 000

(五)系统解剖学的课时安排及成绩情况

从表七的数据显示 2010 级学生的系统解剖学平均分为 81.8 分,是所有年级中的最高分;2012 级系统解剖学平均分为 62.1 分,是所有年级中的最低分。

表六:不同年级系统解剖学课时安排

	年级			
	2010 级	2012 级	2013 级	2014 级
系统解剖学课时	120	128	128	128

表七:以系统解剖学课程为基准的成绩比较(SNK)

	分组	样本量	Subset for alpha = 0.05		
			1	2	3
Student – Newman – Keulsa,b	2012 级	123	62.1057		
	2013 级	115		72.6522	
	2014 级	118		74.4237	
	2010 级	69			81.8116

(六)生理学的课时安排及成绩情况

由表八可观察到,2011 级生理学课时安排为 150 学时,而 2012~2014 级生理学课时安排仅为 100 学时左右。

从表九可发现,2011 级学生的生理学平均分最高,为 83.2 分,高于 2012 级、2013 级、2014 级的学生成绩;2014 级学生的生理学平均分最低,为 72.6 分。

图一反映了 2011~2014 级学生生理成绩的离散程度,以及生理学平均分的走形趋势。

表八:不同年级生理学课时安排

	年级			
	2011 级	2012 级	2013 级	2014 级
生理学课时	150	99	102	102

表九:以生理学课程为基准的成绩比较(SNK)

	分组	样本量	Subset for alpha = 0.05		
			1	2	3
Student – Newman – Keulsa,b	2014 级	118	72.6271		
	2013 级	115	73.5913		
	2012 级	123		77.9756	
	2011 级	89			83.1573

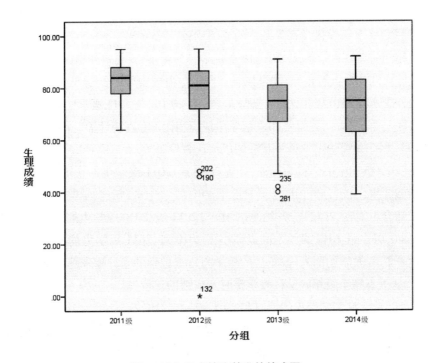

图一:以生理成绩为基准的箱式图

三、讨论与分析

(一)成绩分析

1. 对所有年级的平均分分析

　　利用多重比较的统计学方法,对各年级的所有平均分进行比较,从分析数据可以发现接受 PBL 教学的 2012～2014 级学生的平均成绩与接受传统教学的 2010 级、2011 级学生的平均成绩相比,差异存在统计学意义。而且,由分析结果可发现接受 PBL 教学的学生年级之间的成绩不存在统计学差异,而非 PBL 教学的 2010 级与 2011 级学生成绩之间存在差异。从此项可明显观察到,PBL 教学在相同的教学考核情况下,整体得分低于传统教学的得分(具体结果见表一)。

2. 基于不同年级、相同学科成绩的比较

(1)以 2014 级学生学科为基准的成绩比较

在相同学科背景下,以 2014 级学生学科为基准,整理计算其他各年级学生成绩的平均分。利用多重比较的统计学方法,分析具体结果如表二所示。由表二可以得出 2014 级学生的成绩与 2012 级、2013 级学生成绩在不存在差异,而与 2011 级、2010 级学生成绩存在差异。且 2010 级、2011 级学生的平均成绩均大于 2012 ~ 2014 级学生的成绩。

(2)以 2013 级学生学科为基准的成绩比较

在相同的学科背景下,以 2013 级学生学科为标准,计算高年级的学生平均分,利用统计软件计算组间差异,结果如表三所示。由图表可明显发现在 2013 级学生的平均分成绩与 2010 级相比存在明显差异。$P < 0.01$,与 2011 级学生平均分成绩相比也存在差异 $P < 0.05$。而与 2012 级学生成绩相比不存在统计学差异 $P = 0.562$。

(3)以 2012 级学生学科为基准的成绩比较

以 2012 级学生的学科为标准,计算 2010 级、2011 级学生的平均分,针对学生的成绩做多重比较,分析相同学科情况下 PBL 教学与非 PBL 教学的差异。由表四和表五综合可发现,2012 级学生的平均分与 2011 级、2010 级学生的成绩存在明显差异 $P < 0.01$。且 2012 级学生的成绩小于 2010 级、2011 级学生的成绩。由此可看出随着 PBL 教学的深入,改革后的教学与传统教学的差异越来越明显。

3. 基于不同年级相同学科教学课时及成绩的比较

(1)以系统解剖学课程的课时和成绩为基准的比较

对不同年级的系统解剖学的课时安排进行统计发现,接受 PBL 教学的学生课时增加了 8 课时(结果见表六),而对于系统解剖学平均成绩的多重比较可发现,2012 ~ 2014 级的成绩与 2010 级学生的成绩相比均存在统计学差异,且接受 PBL 教学的三个年级的平均成绩均低于 75 分,而接受常规教学的 2010 级学生的平均成绩为 81.81 分。由此可见 PBL 教学与常规教学之间的差异所在。

(2)以生理学课程的课时和成绩为基准的比较

在生理学课时减少的情况下,对于不同年级的生理学成绩利用统计学软件做多重比较分析发现,2012 ~ 2014 级的成绩与 2011 级成绩存在差异,显示 PBL 教学与常规教学之间在生理学科教学成绩上存在差异,且不同年级 PBL 教学的平均成绩均低于常规教学(具体结果见表九)。由图一箱式图可看出,2011 级常规教学的学生平均成绩最高,且成绩集中程度相对较高;而 2012～2014 级学生的平均成绩呈现出下降趋势,且离散程度增大,其中 2014 级学生成绩离散程度最大。

(二)PBL 教学分析

PBL 是以学生为主体的教育方式,此教学模式源于加拿大的麦克马斯特大学(McMaster University),由美国神经病学教授巴罗斯(Barrows)于 1969 年试行,至今已有 40 余年历史。① 此种教学模式自从 20 世纪引入我国以来,已经是医学教育改革的主导模式,并且已经积累了不少的教学经验。

1. PBL 教学的优势

PBL 教学有其强大的优势所在,它以真实的病例问题为基础,紧密结合临床实践及所学的知识,倡导以学生为中心、教师为引导的小组讨论式教学,强调把学习置于目的明确、场景现实以及相对真实的问题情境中,让学习者理解隐含在问题背后的科学知识以及在学习过程中尝试解决具体问题,旨在使学习者构建广阔的知识基础,提高解决问题的能力,同时培养学生自主学习的能力、创新实践能力。② 同时,学生可以获得很多普通课堂之外的锻炼,比如文献精准查阅能力,科研要点归纳总结能力,逻辑演算、团队合作、口头发言等能力。这为学生以后的发展打下了良好的基石。

2. PBL 教学的弊端

然而任何改革的初期都会暴露一定的问题,PBL 教学发展过程中也存在不少的弊端。PBL 教学需要学生在课下投入大量的时间和精力来查阅相关的文献和书本知识,而医学教育本来就需要学生花费大量时间,这样导致学生时间安排紧张,从而致使学生产生抵制情绪③;由于部分学科 PBL 教学的推进,使得学生对一些非 PBL 教学的学科重视程度降低,对一些基础知识点掌握不牢固,缺乏系统的整理学习,同时,由于个体的差异,不同学生对 PBL 教学的接受程度不同,不乏存在一些学生更适应传统的教学方式;部分高校的师资力量和硬件软件设备跟不上改革的需求,PBL 教学经验缺乏,影响教学效果。

3. PBL 教学成绩的原因分析

由上述的分析结果,可以明确的是 PBL 教学与传统教学在成绩方面相比,存在统计学差异,并且随着 PBL 教学的深入,两种教学之间的差异也越来越明显。造成

---

① 高雪. 基于问题的学习(PBL)在医学教育中的利与弊[J]. 基础医学与临床,2014(1).
② 周忠信,陈庆,林艺雄,赵善超,周杰. PBL 教学模式的研究进展和现实意义[J]. 医学与哲学(人文社会医学版),2007(8).
③ 高雪. 基于问题的学习(PBL)在医学教育中的利与弊[J]. 基础医学与临床,2014(1).

接受 PBL 教学的学生成绩低于非 PBL 教学的原因有以下几点:在新的教育体系下,应该采用新的考核方式,而从调查的数据显示,绝大多数 PBL 教学的高校依然采用传统的期末考试的考核方式,使得学生不仅需要花费大量时间查阅资料文献,还要花费一定时间和精力准备期末的考核,难以全身心投入到学习目标中,这有悖于 PBL 教学的最终目标;PBL 教学的推进使得一部分课程时间被调整甚至被压缩,特别是部分重点医学课程课时缩减,进一步增加了学生学习的压力,况且一些同学缺乏自我学习能力,没了老师的详细指导,学生的学习成绩出现下降趋势;老师授课方式的改变,需要教师有大量的知识储备,而部分教师知识储备有限,难以解决学生提出的相关问题,使得学生失去了探索的动力,教师也丧失了教学的信心,难以达到 PBL 教学的要求目标。综合的结果导致 PBL 教学的成绩低于普通教学的成绩。

4. 相关解决策略

针对接受 PBL 教学学生成绩下降的问题,学校方面可以通过改革相应的政策来改善此问题。新的教育应采用新的考量办法,高校方面可以改革针对学生的期末考核方式,可将一次考试分为多次考核,制定考核量化表,全程量化,以此计算学生该学科的最终成绩。这有利于高校了解学生对相关知识的掌握程度,以避免学生只关注成绩而放松对知识的学习。

对于学生和老师的抵触想法,学校可加强 PBL 教学的宣传工作,举行相关知识讲座,引导学生参与其中,了解该教学方法的优势所在。组织部分老师去参观学习有关改革的实施情况,学习了解已经改革的高校所取得的优秀成果,参与一定的课程培训,①推动教育改革的进行。对于知识储备不足的教室和学生,要给予充分的鼓励和帮助,加强其自身的知识涵养,可以建立类似学习小分队的团体,提高学生的自我学习能力,②增强老师的教学素养。高校也应加强教育教学的投入,加强与知名学校的学术交流活动,建立适合学生学习、教师研究的大环境。

目前,PBL 教学已经成为国内流行的一种医学教育模式,高校在与之相关的改革中,应注意其利弊关系,把握全局。可从小范围的试点工作开始,注重考核方法的跟进,待其发展趋势稳定后,再扩大范围推广。

---

① 卿平,姚巡,程南生,曾静,蒋莉莉,万学红. 在八年制医学教育中独立开设 PBL 课程的探索与实践[J]. 中国循证医学杂志,2007(5).
② 侯一峰,周艳春. PBL 与能力培养[J]. 医学教育探索,2007(2).

关于河北医科大学 PBL 教学的教师访谈研究[*]

摘 要:PBL 教学法(Problem - based Learning)是以自我指导学习和小组讨论为教学形式的一种新的教育模式。此种教学方法已经在我国多所医学院校、医疗教育机构应用实施,从师生反映的情况来看,对 PBL 教学的评价各异。该研究针对河北医科大学 2010~2014 级临床医学专业七年制所有学生所有学科成绩的统计分析结果,采用访谈的资料收集方法,对河北医科大学相关学科的教学负责人进行访谈,剖析 PBL 教学法与其他教学法之间的优劣之处,探讨 PBL 教学对老师、学生的各方面要求,归纳总结出针对河北医科大学 PBL 教学的改进意见,提高其教育改革质量,推动教育教学的改革。

关键词:PBL 教学;医学教育;教学改革;访谈法

近年来,随着医学教育的改革,教育界越来越重视从培养临床医生的角度对医学生进行实用性知识教育。[1] 相应的医学生的教育模式也在发生转变,从以往的教师"填鸭式"教学逐渐向基于问题的教学即 PBL 教学转变,PBL 教学是以学生为主体的教育方式。此教学模式于 20 世纪 60 年代由加拿大麦克马斯特大学(McMaster University),由神经病学教授巴罗斯(Barrows)首创。[2] 截至目前,PBL 教育已成为国际上较流行的一种教学方法。PBL 教学法与传统的教学法有很大的不同之处,它强调以问题为基础导向,将基础知识与临床问题相结合,强调把学习目标设置在相对有意义且相对复杂的实际问题中,引导学生把握学习的内容。[3] 对学生进行启发式教学,从问题到知识的学习过程中,将知识和技能传授

* 冯凤莲,吴长新,王培宏:河北医科大学基础医学院;王良兵,王恒草:河北医科大学教务处。
  基金项目:河北医科大学教育教学研究课题。

① 郝吉庆. PBL 教学法在临床医学教学中的应用与探讨[J]. 安徽医药,2011(15).
② 王婷,于淼,刘琳琳,李天娇. 医学教育 PBL 教学实施方式的探讨[J]. 中国高等医学教育,2007(12).
③ 汪青. 国内医学院校 PBL 教学模式的应用现状及问题剖析[J]. 复旦教育论坛,2010(5).

给学生,调动学生自主学习的积极性,激发学生学习的动力。① 而传统以授课为基础的教学以教师为中心,以课堂讲授为主,在此种教学模式下学生可以较扎实地掌握基础医学知识,完成教师预订的目标,但却忽视了学生的主观能动性,无法充分调动学生的学习积极性,相比而言,PBL 教学法具有更大的优势。我校紧跟教育改革的步伐,在相关专业班级已经实施 PBL 教学多年。新的教育模式施行过程中必定存在不少问题,为此,我们需要积极探索该种教育模式的问题及相应的解决策略,以谋求符合我国现实状况的 PBL 教学模式。

一、研究对象及方法

(一)研究对象

本文的研究对象是基于河北医科大学 2010～2014 级临床七年制所有学生的所有学科成绩比较分析结果,对 PBL 教学班级的授课老师进行访谈,了解 PBL 教学班级的教学与学习情况,比较其与非 PBL 教学班级的差异,综合得出 PBL 教学的优劣之处,以及 PBL 教学对教师学生的要求和改进意见。

(二)研究方法

本文采用访谈法对 PBL 教学班级的授课教师进行采访,了解记录讲课教师对我校 PBL 教学的认知程度和改进建议。

二、研究结果

对访谈得到的记录结果进行整理分析,归纳教师对 PBL 教学的现状感受以及授课情况,从教师角度分析我校 PBL 教学的优势和缺点,以及 PBL 教学对学生、教师、学校提出的要求。针对教育教学的改革现状,对 PBL 教学改革提出改进意见,促进教育的改革创新。

(一)PBL 教学现状

目前,我国的医学院校整体教学模式还是以教师授课为基础的教学模式,传统教学依然占据着主要的比例,PBL 教学模式还处于教学改革的初级阶段,尚且没有健全的 PBL 教学相关体系,都处于教学摸索阶段,存在众多不足,招生数量和学生素质限制了 PBL 的大面积推广。相对缺乏的教学硬件设备(图书馆文献查询系统、实验室设备、教学设备)和师资力量削弱了 PBL 教学的优势。② 因此,现在

① 周忠信,陈庆,林艺雄.PBL 教学模式的研究进展和现实意义[J].医学与哲学(人文社会医学版),2007(8).
② 高雪.基于问题的学习(PBL)在医学教育中的利与弊[J].基础医学与临床,2014(1).

国内的 PBL 教学改革基本上都是在考虑各院校自身教学条件的基础上,借鉴其他院校或国外的先进教学经验,通过上门学习,或者邀请客座讲授的形式,学习有关办学经验,针对自身情况制定相应的教学方式,达到与之相类似的教学效果。

(二)PBL 教学的积极作用

PBL 教学是以问题为导向,以学生为中心的教学模式,整个教学过程中,教师首先为学生提供具体的临床案例,学生在案例的背景下自主查找与之相关的医学资料,①并与同学之间相互交流,发现其中的问题所在,通过小组成员之间的团队合作,自主查找有关资料并获得答案。在这个过程中,学生不仅锻炼了自己的思考能力,而且加强了学生之间的交流能力,使得学生能够准确地表达自己对某一情况的观点和认识。学生在完成每次基于解决问题教学的同时,也完成了对知识的再现,加深了对知识的巩固和理解。② PBL 教学使得授课教师花费更多的时间在备课上,不仅要准备案例,还要储备大量基础和临床知识以应对学生的提问,不断提高教师队伍的质量水平,同时促使学校方面为学生提供更优质的教育服务,例如优化学校实验室设施、增添图书馆藏书量、开展学术交流会议等,共同促进教育改革事业的发展。

1. 提高学生学习能动性

以问题为导向的 PBL 教学,学生全程参与,教师在课堂上向学生提供全新的案例,学生通过案例发现问题,通过自主查找资料解决问题,这个过程中老师只是起到引领的作用,基于这样的学习方法,学生掌握了一定的资料查找方法,学会使用新媒体、数据库查找文献,加强学生之间相互交流,增强学生的口头表达和人际交往能力,极大地提高学生的学习兴趣。并且在此种学习过程中,学生之间需要团队协作,合理安排任务项目,有助于学生建立集体意识、团队意识。

2. 提高学生自主学习能力

PBL 教学过程中,所有关于案例的信息,知识点都需要学生自己去查找,利用网络资源或者图书馆资源掌握需要掌握的重点知识,这就是一个自学的过程。在教师的指引下,学生应用现代化技术进行自学。课堂上 PBL 教学强调学生的参与,而非教师的知识灌输,学生参与其中,了解知识产生发展的整个流程,增强了学生对知识点的记忆程度。而传统的教学方式,强调教师对学生的课堂教授,忽略了学生作为独特个体的学习心情和积极性,不利于学生自主学习能力的培养。

---

① 汪青. 国内医学院校 PBL 教学模式的应用现状及问题剖析[J]. 复旦教育论坛,2010(5).

② 郝吉庆. PBL 教学法在临床医学教学中的应用与探讨[J]. 安徽医药,2011(15).

3. 提高学生临床思维能力

对于医学生而言,临床实践与应用能力需要大量的临床实践才能获得,并且耗费相对较长的时间在临床思维能力的培养上。PBL 教学通过授课老师提供的临床案例材料,剖析案例中隐含的医学知识,这是由果到因的过程。反观从相关的医学知识解释案例中存在的某种情况,这是由因到果的过程。从果到因的过程中,一种病情会推论出大量的理论知识,学生结合实际案例筛选出有用的信息,再从所得的理论知识反推案例中应当存在的病情状况。PBL 教学过程中,学生从问题出发,自己寻找解决问题的各种办法,通过查询文献资料找到问题的突破点。实践出真知,将理论付诸实践的过程,不仅加强了学生对理论知识的掌握程度,还锻炼了自身的思维和解决问题的能力。

4. 提高教师自身综合素质

学生与教师之间是一种共生的关系,学生的知识需求增长时,教师的知识储备就需增长。PBL 教学不只是对学生的改革,教师也需要紧跟改革的步伐,深化自身的业务能力。在该种教学模式下,教师不只是知识的教授者,也是知识的学习者,在以学生为中心的教学环境下,老师是基础知识和临床经验的储备库,这就要求教师掌握基础授课内容的同时,还要深入了解临床内容,以满足学生学业需求。

(三)PBL 教学中存在的问题

PBL 教学法与传统的教学模式相比存在很多理论上的优势,但实际上 PBL 是一个很复杂的流程,在操作过程中依然存在不少问题。现行的教育大环境下,院校急于改变教育现状,缺乏改革经验,在 PBL 教学上操之过急,没有切合自身教学条件,导致改革成效不明显。

1. 学生中存在的问题

PBL 教学是以问题为导向,以学生为中心。学生面对真实的临床案例,需要花费大量的时间在查找与之相关的资料上,然后才能提出相关问题,但由于 PBL 教学摒弃了原有的系统理论的基础知识学习,使得学生提出的问题没有条理性。同时学生参与的积极性有待评估,我国的多数学生已经习惯灌输式的教学,对于改革后的教学短时间内难以接受,很难适应此种教学,学习的积极性必然受到影响。同时学生自身条件存在差异,PBL 教学过程中需要学生热切讨论,团队协作,而部分学生交往能力欠缺,使得 PBL 的教学效果难以实现。

2. 教师存在的问题

教师的知识储备水平在一定程度上影响着学生的学习水平。关于 PBL 教学的改革,师资力量是一个重要的影响因素,然而师资条件不足,普遍限制了教育改革,以往教师代理一个班级,其人数基本在几十人不等,而改革后,教师代理的一个班级仅有十人左右,师资欠缺。同时教师习惯了传统的教学模式,系统地讲授基础医学知识点,对于实际的临床病例接触较少,新的模式下教师难以改变自身角色转换。

3. 高校存在的问题

教育的改革应该是自上而下的,针对 PBL 教学改革,学校方面也存在许多的不足之处。高校的硬件和软件建设一定程度上影响到了教学改革的成效。PBL 教学中学生需要利用图书馆资源或者多媒体网络资源查找资料,利用实验室的设备验证或者探究一些实验数据,使得教育资源跟不上教学要求。软件条件建设上,配套的教材使用不合理,这就要求学校根据自身的学校条件制定合理的教材。同时相应的教育体系建设不完整,学生与教师的考核机制不完善,部分高校施行 PBL 教学,而考核采用老一套办法,加重学生与老师的负担。

三、PBL 教学改革意见

教育改革是大势所趋,PBL 教学模式以其优越的优势为多数医学院校所采纳,且此种教学模式越发成熟,针对教学实践中已经出现的问题,提出建设性的意见,以促进教育改革。

针对学生方面,学生要加强自身素质建设,提高学习的积极性,积极参与到教师授课过程中,不断加强自己的思考能力和解决问题能力,提高临床思维能力。树立终生学习的目标,充分认识到自身学习的不足,积极改正。

针对教师方面,要提高对自身的要求,以高水平的教学质量要求自己,为学生在基础医学知识和临床实践技能之间搭起桥梁,将课内课外的知识综合一身,通过各种渠道搜集信息,拓展自己。

针对高校方面,校方应当扩充图书馆资源,增添实验室设备,提供给学生和老师文献检索的硬件条件。根据校方自身条件,改善学生所用的教学材料。建立合适的教学评价体系。

四、结论

PBL 教学是一个复杂的教学流程,需要综合学生、教师、校方各个方面的配合,才能达到 PBL 教学的真正效果。学生应克服传统教学的束缚,解放思维,真正参与到 PBL 学习中去,体验新模式教育下的探索学习。教师积极加强自身建设,抓住机遇,提升自我完善教学质量。高校积极为学生和教师提供学习和教学上的便利条件,为建设一流的高校而努力。

问渠哪得清如许　为有源头活水来[*]

——谈班干部选拔培养机制探索与实践

　　摘　要：高校班干部群体是联系学校、教师、辅导员与学生之间的纽带，在日常思想政治教育、班级管理和大学生自我教育、自我管理、自我服务中的作用举足轻重。建设一支素质高、战斗力强的班干部队伍能够使辅导员轻松地完成对班级的建设、对学生的教育管理；高校班干部是党和国家事业兴旺发达的后备力量和希望所在。因此对班干部的选拔和培养除了要达到对所带班级和学生的有效管理，也对学生个人的成长成才，推动国家教育事业发展具有重要意义。

　　关键词：班干部；选拔；培养

　　高校班干部群体可以说是大学生中积极先进的群体，这些同学是联系学校、教师、辅导员与学生之间的纽带，在我们日常思想政治教育、班级管理和大学生自我教育、自我管理、自我服务中的作用举足轻重。建设一支素质高、战斗力强的班干部队伍能够使辅导员轻松完成对班级的建设、对学生的教育管理。

一、班干部的选拔

　　选拔班干部的流程为：了解新生档案——临时负责人——新生入学教育考察——公开竞聘——公示。

　　（一）学生群体分析

　　笔者自2010年开始带班，所带学生出生于1990年、1993年、1996年的居多，统统为"90后"学生。"90后"整体班干部特点：思想开放，积极进取，活泼开朗，求真务实，乐观自信，但也存在理想信念不坚定，自私自利，以自我为中心等问题。接触起来总体感觉：他们和同辈人交流很流畅，但是和老师、长辈交流感到有些保留，因此辅导员要经常性地与他们聊天交流，深入到教室和宿舍及时了解他们的

---

　　* 卢杨：河北医科大学中西医结合学院。

所思所想。

(二)班干部的选拔

选用班干部要量才任用,从新生入学起就要用心观察每一位同学,从档案入手,善于观察,做到"知人善任""唯才是用"。选拔班干部重点考虑以下几个方面:

思想态度。思想:包括政治素养、道德情操、思想品德。一定要有全心全意服务班级的意识,待人真诚、宽容,坚持正义、公道,不计较个人得失,勇于担当;态度:主动要求,积极参与班级各项工作,个人是有意愿从事班级的工作。

性格特点。乐观、开朗、稳重,做事情把握得住分寸,乐于助人、人际关系良好、有感召力。

心理素质。班干部应该具备的很重要的素质。它包括勤奋、求实、顽强、拼搏的科学进取心理,要有广泛的兴趣爱好,丰富的情感和坚定的意志。遇到事情不慌乱,沉着冷静。善于控制自己的情绪,经得起批评和议论,虚心接受他人意见,及时找出原因,调整对策,圆满解决问题。

沟通能力。语言表达的准确性,有与人沟通的技巧,能倾听同学们的问题与困难,并用妥当的语言与老师和同学沟通。有良好的语言习惯。

学习成绩。班干部的学习成绩一定要做到学有余力。学生的首要任务是学习,一方面,班干部的学习成绩突出在班级有一定的示范带头作用;另一方面,也只有在搞好学习的前提下,才能谈得上为同学和老师服务,才能充分发挥其在班级管理等学生工作中的重要作用。因此我班班干部确立通常在大一下学期进行,选拔标准参考大一上学期的成绩。

创新精神。独立思考能力强,大胆探索,勇于进取。在完成工作中善于观察、思考和总结问题,经常提出创新性的理念和活动方式方法。

新生一入学,认真观察同学,报到较早且来校后积极投身到迎新工作中的同学一定留意他们,在工作中认真负责,乐于助人,跑前跑后,不厌其烦地解答新生问题的同学,可指派为临时负责人承担班里的一些工作;军训期间重点观察表现突出、严于律己的同学,同时在各项活动中观察每一位负责人的表现,深入宿舍、学生班级与学生聊天,了解负责人在同学们心中的印象。

经过一学期的观察与试用,基本上老师和学生对有意愿从事班干部工作的同学都有了进一步的了解。在第二学期初进行班干部选举,通过同学民主选举将群众基础好、能力强的同学选拔到干部队伍中来,总之,在这一阶段需要我们细心观察每一位同学。

（三）班干部选举

方法：公开竞聘民主投票与辅导员打分相结合，根据学生民主投票的票数和辅导员老师对学生的了解，结合学生的兴趣特点、大一上学期的考试成绩，最终确定班干部任职。

二、班干部培养

建立班干部培训制度，分阶段开展对班干部的培养。在历届班干部成立后开展系列专题教育和拓展训练工作。

（一）培训指引，促其成长

采取讲座形式，讲授班干部的工作方法：

1. 明确班干部职责和要求

班干部工作的核心就是服务同学，要求学生必须树立服务意识，维护同学们的利益，生活和工作中不计较个人得失，班干部之间树立团队合作意识，注重沟通；职责分工明确，在其位谋其政，责任落实到个人，要求工作一丝不苟。给班干部提出一些要求，严格要求自己，处处起模范带头作用；手机随时可保持联系；传达信息的及时、准确性，对有疑惑的问题要问清楚再告知同学；有问题及时反馈老师等。

2. 礼仪礼貌教育

立足于班干部日常生活、工作中的礼貌礼仪，如仪容仪表、与人相处之道、基本的一些礼仪。提醒班干部说话注重方式方法，宽容对待同学，学会换位思考。结合小案例：班干部传达工作的时间、地点、语气和态度，2010级班干部在中午传达工作时，由于敲门声音很大，引发同学的不满，导致工作不能顺利开展，影响同学之间的相处等。

3. 班干部应具备的基本技能

沟通——告诉班干部如何与同学、老师进行沟通；写作——偏重活动策划、总结的格式以及日常常用写作文体；网络——如何建立网络平台，用于传达信息、宣传班级工作及活动等。

4. 突发事件的应对与处理

组织班干部进行突发事件的应对的案例分析，举一些大学生突发事件的案例，展开讨论，与班干部互动，通过分析告知班干部，遇到突发事件处理的流程，提高突发事件应对能力，降低突发事件发生后的危害力。

5. 拓展训练

每届班干部成立后，组织同学们开展户外活动，如：生日线、盲人方阵、齐心协力、抬花轿等活动,每一个小活动结束都进行感悟的分享。通过小游戏加深班干部间的了解,提高协作能力,培养团队意识。

(二)先扶后放,促其进步

班干部确立以后,大一期间的所有工作都由辅导员来布置和安排,参与所有工作的准备、策划、实施和总结。遇到问题及时指出,引导和调动班干部的主观能动性,培养班干部对待工作、生活要认真严谨。第二学年,制定工作计划,使学生能动性的开展工作,在做好常规工作之余创新性开展一些工作。充分相信他们能够把事情做得更好,这个阶段辅导员不能管得太细、扣得太死,给出一些原则性的建议和帮助即可。大三学年,班级各项工作中,通过两年的培养,经历了两年的锻炼,班干部能独当一面,这个阶段注意遇到班干部做得不好的地方不要横加指责、言辞奚落,工作讲究方式方法,使得学生通过三年的锻炼提高综合素质。

(三)监督指导,促其完善

1. 要求班干部认真对待工作,对其所开展的任何工作要及时反馈同学和老师,做好总结,既让参与活动的同学感受集体荣誉,又让没有参与的同学知晓班级开展的活动。

2. 坚持班干部例会制度,每2~3周召开一次班干部例会,统一班干部思想,了解其思想情况,肯定取得的成绩,通报存在的问题,指出问题存在的原因并提出解决问题的方案。

3. 每学期期末结束,根据班干部取得的各项成绩,结合班级民主测评,要对优秀的班干部予以通报表扬,给予一定的加分奖励,激发班干部的工作热情和积极性;对表现不佳班干部可个别谈话,了解其思想情况,分析改进工作方法和思路,对于学生反响比较强烈的班干部也要进行说服教育,必要时可调整个别干部。

4. 辅导员应帮助班干部在同学中树立威信,与此同时,班干部应用人格的魅力凝聚全班同学,运用网络平台引领思想,做同学们学习中的楷模、工作和生活中的典范。

三、体会和感悟

高校班干部是一个班级的龙头,是实现班级有效管理的中流砥柱、同学们学习生活的风向标、辅导员开展工作的得力助手、沟通学校管理与学生学习、生活和工作的重要桥梁;高校班干部是党和国家事业兴旺发达的后备力量和希望所在。因此辅导员对班干部的选拔和培养除了要达到对所带班级和学生的有效管理,也对学生个人的成长成才,推动国家教育事业发展都具有重要意义。

　　作为一名辅导员,要不断学习和开拓新的工作方法,探究科学的班干部培养机制,在工作中总结经验,在经验中创新方法,力争培养出信念坚定、责任心强、有服务意识、敢于担当、公平公正的班干部队伍。

不忘初心 一直在路上*

——第六届医学(医药)院校青年教师教学基本功比赛心得体会

摘 要:单纯讲解知识不足以在全国大赛中获得高分,契合医疗教育改革的大局,在授课过程中合理地传递"自主学习"的理念,帮助学生树立正确的态度,分享人文和交流技巧,能够使有限的20分钟得到升华。

关键词:教学基本功;青年教师;授课竞赛

10月的西安,飘着小雨,天空一如古城的历史一般厚重。第六届医学(医药)院校青年教师教学基本功比赛在这里如期举办,来自全国各地的优秀青年教师,在西安交通大学这所百年名校激荡出热情洋溢的火花,大家以赛会友,相互学习,共同促进。本次大赛,我虽然是观摩者,但绝不仅仅是"听分者",而是"参与者"和"收获者",在此谨以个人心得记录本次大赛观摩的点滴。

一、关于比赛的感悟

对于比赛,比赛评委周蓓华教授说:"比赛不同于寻常课堂,源于课堂,高于课堂,但也绝不是'个人秀'的演讲和宣教。"

(一)个人心得——细节决定成败

1. 选题:合适的内容和恰当的题目决定第一印象

不管什么水平的选手,想把一个大家都不熟悉的话题在有限的20分钟里讲明白都是很困难的事情;大众熟悉的话题更容易引起共鸣,而在比赛现场,没有共鸣就没有互动,也就更无法吸引学生评委和专家评委的兴趣(这也能很好地解释为什么选择"腰椎间盘突出症"的选手能获得较高分数,而分数较低的大部分集中在"护理学""口腔学"和试图讲解心电图的选手)。

2. PPT制作:注意模板的选择,一个清晰简明的模板往往比华而不实更让人

---

* 王鹏羽:河北医科大学第一医院。

印象深刻。

PPT 首页的内容务必明确,恰到好处地介绍自己;导入部分应尽量短小精悍、过渡自然,而不要"为导入而导入,为案例而案例";如果 PPT 演示中使用视频,最好原创,否则应标明出处以表示尊重;单个视频不宜过长,视频放映时不宜空场,即放映视频的时候不意味着选手可以休息,而应该用书写板书或讲解视频来避免大段空白;结束部分注意使用思考题(课外作业)来提升教学深度,并且提供高质量的参考资料(指南一定使用最新版的),推荐留下微信二维码提供后续交流和互动。

3. 节奏:节奏适中,有张有弛

对于每位选手,比赛是仅有 20 分钟的个人展示,而对于评委则是漫长的"车轮战"。因此,想要获得高分,必须合理把握演示节奏,既能有效地完成教学内容,又不至于过于压缩时间,能够适当让评委有所放松,精神饱满地进行评分。导入部分和总结部分应尽量简短,否则会让人感觉拖沓;重点和难点部分必须给出充足的时间,同时尽量减少频繁插入视频,以免打断讲授节奏;整体把握应保持节奏紧凑,但应适当利用互动环节来缓解现场气氛,让评委获得一个轻松的休息时间,从而以更充沛的精力欣赏选手接下来的表演。

4. 升华:比赛授课的内容不仅仅是知识本身

单纯讲解知识不足以在全国大赛中获得高分,契合医疗教育改革的大局,在授课过程中合理地传递"自主学习"的理念,帮助学生树立正确的态度,分享人文和交流技巧,能够使有限的 20 分钟得到升华。"授人以鱼不如授人以渔",参加本次比赛的高翔师兄就很好地做到了这一点。

(二)专家点评——青年教师应注意的"规矩"

1. 医学用语要严谨

比赛面对的是评委,而不是缺乏医学知识的普通民众,举例解释某个较难理解的概念时应尽量避免"大白话";例如讲解心肌缺血时,不宜使用"河水干涸"这类比喻。(本条专家意见,个人觉得可以商榷,授课过程的举例说明不仅仅是知识点传授,更多是教给学生如何向缺乏医学知识的老百姓解释医学现象,通俗的语言更适合该部分讲授。)

2. 教案符合要求

应提供完整教案,而不仅仅是 20 分钟授课的内容;教案不是讲稿,不需要把厚厚的一叠都送给评委;教案评分只看内容,不需要精美的包装,节省点精力去准备授课过程会更合适。

3. 与学生互动

无论授课比赛还是平时的课堂,都不应该是教师自己的"一言堂",适当与学生互动有助于了解学生对知识的理解掌握程度,更好地提高教学效果。

4. 恰当地运用案例

临床案例可以很好地把书本知识和临床实际情况结合起来,但是要注意案例的合理选择,不仅仅是开始导入部分应用案例或视频"博人眼球"(即"为导入而导入"),还要注意案例的序贯,做到"有始有终",即以案例开始,结束时回归案例,这样才能真正做到"理论联系实际"。

5. 小结及过渡

适当的应用阶段性小结和过渡句,让授课过程更加自然,而不是跳跃性的凸显突兀。

6. 注意控制时间

超时或过早结束授课会明显地突出选手课堂驾驭能力不足,选手必须清楚自己该讲什么,重点在哪里,尽量避免临场发挥造成时间不足;同时也应该注意,最后总结部分(包括课后作业)不宜过长,最好不超过 3 分钟,否则会显得"尾巴太大,前面内容过少"。

7. 板书很重要

板书是授课基本功的基础,必须好好设计,PPT 已展现的部分尽量不再重复,板书尽量精简,以避免书写板书的时候空场时间太多;另一方面,板书也体现了选手写字的功底,古人云"字如其人",希望青年教师们好好练练字。

8. 课堂内容不仅仅是知识

对于大四学生的授课,应该更侧重临床,而不仅仅是教授课本上的知识点,可以合理地加入部分人文医学,比如医患沟通的场景,进一步帮助学生树立临床思维和提高沟通技巧。

二、比赛之外的感悟——对于日常教学的思考

我从事临床教学工作已经 6 年多了,虽然自己的课程还算受学生欢迎,也得到了同事和前辈们不错的评价,但是由于忙于一线临床工作,之前基本都是"讲完课拍屁股走人"的状态,课堂之外很少有精力和学生进一步沟通,也没有更多精力进一步提高自己的教学水平。直到我开始读博士,能够间断脱离临床一线工作,才有机会接触更先进的教学理念和方法,才真正有时间坐下来和学生一起聊聊,听听他们的声音,聊聊他们学到了什么,他们需要什么。

今年,我带的学生获得了学校技能操作竞赛第一名,当我静下心来回想这段经历,我觉得这不是因为学生能力多么强(再强也强不过本硕筛选出来的学生),也不是因为我教给他们多少操作技能和指点了多少操作细节,而是因为我抛开博士课题和临床工作,陪他们一起奋战了整整一个星期。面对着内、外、妇、儿四大专业的操作,我能带给学生的帮助真的很有限,但是我带给他们一个信念,让他们知道自己不孤单;我始终在给他们鼓励,让他们能够抛开胆怯,勇敢地面对自己和未来。学生们说,竞赛前一晚,他们到半夜都睡不着觉,但是一点都不紧张,因为他们知道,把自己的能力展现出来就足够了,有这个机会就足够了,不必要太在意结果和别人的看法,他们很平静。

今年,我首次尝试在临床较大规模地开展了 PBL 教学,短短一个月的时间,我和学生共同成长了很多。课堂上,我见证了学生勇于突破自我;课堂下,我聆听学生的内心世界,帮助他们解决临床实习和考研专业选择的一个个问题。有的学生对我说,自己学会了如何把知识系统化;有的学生对我说,自己锻炼了发散思维和临床思维;有的学生对我说,感到自己的团队特别棒;有的学生对我说,自己锻炼了交流能力,敢在同学面前说话了;有的学生对我说,自己特别高兴获得其他同学的肯定。我很珍惜学生们的反馈,也很高兴他们能真正认识到自己需要什么,当我从成功的喜悦中平静下来,返回头品味成功光环背后的丝丝缕缕时,我突然发现,PBL 带给学生真正重要的不是那些临床思维和知识体系,而是他们很难有机会体验的、也是我们先前教育中所没有带给学生的——平等交流和自我展现的平台。

今年,我利用回科室工作的间隙,首次面对大四学生开展讲座,尝试在他们刚开始接触临床时给予鼓励和帮助,逐渐成为部分学生眼中的"知心哥哥"和"男神"。我很荣幸能够收获如此多的"粉丝",以至于我出门诊的时候,诊室里挤满了学生;以至于我要离开临床继续去做博士课题的时候,一堆学生依依不舍地前来挽留。

我感谢学生对我的认可,也享受学生不断进步的喜悦,然而当我认真整理这些过程,我看到的是学生原有知识体系和学习方法的贫瘠,是学生面对一个愿意听他们说话的老师的渴望,是传统教育体系的巨大沟壑!

我不禁反思,我们的教育适合学生吗,我们教给学生的东西适合学生吗,我个人的教学方法适合学生吗?

答案也许并不肯定,但肯定的是,在绝大部分临床教学过程中,我们并没有真正去评估学生需要什么,没有真正去评估授课是否符合学生的水平,没有真正去评估学生是否学到了我们真正传授的东西。

一方面,学生多年来受应试教育的影响,自主学习动力不足,能力有限,甚至产生负面厌学情绪；而我们在临床教学中仅重视知识点和临床案例，很少给予学生人文关怀，很少有时间耐心解答学生问题，更多是"批评"而不是"指正"。本次授课大赛临床组评委周蓓华教授说"教师应该有贵族气质，教给学生仁爱、博学"，这也正是我们应该做的，授课本身绝不仅仅是知识，更是传递正能量，是给予学生适当的鼓励和肯定，用一点点温暖驱散他们心里的阴霾，让他们的心里洒满阳光。

另一方面，由于临床医院对于教学不够重视，相当一部分教学医院的教务处面临的几乎是"求人办事"的窘境。而我们要真正做好"教学医院"，真正培育"合格的未来医生"，就必须充分发挥教务处的作用，不能仅仅停留在组织"办办讲座、开开座谈会"的层面，而是真正发挥教务处优化教学运行和监管的作用，真正从教师和学生两方面"体察民情"，合理评估教学效果，提出改进意见，促进教学水平不断提高。

传统教育是一块坚冰，我们的教育改革正在艰难地破冰前行，这是一项伟大的工程，绝不仅仅是几名几十名热心的志愿者就能够完成，需要真正激发所有教师和学生的热情，用我们的赤诚融化坚冰！

第八篇 08

创新创业文化篇

培育就业文化传统　坚持学生跟踪评价[*]

摘　要:毕业生跟踪评价反馈体系是对学校工作进行全方位、全过程、全员性评价的一套操作系统,它是在学生毕业后,学校仍能了解掌握学生情况与态度的一座桥梁,是保障学生培养质量不断提高的有效机制。学校文化战略目标的实施效果如何,是必须依靠评估反馈手段来衡量的。建立有效的评估反馈机制,对文化战略目标的实施情况进行科学的价值判断,组建引入精干的权威的评估团队,制定科学的评估指标体系,及时发现问题,及时纠正偏差,这是就业文化建设中必不可少的一环。

关键字:就业文化;毕业生;培养质量;第三方评价

学生与学校的互动关系是一种高级形式的校园文化。良好的"学校学生关系"可以长久地增进学生对学校的认可度,延续学生对学校的感情,稳固地维护学生对于校园的情感寄托。传统的培育模式,使学生毕业后基本与学校脱离了关系,学生的状态学校无从了解,学校的发展也没学生反馈做基础。这使学校的培养仅仅停留在单向的输出环节,并未形成一个良性的循环递进系统。

2016年,学校党委决定与第三方(麦可思公司)合作开展我校毕业生培养质量跟踪调查,就业指导中心经过前期准备工作后,开始了我校的"毕业生培养质量跟踪调查测量与评价"项目。

毕业生跟踪评价反馈体系是对学校工作进行全方位、全过程、全员性评价的一套操作系统,它是在学生毕业后,学校仍能了解掌握学生情况与态度的一座桥梁,是保障学生培养质量不断提高的有效机制。对学生教育、教学、管理工作的各因素、各环节和工作状态的信息均能进行有效地反馈和判别,进而使学校的毕业生培养质量持续提高,进入良性循环的轨道。

---

[*] 史广玉,王冰,常江:河北医科大学就业指导中心;王学嘉:河北医科大学党委宣传部。

一、"毕业生培养质跟踪调查测量与评价"项目的基本内容

本次项目涉及 2013～2015 三届毕业生,覆盖本硕博毕业生 9086 人,其中本科 5764 人,研究生 3322 人。项目初期,就业指导中心走访调研了多所高校,与教务处、研究生学院多次讨论调查项目方案,方案经过 7 次修改后,最后确定了调查的基本思路,同时通过多种途径搜集到 9086 名学生的联系方式,11 月与麦可思公司合作的我校"毕业生培养质跟踪调查测量与评价"项目正式开始。"毕业生培养质跟踪调查测量与评价"项目将为学校的科学决策提供数据依据和参照系。其主要内容包括:

(一)重要课程反馈分析

"毕业生培养质跟踪调查测量与评价"项目将调研我校不同专业所开设的专业课程,分析毕业生对课程重要度的评价数据,了解培养结果是否能满足社会需要。该项数据为学校管理层进行专业调整、课程设置提供来自社会需求的参考和依据。

(二)提供学生知识和能力的测量和分析

了解目前学生的基本能力和知识的掌握情况,分析学生的工作能力与知识结构。了解学生的"执业医师考试初次通过率","录研率","科室轮转情况"。从而优化教学结构,为学科建设提供数据依据。

(三)了解学生就业状况与流向分析

"毕业生培养质跟踪调查测量与评价"项目提供全校和各专业的各项就业状况,展示学生进入职场后的生存状态和展现的竞争力。提供各专业的就业流向,包括职业、行业和用人单位,提供各专业毕业生就业的第一职业的专业契合度,展示职业的工作内容和职责、需要的知识结构、能力和任职资格,以及主要行业和用人单位的具体情况。帮助就业部门科学规划就业指导教育方案,使毕业生提前了解就业现状,提前做好准备缩短职场磨合期,提高求职成功率,并降低离职率。

(四)提供同类院校参照系比较

将主要指标与同类院校进行比较,从而进行科学诊断,为我校的教育、教学、管理等各方面的改革提供科学数据支撑。

二、我校首次开展"毕业生培养质跟踪调查测量与评价"存在的问题讨论

首次开展的我校"毕业生培养质跟踪调查测量与评价"项目,存在着以下几个方面问题:

（一）毕业生的评价反馈意识不强

由于我校初次开展毕业生培养质量跟踪的调研,毕业生对调研数据的信任程度有限。此次调研涉及的毕业生均已毕业1年以上,学生们对这样的调研工作没有准备,导致疑虑过多。

（二）毕业生信息变动较大

本次项目,同时开展了3届毕业生的调研工作,跨度较长,涉及的人数较多,学生情况也比较复杂。现存的毕业生数据变动较大,导致学生毕业后失联的情况较多。

（三）首次调查部分调研项目受限

由于本次调研是我校初次开展"毕业生教学质量测量与评价"项目,涉及3届毕业生,由于没有历史数据积累,导致一些项目的调研无法开展。例如,"优秀毕业生"的调研。由于医学类学生毕业后的成长周期较长,3年内无论是工作职位、薪资待遇或者学术研究都很难有较大的跨步,所以本次调研最终放弃了"优秀毕业生"的评价工作。

三、关于我校"毕业生培养质跟踪调查测量与评价"的几点思考

根据"毕业生培养质跟踪调查测量与评价"在我校首次开展情况,有如下几点思考:

（一）树立培养质量是高校教育发展的核心意识

质量是学校教育的生命线。健全教学质量监控体系对学校教育教学质量的提高十分必要,应把教学培养过程的各个环节、各个部门统一起来,形成一个任务、职责、权限明确,能相互协调、相互促进的有机整体,最终科学地建立起毕业生培养质量跟踪调查与评价的长效运行机制。

（二）坚持长期开展"毕业生培养质跟踪调查测量与评价"工作

毕业生培养质量跟踪调查测量与评价工作应坚持长期开展,增加每年的毕业生数据积累,这将有利于观察学校教育教学等工作的长期发展和变化规律,也有利于将各项数据放入纵向的时间轴上进行分析,得出更加科学和有价值的结论。同时,对于毕业生的成长成才有一个更长期、更全面的把握。

（三）完善毕业生信息数据收集工作

学生毕业后信息变化较大,很容易产生与学校失去联系的情况。应加强学生在校期间的管理,利用学院、教学医院、管理部门和辅导员等学工队伍的有效管理,建立起稳定的学生通讯体系。如在每届学生毕业前建立"学院、专业、班级、辅导员、导师、邮箱、QQ、联系电话、工作去向（求职意向）"等完备信息库,便于毕业

后对"失联"的毕业生进行追踪。

(四)强化培养质跟踪调查

在学生中强化培养质跟踪调查评价意识,通过就业指导课程、媒体宣传等方式,提高在校学生和毕业生关心学校发展、关心学校人才培养质量的意识。提高毕业生对学校的毕业生培养质量跟踪调查工作的关注度、参与度,提高毕业生培养质量跟踪调查测量与评价的科学性、可靠性,使毕业生培养质量跟踪调查工作更好地为学校教育、教学、管理等事业的发展服务。

学校文化战略目标的实施效果如何,是必须依靠评估反馈手段来衡量的。建立有效的评估反馈机制,对文化战略目标的实施情况进行科学的价值判断,组建引入精干的权威的评估团队,制定科学的评估指标体系,及时发现问题,及时纠正偏差,这是就业文化建设中必不可少的一环。

求真务实　锐意进取　积极推进医学院校
毕业生就业工作开展*

摘　要:高校就业工作一直是社会和学校关注的焦点,高校就业工作措施决定了高校就业工作的质量、效果和水平。各高校应与时俱进,从就业工作的现实需要与长远发展出发,扎实细致地做好毕业生就业指导服务工作,以适应新时期高校就业指导工作的需要。

关键词:就业渠道;就业指导;创新创业;帮扶机制

高校毕业生就业工作是全国就业工作的重要内容,也是衡量高校办学水平和人才培养质量的重要指标。新形势下,我校全面贯彻落实教育部、省教育厅有关就业工作意见要求,秉承"以学业为中心,以就业为导向,全面提升学生素质,培养合格建设者和可靠接班人"的学生工作理念,深化"以服务为宗旨、以基地为依托、以市场为重点、以质量为目标"的就业工作思路,积极推进立体化校园市场、全覆盖信息网络、全程化就业指导、全方位就业服务、层次化就业帮扶、多元化就业基地、规范化就业管理、常态化就业调研等工作举措,稳步提升毕业生的就业率与就业层次。

一、积极开辟毕业生就业新渠道

(一)做好市场开发策略

随着高校研究生规模的迅速扩大和本科生的扩招,我校毕业生就业也面临着严峻的形势。我们克服医学院校学生在校学习时间长、专业性强、就业单位多是事业单位等特点,考虑到学生需求,及时调整战略,以"立足河北市场,巩固以京津为主的周边市场,着力培育东南市场,逐步开发西部市场"的指导思想,积极稳妥地推进就业市场的建设。

---

*　史广玉:河北医科大学就业指导中心;臧国庆:河北医科大学学生处。

（二）拓展就业空间

为了促进就业市场的良好发展，加强市场开发力度，每年选派老师，分赴"珠三角"地区、"长三角"地区、"环渤海湾"地区等医疗单位，联系就业单位。收集适合学校毕业生的岗位信息，然后一一反馈给毕业生，有组织、有针对性地帮助学生和用人单位定向接洽。学校将收集到的信息整理后，建立起翔实的用人单位数据库，包括单位背景、所需人才、岗位要求、招聘时间地点等，以网络传递、布告张贴、电话通知等形式同时发布信息，为毕业生提供快捷有效的服务。

（三）促进就业推介开展

近年来，学校一直坚持"以基地带动市场，以市场促进就业"的工作模式，先后在北京、天津等区域不断加强基地建设，通过对毕业生质量跟踪、确立实习实践基地等方式或手段，建立了大批就业基地。我们在北京、天津、河南等地建立了多个就业基地。这些区域性的就业基地衍生出很强的就业市场功能，在这些区域性就业基地的大力支持下，学校的校园专场招聘活动场次每年都在递增。

（四）坚持信息采集发布

多渠道收集适合我校应届毕业生的就业岗位信息，全面实现招聘信息全覆盖，通过河北医科大学就业信息网、微信公众号、短信平台等新媒体工具进行及时发布，彻底消除信息孤岛，实现就业信息资源共享。充分利用"互联网＋就业"新模式，根据毕业生自身条件、个性特点进行智能化匹配，减少求职盲目性。

（五）加强招聘活动组织

充分发挥学校在毕业生就业市场中的主渠道作用，全力组织好校内大型综合招聘会、小型专场招聘会以及企事业单位来校宣讲招聘活动。立足河北，面向全国，将京津冀等地区作为重点地域，通过"走出去、请进来"等方式促进校园招聘活动热度不减、数量提高。

二、引导和鼓励毕业生到基层就业

学校通过举办国家及地方项目就业宣传月系列活动，做好各类基层就业项目的宣传动员、组织报名、考察推荐等工作，同时，充分利用组织的"三下乡"活动、青年志愿者活动、毕业实习，通过专题报告会、班会等各种行之有效的措施，积极帮助学生树立大众化的就业观与成才观；利用毕业生返校参加面试、办理有关就业手续的时机，加强毕业生就业择业观教育，鼓励毕业生到基层建功立业。

重点做好预征入伍工作，多次召开专门办公会议，专题布置、研究和培训毕业生预征入伍工作，制定了毕业生预征工作实施方案、预征工作计划及工作流程图，下发专门文件，明确目标任务，重点做好宣传工作。

三、强化就业教育指导

（一）加强就业指导教师培训，练好内功

为提高职业指导水平，我校聘请专业职业指导培训机构，每年都举办职业指导教师的整体培训。通过学习和培训，强化师资队伍政策意识、市场意识、信息意识和服务意识。

（二）对毕业生实施分类指导

结合各专业特点，按专业分类、分块指导，如：引导临床医学、中西医临床医学毕业生积极参加研究生入学考试；引导医学影像学、医学检验、麻醉学毕业生到企业和医疗单位就业；积极开拓中西医临床毕业生就业的行业性市场，并不断提升市场质量；鼓励法医学毕业生参加国家机关、事业单位和司法考试，从多方面拓展我校毕业生就业渠道。

四、积极推进大学生创新创业教育

学校十分重视大学生创新创业能力培养，通过拓展各种渠道，搭建大学生创新创业教育平台，培育大学生创新精神，促进大学生成长成才，推动创业就业发展。

为提升创新教育氛围，推动教学改革，学校开展了"大学生创新性实验计划项目"。以国家级、省级创新创业训练计划项目为突破口，本着"鼓励创新、兴趣驱动，自主实验，注重过程"的理念，构建创新实验教育运行机制。充分利用学校科研优势和特色，建立"教学与科研互促、教师与学生互动、课内和课外渗透、自主与引导结合"的创新性实验教育模式。

五、深入开展就业形势教育，引导毕业生合理调整就业期望，积极主动就业创业

学校不断加强毕业生的就业形势和政策教育。一是注重观念引导，毕业生就业更加理性。通过举办就业创业论坛和多类型指导讲座等形式，深入开展就业形势教育，引导毕业生合理调整就业期望，积极主动就业创业。二是进一步把个人价值追求与实现"中国梦"紧密结合起来，树立"行行可建功、处处能立业"的择业观；三是充分发挥典型示范引领作用，积极开展优秀校友系列报告会等教育活动，教育和引导毕业生主动到国家需要的地方建功立业。

六、完善困难毕业生"一对一"就业帮扶机制

学校不定期召开毕业生就业现场咨询会、预约咨询等"一对一"的就业指导，每周安排专人在就业中心解答毕业生就业疑问，各学院每周安排一天由专人在办公室对毕业生进行个性化就业指导。开展"就业志愿者服务计划"，就业志愿者与未就业毕业生"结对子"，以志愿者的成功择业经历，对暂未就业的毕业生进行"一对一"的帮扶。

针对就业困难群体(如残疾、学业成绩不佳、有心理问题及特困家庭毕业生)，在分析这些毕业生所面临的具体就业困境的基础上，学校对这些学生的就业早做谋划，建立困难毕业生档案，给予特殊的关照和有针对性的服务。通过现场咨询、个案咨询、适时引导、职业定位、职业讲座等开展重点帮扶和结对服务，对就业困难毕业生进行简历撰写、面试技能、增强自信和查找信息方面的辅导。

七、持续为离校未就业毕业生提供全程就业服务

(一)建立未就业毕业生信息库

毕业生离校前，学校组织未就业毕业生登记联系方式、就业意向等信息，并认真做好统计、分类工作，建立较为完整的未就业学生信息分类数据库，为下一步开展就业跟踪、进行分类指导和分类推荐工作打好基础。

(二)充分利用网络平台，实施政策宣传和就业指导

针对不同类的毕业生开展有针对性和实效性的分类就业指导。由于毕业生已经离校，主要是通过网络、电话等手段与未就业毕业保持联系畅通。对有求职意愿的未就业毕业生，及时有针对性地提供招聘需求信息及招聘会信息，宣传最新的就业政策；对有创业意向的毕业生，提供详细的创业优惠政策并可进行必要的帮扶措施。

关于加强高校创新创业教育的思考[*]

摘　要：在当前"大众创业、万众创新"的背景下，创新创业教育作为一种新的教育理念和人才培养模式，是适应我国经济与社会发展新常态的需要而产生的。加强高校创新创业教育，深化高等教育教学改革，代表着现代高等教育改革的趋势和高校未来发展的方向，努力培养具有创新精神和创业能力的高素质人才。

关键词：高校；创新创业教育；加强；思考

一、创新创业教育释义

创新是一个民族进步的灵魂。创新理论是由美国哈佛大学教授约瑟夫·熊彼特（J. A. Schumpeter）最早提出。他认为，创新就是建立一种新的生产函数，也就是说，把一种从来没有过的关于生产要素和生产条件的"新组合"引入生产体系。[①] 而创业泛指一切带有开拓意义的社会变革活动，它涉及的领域非常广泛，无论政治、经济、军事、文化艺术事业，只要是人们进行的没有先例的事业，都可以称为创业。狭义的创业是指社会上个人或群体开展的以创造财富为目标的社会活动，对创业者来说是从未经历过的事业。[②]

创新创业教育的概念是联合国教科文组织在 20 世纪末提出的，作为一种新的教育观念和教育形式，内涵极其丰富。广义的创新创业教育是关于创造一种新的伟大事业的教育实践活动。狭义的创新创业教育是关于创造一种新的职业工作岗位的教学实践活动，是真正解决当代大学生走上自谋职业、灵活就业、自主创业之路的教育改革的实践活动。

创新创业教育作为一种新的教育理念和人才培养模式，重在提高人才综合素质，目的是培养学生的创新精神、创新意识，以期更好地适应社会发展和变革。创

---

* 宋顺喜：河北医科大学基础医学院。
① 周全波，郭兴全，王正洪. 大学生创新教育[M]. 北京：科学出版社，2004：48.
② 樊一阳，徐玉良. 创业学概论[M]. 北京：清华大学出版社，2010：123.

新创业教育是知识经济时代高校专业教育改革的重要内容,是高校质量竞争战略的核心,是高校主动适应社会经济发展的必由之路。①

二、加强高校创新创业教育的时代背景

党中央、国务院一直高度重视高等学校创新创业教育工作。在 2010 年颁布的《国家中长期教育改革与发展纲要(2010～2020 年)》中明确指出,要大力推进高等学校创新创业教育工作。党的十八大明确提出"科技创新是提高社会生产力和综合国力的战略支撑,必须摆在国家发展全局的核心位置","鼓励青年创业"和"以创业带动就业"的战略思想。2015 年 3 月 3 日至 3 月 15 日的全国两会上,李克强总理在政府工作报告中指出要把"大众创业、万众创新"打造成推动中国经济继续前行的"双引擎"之一。2015 年 5 月 13 日,国务院办公厅印发了《关于深化高等学校创新创业教育改革的实施意见》,专题部署高校开展创新创业教育,强调指出:"深化高等学校创新创业教育改革,是国家实施创新驱动发展战略、促进经济提质增效升级的迫切需要,是推进高等教育综合改革、促进高校毕业生更高质量创业就业的重要举措。"②

三、加强高校创新创业教育的重要意义

(一)适应经济社会和国家发展战略的需要

党的十八大对创新创业人才培养作出的重要部署和国务院对加强创新创业教育提出的明确要求是适应当前我国经济社会和国家发展战略的需要。众所周知,创新是一个民族进步的灵魂。当前,我国经济和社会发展已经进入到一个关键时期,实施创新驱动发展战略已经成为经济社会发展的必然选择。经济发展和社会进步急需一大批具有创新意识和创新能力的人才,而创新创业教育正是适应这一要求应运而生的。高校承担着传播先进文化、培养高级专门人才的重任,推动和实施创新创业教育具有得天独厚的条件和基础,是高校推动经济发展和服务社会的重要体现。在国家提出"大众创业、万众创新"的时代背景下,高校创新创业教育赢得了难得的机遇,也面临着重要的挑战。

---

① 周德俭,莫勤德.地方普通高校应用型人才培养方案改革应注意的问题[J].现代教育管理,2011(3):63-67.
② 国务院办公厅印发《关于深化高等学校创新创业教育改革的实施意见》(2015-05-13).http://edu.people.com.cn/n/2015/0513/c1053-26995532.html.

（二）深化高等教育改革和实施素质教育的需要

创新创业教育作为一种全新的教育理念和教育模式,以培养具有创新思维和创业能力的高素质创新型人才为目标,在本质上是一种素质教育。同时,创新创业教育也是人才培养模式的根本性变革,是培养应用型人才的重要途径。创新创业教育是创新教育、创业教育与专业教育的有机结合,不仅是培养学生的创新意识、创新能力、创新精神和创新思维的有效手段,还是培养高素质应用型人才的重要途径,是素质教育的深化和具体化。① 开展大学生创新创业教育,将创新创业教育纳入大学生培养全过程,提高大学生创新创业意识与创新创业能力,是高校创新人才培养的基本任务,是教育质量提高的外在表现,是高校教育教学改革的内在要求。通过优化有利于深化教育教学改革与创新人才培养模式,有利于推进大学生综合素质全面可持续发展,有利于增进大学生的核心竞争力。②

（三）落实以创业带动就业和促进充分就业的需要

近年来,我国大学生就业形势日益严峻,大学生就业总量和就业率均呈现下降趋势,毕业生数量增多,结构性矛盾突出,大学生就业难度越来越大,这一现象已经引起国家和社会的普遍关注。据调查,创业创新能力的缺失是当前大学生就业问题产生的重要原因之一。面对严峻的就业形势和高质量就业水平的要求,增强毕业生就业创业意识,提升毕业生就业创业能力将有效改善就业压力。③ 党的十八大报告指出"就业是民生之本""鼓励多渠道多形式就业,促进创业带动就业"等。教育部发布通知,要求强化就业创业服务体系建设,高校要建立弹性学制,允许在校学生休学创业,提升大学生就业创业比例。高校开展创新创业教育,积极鼓励学生自主创业,培养大学生创新精神和创业意识,提高大学生的就业能力,可以达到以创业带动就业、增加就业岗位、缓解就业压力的良好效果。

四、高校创新创业教育的现状

我国创新创业教育起源于 20 世纪 70 年代末的改革开放,高校创新创业教育起步较晚。当前我国高校创新创业教育尚处于发展初期,尚未在创新型国家战略实施中发挥应有的作用。

---

① 房汝建,朱锡芳,伍婷. 论高校创新创业教育体系的构建［N］. 常州工学院学报,2011（3）:103~106.

② 伏洋. 加强大学生创新创业教育的途径探索［J］. 商业经济,2014(8):38~39.

③ 拜文萍. 高校创业教育的实施途径［J］. 教育评论,2014(11):15~17.

（一）创新创业教育理念滞后

创新创业教育是高等教育的重要组成部分，是高校教育教学改革的趋势和发展的方向。由于受传统思想的影响，大多数高校对创新创业教育存在定位模糊、观念滞后和认识偏差的问题。现阶段，我国大多数高校没有把创新创业教育当作主流教育的一部分，没有独立的专业和学术领域，没有相关成熟的理论体系和框架。① 高校普遍认为创新创业教育仅是就业教育的一部分，只是为大学生提供毕业就业或创业的指导服务，功利地认为创新创业教育的目标就是提高就业率，并没有把创新创业能力培养贯穿于人才培养全过程，对大学生进行创业理论教育和创业实践训练方面的相关工作开展较少。

（二）创新创业教育课程体系不健全

据调查，目前我国多数高校未开设正规化、系统化的创新创业教育课程，只作为职业生涯规划课程或就业指导的一部分，甚至没有将创新创业教育纳入专业教育体系和学生专业计划培养方案中。在高校创新创业教育课程教学中，普遍存在教学内容陈旧、教学形式单一、教学方法简单、教学条件落后等问题，片面强调理论知识的传授、轻视创新能力的培养，实践环节薄弱、缺乏实效性。针对教学体验总体来说，我国大学生创新创业教育模式仍然是传统的应试教育模式的延续和翻版。② 因此，创新创业教育在我国大多高校仍属于非主流，并没有形成系统规范的教育课程及实践训练体系，严重影响了创新创业教育的实施效果。

（三）创新创业教育师资力量薄弱

师资力量薄弱是制约当前高校创新创业教育顺利开展的重要因素，突出表现为师资数量不足、质量不高、稳定性不强，缺乏专业化、职业化的师资队伍，整体水平还有待提高等问题。目前，创新创业教育的师资队伍主要由学校就业管理部门的人员、从事学生工作的辅导员和外聘专家构成。前者具有一定的就业指导理论基础和学生教育管理能力，但缺乏系统的创业管理知识和创业实战经验，对创新创业知识的讲解仅仅停留在书本上，没有较多案例和实践经验与学生分享，教学的针对性不强，对学生吸引力不足。后者则主要来自于政府部门或企业界，他们主要以讲座的形式开展创新创业教育，缺乏系统的教育体系，不能满足学生对创业知识和创业技能的求知需求，达不到实施创业教育的目的。加强既懂创新创业理论又有实践经验的优秀创新创业教育教师队伍建设已成为当前高校面临的重

---

① 刘伟. 高校创新创业教育人才培养体系构建的思考[J]. 教育科学,2011(5):64~67.

② 邓淇中,周志强. 大学生创新创业体系的问题与对策[J]. 创新与创业教育,2014(1):33~35.

要课题。

五、加强高校创新创业教育的方法途径

（一）构建完善的创新创业教育机制

构建较为完善的教育机制是高校创新创业教育顺利开展并取得实效的根本前提。在"大众创业、万众创新"新形势下，高校必须与时俱进，彻底转变教育观念，充分认识到创新创业教育将为高等教育教学带来一场根本性的变革，而绝非缓解就业压力的权宜之计。高校应在坚持"以人为本，育人为先"的理念指导下，加强"顶层设计"，将创新创业教育面向全体大学生，纳入教学主渠道，结合专业教育，融入人才培养体系全过程，着力构建全员参与、全方位覆盖和全过程贯穿的创新创业教育机制。

（二）改革传统的创新创业教育模式

在借鉴欧美发达国家的经验基础上，目前我国高校创新创业教育已初步探索出具有中国特色的教育模式。但现行的高校人才培养模式重理论轻实践，这与社会的需求是矛盾的。部分毕业生的创业效果较差，一定程度上打击了这部分学生的创业自信心和积极性。[①] 为了使创新创业教育更加深入推进，必须加大当前高校创新创业教育模式的改革力度。修订人才培养方案，切实把培养学生的创新精神和创业能力放在首位；整合教育资源、优化课程设置，将创新创业融入专业教育，构建科学完善的创新创业课程体系；深化创新创业教育课程教学改革，增加实践教学环节，彻底改变重理论轻实践、教学路径单一、学生被动接受"创业"的现象；加强创新创业教育师资队伍建设，努力建设一支专兼结合的高素质创新创业教育教师队伍。

（三）营造良好的创新创业教育环境

创新创业环境是决定创新创业教育效果的重要因素，"大众创业、万众创新"的外部环境为高校创新创业教育提供了千载难逢的机遇。创新型国家发展战略初显成效，经过 30 多年的改革开放，中国社会主义市场经济的发展为创新创业教育的社会移植奠定了较好基础，在上海等局部地区出现投资与外需之外的新动力，创新开始发挥重要作用。[②] 2009 年，国务院办公厅专门下发的《关于加强普通高等学校毕业生就业工作的通知》中明确指出"鼓励和支持高校毕业生自主创业"。此后，国家又相继出台一系列支持创新创业的文件，如《国家知识产权局关

---

① 王晓玲. 大学生自主创业能力培养途径的探讨[J]. 黑龙江畜牧兽医,2013(22):43~44.
② 赵淑兰. 应全面认识当前经济形势[N]. 经济日报,2015－03－04,(5).

于知识产权支持小微企业发展的若干意见》《人社部等九部门关于实施大学生创业引领计划的通知》等，为打造良好创新创业生态环境奠定了坚实的基础。随后，各地方政府纷纷响应，出台了一系列符合地方实际的政策法规，鼓励大学生创新创业。高校应抓住这难得的机遇，积极倡导创新创业教育的理念，制定鼓励和支持大学生创业的政策，组织开展各种创新创业教育实践活动，广泛宣传创业典型人物及成功案例，积极营造尊重创新和鼓励创业的校园文化氛围。

（四）积极开展创新创业教育实践活动

高校创新创业教育的主要目的是培养学生的创新精神和创业能力，是实践性很强的教育活动，是理论知识与实践体验教育结合、课内与课外教育结合以及校内与校外教育结合的系统的教育模式。美国高校创新创业教育的发展历程和成熟经验表明，以创业实践活动为核心的活动课程以及创业计划、创业项目等课外活动，是帮助学生将理论转化为实践最有效的教学途径和方法。因此高校开展创新创业教育，不能完全依赖于课堂教学，要注重创新创业教育的实践性，应以市场为导向，充分利用丰富多彩的科技活动、社团活动等有效途径，积极组织学生参加各种创新创业大赛，在实践中积累经验，大力推动创新创业教育的开展。

六、结语

"大众创业、万众创新"已经成为当前我国经济与社会发展的新常态。高校创新创业教育作为一种新的教育理念和人才培养模式，正是适应这一新常态应运而生的。加强高校创新创业教育是适应我国经济社会和国家发展战略的需要，是深化高等教育改革需要，是促进大学生就业的需要。加强高校创新创业教育要取得实效，必须不断健全和完善创新创业教育机制，必须改革创新创业教育模式，必须积极开展创新创业教育实践活动，努力培养具有创新精神和创业能力的高素质人才。

弘扬创新文化　拓展学生视野*

摘　要:弘扬创新文化,是培养创新人才的根本要求。为了激发学生探究未知的兴趣,增强创新意识、创新精神和创新能力,基础医学院第三党支部的党员教师通过创新教学模式、结合大学生创新项目指导学生创新实践、创造条件与国内外专家当面交流、充分应用网络资源追踪专业发展前沿等多种举措,大力弘扬创新文化,营造鼓励创新的良好氛围,开拓了学生视野,培养了学生的创新意识,使学生的创新能力得到不断加强。

关键词:创新;文化;人才培养;医学生教育

创新是一个民族发展的灵魂,是一个民族进步的不竭动力。创新人才的培养,离不开创新文化的滋养和熏陶。基础医学院第三党支部党员教师在实际工作中,通过深入开展教学改革,大力弘扬创新文化,致力于开拓学生视野,培养学生的创新意识,取得了较好的成果。并通过把相关举措常态化、科学化,促进学生自觉追踪医学最新发展,积极与国内外同仁开展交流,营造出浓厚的创新文化氛围,促进了医学创新人才的培养。

一、创新教学模式,突出学生主体地位

针对以往教学以大课灌输为主,学生主动性发挥不足,影响学生创新能力培养的问题,他们积极开展教学模式创新,在教学工作中引入"免疫学专题文献汇报",由学生根据选题自主查找资料、整理资料、制作PPT并进行汇报,深化了学生对基本理论的理解,培养了创新能力。专题讨论汇报教学模式的应用,使学生成为学习的主人,拥有了学习的主动权,而不再是只能被动接受的"收音机"。在同学们参与专题讨论汇报教学过程中,查找、学习文献的能力,自主创新的能力,口头汇报能力等多种能力得到提高。这些能力对于学生未来工作中自主学习、解决

---

* 刘伟:河北医科大学基础医学院。

问题等都有重要的意义。通过专题讨论汇报教学,使学生学到了免疫学的最新进展,学生对免疫学知识的发展有了自己独立的思考和创新的思维。

二、结合大学生创新项目,指导学生创新实践

为调动本科生参与科学研究与发明创造的主动性和积极性,学校精心组织了大学生创新性实验计划项目,基础医学院第三党支部的党员教师结合这一项目,积极开展大学生创新性实验计划项目的指导工作,并通过不断总结、探索指导规律,提高指导的科学性和针对性。在实践中,他们注重从宏观上把握方向,坚持抓大放小,不包办代替。在制定课题计划时,让学生自己通过查阅文献、小组讨论、集体制定。如果计划制定得不够严谨,老师围绕存在问题连续向他们发问,由他们深入讨论,分析研究,如此反复直到设计出严谨的课题规划。另外,当学生在实验过程中遇到问题时,鼓励他们开动脑筋、集思广益,运用所学基础理论和逻辑思维能力寻找解决问题的思路。通过这些深入的指导,营造了良好的自主创造氛围,学生的创新意识得到不断增强,取得了丰硕的成果。该支部近年来指导大学生创新实验计划项目15项,已经结题四项并获得二等奖一项,三等奖一项,优秀奖两项。

三、创造条件与国内外专家当面交流,拓展学生视野

创新文化是开放性的文化,它在广泛的交流、碰撞中汲取一切外来文化中促进创新的积极因素,并内化为自身文化的合理成分。在对本科生的教学、指导过程中,党员教师通过发挥好榜样作用,整合资源,集思广益,多方汇集力量,共同致力于开拓学生视野。对于涉及前沿性的问题,除了充分利用校内教师资源,还积极发挥自身学术资源,把问题即时与国内外顶级科研单位的同仁交流,取得他们的帮助和指导。同时,还积极邀请国内一流医学院校和科研单位的专家亲临指导学生,开拓他们的思路,开阔学生视野。例如,天津医科大学免疫学系的吕丹副教授、军事医学科学院的马腾研究员都曾亲临指导,让学生拓展视野,增加思维的深度和广度。

四、充分应用网络资源,追踪专业发展前沿

弘扬创新文化,培养学生创新能力,最忌闭门造车、坐井观天。基础医学院第三党支部党员教师顺应信息化飞速发展的时代要求,充分利用英文文献资源,组织学生深入阅读,直接了解所研究课题目前国际主流和最新进展,并通过要求学生定期汇报文献、撰写综述督促他们阅读文献,加深理解。为了使学生更好地了

解所学专业领域的最新进展,有的党员教师组织有兴趣的学生建立学习小组,追踪顶级杂志的最新文献,在深入学习文献基础上撰写综述并投稿,截至目前,党员教师指导的本科生作为第一作者在国内核心期刊上发表论文 9 篇,为学生的未来发展打下了良好的基础。

弘扬创新文化,是培养创新人才的根本要求。大学既是知识传播,又是知识创新的殿堂;既是传承人类文明,又是创造人类新的文明的场所。激发学生探究未知的兴趣,增强创新意识、创新精神和创新能力,依靠学校浓厚的创新文化氛围所发挥的潜移默化作用。基础医学院第三党支部党员教师通过教学模式和教学手段的不断创新,大力弘扬创新文化,营造鼓励创新的良好氛围,开拓了学生视野,培养了学生的创新意识,使学生的创新能力得到不断加强。

构建医学类独立学院创新创业教育体系的研究与实践*

摘　要：医学类独立学院加强创新创业教育，要创新创业课程教学方法，构建创新创业课程评价考核体系，鼓励医学生积极参加创业实践活动，营造积极先进、健康阳光的校园文化，更新医学生就业观念，培养出具有跨领域思维和多元化思维的高素质医学人才。

关键词：医学类；独立学院；大学生创新创业；教育体系

随着社会的高速发展，自 1992 年 1 月由江苏省创业教育理论与实验课题组提出创业教育证书概念以来，创业创新教育已经频繁地纳入学者研究视野，特别是 2010 年教育部发布了《关于大力推进高等学校创新创业教育和大学生自主创业工作的意见》，标志着创新创业教育上升至国家战略高度。2017 年 2 月 16 日教育部网站公布了《普通高等学校学生管理规定》，《规定》指出学生参加创新创业、社会实践等活动以及发表论文、获得专利授权等与专业学习、学业要求相关的经历、成果，可以折算为学分，计入学业成绩。河北医科大学临床学院根据独立学院医学生的特点，在探索医学类独立院校创新创业理论与实践方面做了诸多探索。

一、国内外创新创业教育的研究现状

在国内，中国知网收纳了关于创新创业教育的硕博论文、学术报刊等相关论文，达到 45598 篇。当前国内主要进行推广和研究的是 SYB 教学模式和 KAB 教学模式。

国外高等院校创新创业教育已经发展成熟，其中以百森商学院的"创新创业课程"和斯坦福大学的"产学研一体化"教育模式为突出代表。尽管国外高等院校创新创业教育已经成熟，但理论界仍然存在两派不同观点，主要以圣路易斯大学卡茨教授和印第安纳大学库拉特科教授为代表，主要是在对创业教育整体评估的成熟性和合法性上存在争执。

＊　梁晓芸、李苗：河北医科大学临床学院；姚秋月：河北医科大学党委办公室。

二、医学生创新创业教育课程体系的建立

医学教育是一个有机的整体,创新创业教育已经成为医学生素质教育的基本内容,因此,我们建立并不断完善以医学生需求为导向的创新创业教育课程体系。

(一)探索分阶段式的医学生创新创业教育新思路

根据创业教育的特点,针对不同年级的学生进行创业教育课程的开设,重视培养学生的创新意识,兼顾理论性与实践性结合。第一阶段以医学生创新创业指导课程为主,适用学生为大学一年级学生,主要掌握创业基础知识;第二阶段以医学生创新创业素质培养课程为主,适用学生为大学二、三年级学生,主要对其进行创业技能的培养,鼓励医学生参加"挑战杯"等创新创业科研项目;第三阶段以实战为主,适用学生为大学四、五年级学生,依托学院创业园,选拔组建创业团队,进行校企合作,将优秀的项目借助企业的力量进行研发推广从而产业化。

(二)探索开放式课程设置

1. 必修课程、选修课程以及专项培训三位一体

我院聘请专职辅导员开设创新创业教育课程,包括必修课为医学生创新创业指导课程。选修课包括:一方面培养医学生创新创业理论知识方面的内容,例如:《医学生创新创业启蒙》《KAB 创业教育》《创新与创业能力的开发》等。另一方面为培养医学生就业技巧方面的内容,例如:《面试技能培训》《礼仪与形象设计》《会听会说》等。同时,建立大学生快乐成长中心,以此为平台对医学生做有针对性的创新创业指导和教育培训。包括创新创业公开课、训练营、工作坊、朋辈助力指导等课程和活动的开设。教育培训主要与我院大学生职业发展与就业指导课教研组联合,利用课堂讲解、征文比赛、主题讲座等形式,结合医学生的专业特点,为学生讲解医学生在创业过程中遇到的各类问题。

2. 线下授课与线上指导相结合

计划自主研发创新创业教育 APP 平台,该平台提供创新创业知识,学生可以自主选择,也可以私人订制个性化创新能力培养方案,还可以进行一对一指导,同时完善教学、评价体系。力求充分调动学生的积极主动性,完善教学体系,提高教学质量。使学生在校期间自觉培养创业意识与创业能力,认清当前的就业形势,在专业知识学习中培养自己的创业意识,在创业活动中培养自己的创业能力。

三、医学院校创新创业教育课程教学方法的改革

(一)实行 PBL 教学方法与传统教师授课相结合的教学模式

医学生创新创业课程分为两部分,其中一部分为理论课程采取大班授课的形

式,主要使用传统的教师授课为主的教学模式;另一部分为实践课程,可以采取以问题为基础,以学生为主体的 PBL 教学模式。

(二)搭建创新创业实训平台——将医学生创新创业课程与创新创业实践活动相结合

1. 创新创业能力培训、实战平台

我院聘请专业教师对学生进行培训,内容涵盖面试能力、公务员应考能力、简历编写、口语表达能力等方面。同时,实施"创业学步行动计划",该计划包括创业学步市场、二手货交易市场、大学生创业实践园三个版块。创业学步市场是针对学生创业能力培养方面率先开展的项目,自 2007 年 5 月第一期开展至今,已成功举办了七期。创业学步市场的实施经历了规范管理、学生自主参与、团委审批、活动实施和经验总结等五个阶段。二手货交易市场本着勤俭节约的理念,以旧物回收再利用为主导,在学生中形成厉行节约的校园氛围,同时让学生以自主经营的形式,体会创业的内涵。二手货交易分为两个阶段,其一主要针对即将离校的大三学生,以旧物交易为主展开;其二为学期中的个人闲置物品的回收。学生自愿将自己已淘汰或闲置不用的物品安置在旧物寄存处,方便有需要的同学低价购买,所得款项作为创业基金投入到大学生创业实践园的建设中去,无人购买的物品,将以爱心捐赠的方式捐助给需要帮助的人群。在学步市场以及二手货交易市场的基础上,学院设立了大学生创业实践园,为学生提供更为完善的创业平台。目前我院创业实践园已成功扶持中西医结合自主研发的茶理故事养生书吧咖啡厅,以及两家学生自主创业建立的摄影工作室。

2. 朋辈就业创业互助指导

学院从已经毕业的学生或者高年级学生中选拔优秀人才组成朋辈指导委员会。主要针对就业准备、考研经验分享、创业历程分享等方面对低年级学生进行指导,充分发挥朋辈间互助作用。

四、创新创业教育课程评价考核体系

借鉴 CIPP 教育评价模型中的过程评价(Process Evaluation)和成果评价(Product Evaluation),遵循过程与效果指标、教学与实践指标、客观与主观指标相结合的原则,以课堂参与度、阶段论文、个人实战演示、期末考试为主要指标,建立了医学生创新创业能力评价指标体系。

后 记

　　为落实立德树人根本任务,推进校园文化建设创新发展,提升校园文化建设内涵与文化育人水平,凝练优秀校园文化成果,我们组编了《校园文化建设的理论与实践》一书。本书是《高校校园文化建设成果文库》入选书目之一,由河北医科大学党委副书记倪铁军提出总体思路,学校党委宣传部部长李晓玲设计全书框架,并负责全书编辑审定工作。参与本书编辑校对工作的有党委宣传部张冶、田丽娟、刘学民、马梦瑶、王学嘉、吕森、岳云鹏、曹晓菲以及河北医科大学第四医院陈伯仁、河北医科大学第一医院李鑫等。学校党委非常重视本书的组织与编写工作,并对本书的策划出版给予了悉心指导和大力支持,学校相关部门的领导、专家对本书的策划出版提供了很多帮助,在此表示衷心的感谢。

2018 年 1 月